Die Nebenbei-Diät

Schlank werden für Zwischendurch

ELISABETH LANGE

Stiftung Warentest

SO BENUTZEN SIE DIESES BUCH

Wer schlank werden und bleiben möchte, kommt nicht umhin, auf einen gesunden und entspannten Lebensstil zu achten. Genau darum geht es in „Die Nebenbei-Diät".

ZWISCHENDURCH PFUNDE VERLIEREN

Kein vernünftiger Mensch möchte, dass sich alles in seinem Leben um das Thema Abnehmen dreht. Es würde nur innere Widerstände hervorrufen und die Esslust steigern, wenn man sich ständig mit seiner Ernährung beschäftigen und an Verbote und Regeln denken müsste.

„Die Nebenbei-Diät" drängt sich deshalb nicht in den Vordergrund. Sie steigert den Genuss am guten Essen, weil sie keine quälenden Vorschriften macht. Vielmehr bietet sie für den Alltag praktische Entscheidungshilfen, die den Einkauf und die Zubereitung von Lebensmitteln erleichtern.

Für den Langzeiterfolg auf der Waage ist es nicht entscheidend, sklavisch einer Essanleitung zu folgen. Viel besser sind kleine Änderungen im Verhalten. Die tun kaum weh, und hält man geduldig an ihnen fest, verwandeln sie sich über Monate hinweg in eine angenehme Gewohnheit. Überschüssige Pfunde verschwinden auf diese Weise nach und nach „ganz nebenbei" – ohne Diätstress und Jo-Jo-Effekt.

Stehen Fett oder Zucker auf einer Zutatenliste ganz vorn, hat man es mit einem Produkt zu tun, das nicht gerade vorteilhaft für die Figur ist. Also **CONTRA?** Ja! Solche Lebensmittel finden sich auf einer linken Buchseite. Dort steht, was ungünstiger ist.

Extra viele BALLASTSTOFFE

ERSTAUNLICHES PRINZIP

Bei der „Nebenbei-Diät" ist nichts erlaubt und nichts verboten! Aber wer verborgene Fette, Zucker- und Luxus-Kalorien beim Einkauf und beim Essen unterwegs meidet, wird bald belohnt.

Die „Nebenbei-Diät" zeigt, wie wertvolle Lebensmittel, die der Figur guttun, auf einen Blick von ungünstigen zu unterscheiden sind. Zusätzlich begünstigen clevere Rezepte das Kochen

30 % Kalorien DURCH ZUCKER

Mehr Eiweiß, WENIGER FETT

dort, wo Industrieprodukte versagen.

EINFACHES KONZEPT

Um das Buch leicht verständlich zu halten, ist der Energiewert der Lebensmittel in Kalorien angegeben, wie es für die meisten von uns im täglichen Sprachgebrauch üblich ist. Gemeint sind natürlich Kilokalorien.

Die Kalorien- und Nährwertangaben beziehen sich – wenn nicht pro Portion oder pro Stück angegeben – auf 100 Gramm bzw. 100 Milliliter des betreffenden Lebensmittels. Es sind Durchschnittswerte, in die meist die Daten vieler Einzelprodukte eingeflossen sind. Die Information, wie viel Prozent der Kalorien eines Lebensmittels vom Fett oder vom Zucker stammen, erleichtert die Einschätzung von Lebensmitteln sehr. Vor allem, weil der Anteil dieser kalorienreichen „Dickmacher" oft viel höher ist als vermutet.

Schauen Sie genau hin, wenn Sie Kalorien sparen möchten. Sie werden mit der Zeit merken, wie positiv die Wirkung auf Ihre Figur ist!

Auch der Hinweis, wie viel Kalorien man durch die Wahl des günstigeren Produkts sparen kann, ist oft sehr motivierend. Meist bezieht sich die Zahl auf Mengen von 100 Gramm oder 100 Milliliter – oder, wenn darauf verwiesen wird, auf eine Portion oder ein Stück.

70 % Kalorien AUS KOHLENHYDRATEN

Vitaminreiche Frischkost oder ein gut sättigendes Vollkornbrot belegt mit Schinken? Unbedingt **PRO!** Diese Lebensmittel stehen im Buch rechts. Überraschend: Auch wer gerne mal einen Hamburger oder ein Stück Biskuittorte mit Kirschen isst, kann dabei abnehmen.

Die Nährwertangaben im Buch basieren auf der aktuellen Software **PRODI ERNÄHRUNGS- UND DIÄTBERATUNGSPROGRAMM**, Version 5.7, und auf Angaben der Hersteller.

450 KALORIEN SPAREN

INHALTSVERZEICHNIS

Gute Mahlzeiten

Beim Essen ausgiebig zuzulangen, das gehört an Festtagen dazu. Schon diese Ausnahmekalorien können über die Jahre kontinuierlich zu einem Anstieg des Gewichts führen. Größer ist das Risiko jedoch bei den Kalorien, die wir jeden Tag zu viel essen, ohne es besonders zu bemerken. Sie haben dramatische Folgen für die Figur.

DER KAMPF UM UNSERE MÄGEN

Überschüssige Pfunde können sowohl persönliche als auch gesellschaftliche Gründe haben. Einer davon: Lebensmittel sind billig wie nie zuvor. Ein zweiter: Die Werbung für Essen und Trinken ist allgegenwärtig. Und drittens: Unsere Jagd nach Schnäppchen macht dick. Sonderangebote verlocken, mehr zu kaufen – und mehr zu essen, weil so viel da ist. Für jeden, der abnehmen möchte, sollte nicht der Preis entscheidend sein, sondern die Qualität. Nach dem Motto: Kauf halb so viel ein und iss doppelt so gut!

KAUF DICH GLÜCKLICH

Die Lebensmittelindustrie startet mehr und mehr Werbekampagnen, die an unsere Gefühle appellieren. Wir sollen Käse, Kaffee oder Konfekt mit Liebe und Harmonie, Fürsorge und Anerkennung in Verbindung bringen. Natürlich haben solche Emotionen nichts mit den realen Eigenschaften eines Produkts zu tun. Unsere Gefühlswelt wird nur angesprochen, um uns zu Konsum zu verführen.

Aber wir sind oft willige Opfer. Denn Stress und seelische Belastungen heilt der Kopf gern mit seinem speziellen Belohnungssystem. Dabei verfällt er auf kalorienreiche Freuden wie Drinks oder Süßigkeiten, die immer dann angefordert werden, wenn das Leben wieder einmal gemein zu einem war.

MILDES LICHT UND KUSCHELROCK

Das Credo, das uns aus der Lebensmittelwerbung überall entgegenschallt, lautet: Iss, verwöhn dich! Kalorienreiche Nahrungsmittel werden gern als Seelentröster und Anti-Stress-Mittel beworben. Diese Art von Verführung gelingt am besten, wenn wir gar nicht merken, dass wir gerade zum Kauf eines Produkts überredet werden sollen. Weil unsere Mägen jedoch ohnehin prall gefüllt sind, muss jeder, der seine Lebensmittel verkaufen möchte, einen Konkurrenten aus dem Einkaufswagen vertreiben, ihm Marktanteile abnehmen.

Das ist auch wahre Grund, warum wir in Supermärkten mit angenehmer Beleuchtung, sanfter Kuschelrock-Musik und dem lockenden Duft nach frischem Gebäck umgarnt werden. Die Ladenbesitzer tun ihr Möglichstes, um unseren Aufenthalt im Geschäft zu verlängern.

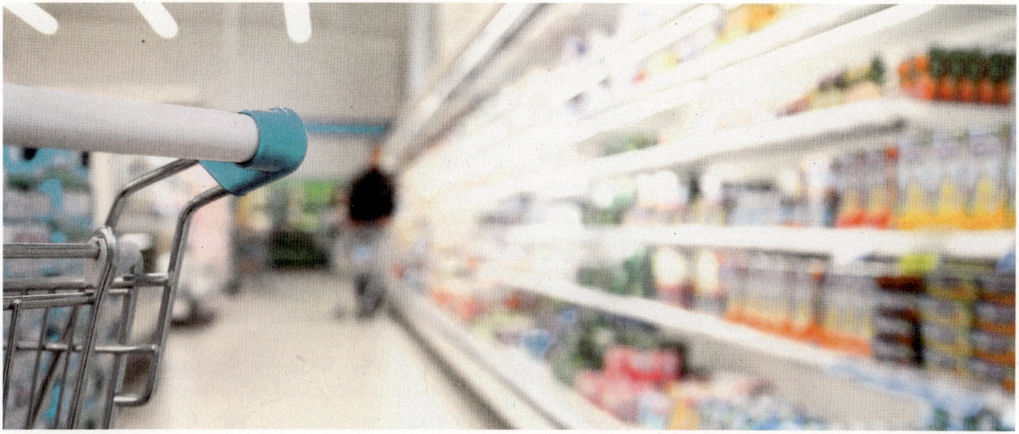

Wer gemütlich zwischen den Regalen herumspaziert, kauft mehr als jemand, der auf dem kürzesten Weg zur Kasse eilt. Riesige Einkaufswagen sorgen dafür, dass darin selbst ansehnliche Einkäufe wie verloren wirken. Handliche Einkaufskörbe, die beim Tragen der Waren signalisieren, dass man viel einkauft, findet man vor allem beim Discounter selten.

Zudem wird die Aufteilung der angebotenen Lebensmittel von Verkaufspsychologen ausgetüftelt. Obst und Gemüse am Eingang sorgen dafür, dass der Laden insgesamt „frisch" wirkt. Speziallampen lassen Fleischwaren und Käse besonders appetitlich erscheinen, und vielerorts bremsen Barrieren mit Sonderangeboten den Schritt. Sie stehen nicht etwa deshalb mitten im Weg, weil sonst kein Platz dafür wäre. Es ist pure Strategie: Wenn der Kunde um einen Sonderposten herumlaufen muss, guckt er zwangsläufig länger hin und kauft oft, ohne es eigentlich zu wollen. Auch die Anordnung der Waren an schier endlos erscheinenden

Warum kämpfen Hersteller und Supermarktketten alltäglich um die Gunst unserer Mägen? Die Antwort ist simpel: Ihr Absatzmarkt schrumpft.

1. **Die Bevölkerungszahl sinkt**, immer weniger Konsumenten wachsen nach.
2. **Der Anteil an älteren Menschen**, die wenig essen, steigt.
3. **Das Gesundheitsbewusstsein** nimmt zu, viele möchten ihr Gewicht reduzieren und essen bedacht und maßvoll.

Gängen zwingt uns, an jedem noch so uninteressanten Regal vorbeizugehen. Die Folge ist: Wir kaufen Lebensmittel, die wir eigentlich gar nicht benötigen. Und der Überhang an Kalorien wandert früher oder später in den Magen. Schließlich bestimmt das, was wir in den Einkaufswagen legen, am Ende darüber, was und wie viel wir essen. Es nützt daher, sich ein paar Dinge klarzumachen.

Neuromarketing

Beim Kauf von Lebensmitteln folgen wir unseren Gefühlen. Hersteller und Händler haben deshalb die Hirnforschung für sich entdeckt. Sie nutzen **neue Erkenntnisse der Wissenschaft,** um uns zum Kauf zu animieren. Durch bildgebende Verfahren (Hirn-Scans) versuchen sie, unseren Empfindungen auf die Schliche zu kommen und zu erkunden, wie man unser Einkaufsverhalten manipulieren könnte.

Wer den Anreizen aus dem Weg geht und sich der Werbung so weit wie möglich verweigert, hat es leichter, figurfreundlich einzukaufen. In einer Welt voller unnötiger Kalorien müssen wir lernen, bewusst zu wählen.

REGEL 1: KRITISCHER BLICK

Mancher wundert sich an der Ladenkasse, wie etwa ein neues Produkt oder ein Snackartikel in seinen Einkaufswagen geraten ist. Das kommt so: Werbung appelliert an unbewusste Prozesse, zum Beispiel an unser Vertrauen in einen „Vorkoster“. Was Familie und Freunde schon probiert haben oder was der Lieblingspromi isst, kaufen wir lieber als Unbekanntes. Trotzdem sollte man nicht gleich zugreifen, wenn der nette Fernsehkoch etwas lobt. Er wurde beauftragt und bekommt dafür ein Werbehonorar. Selbst wenn der Prominente das empfohlene Lebensmittel wirklich prima findet, muss es für die Figur noch lange nicht gut sein.

REGEL 2: LISTE SCHREIBEN

Um die Verkaufsstrategen der Supermärkte auszutricksen, hilft nur eins: In Ruhe vorher festlegen, was man wirklich braucht, was man kaufen und essen möchte. Der größte Schutz gegen zu viele Kalorien ist eine durchdachte Einkaufsliste.

REGEL 3: EINFACH UND GUT

Lebensmittel, die nicht im Werbefernsehen erscheinen, tun sowohl der Figur als auch der Haushaltskasse gut. Denn stark geworben wird häufig für Überflüssiges, etwa für Luxusprodukte mit vielen Kalorien, in denen hohe Gewinnspannen stecken. Wer abnehmen möchte, setzt besser auf schlichte Grundnahrungsmittel wie Vollkornbrot,

Fisch, Geflügel, Eier, Milch, Hülsenfrüchte sowie saisonale Gemüse- und Obstsorten. Damit ist man auf der sicheren Seite.

REGEL 4: BÜCKWARE BEVORZUGEN

Vor den Einkaufsregalen im Supermarkt ruhig mal kurz in die Knie gehen oder sich bis ganz nach oben recken! Vieles, was einfach und gesund, gut und günstig ist, steht entweder ganz unten oder ganz oben im Regal. Waren, die auf Augenhöhe platziert werden, nennt der Handel „Wertschöpfungsblock“, weil er hier die größten Gewinnspannen erzielen kann.

REGEL 5: KLEINGEDRUCKTES LESEN

Eigentlich eine Selbstverständlichkeit: Vor allem vor dem ersten Kauf eines Produkts sollten wir das Kleingedruckte lesen. Das kostet zwar ein paar Minuten Zeit. Aber die sollte man sich nehmen, um sich gründlich zu informieren – der Figur bringt es mehr Nutzen als jede Diät. Der kritische Blick aufs Etikett ist eine sehr gute Möglichkeit, leere Kalorien und Geld zu sparen.

REGEL 6: SACHLICHEN NAMEN SUCHEN

Wer auf Werbepoesie und Phantasienamen nicht hereinfallen möchte, findet die gesetzlich vorgeschriebene sachliche „Verkehrsbezeichnung“ meist ganz klein seitlich oder hinten auf der Packung aufgedruckt. Ein Beispiel: Steht auf der Vorderseite in Riesenbuchstaben „Trinkschokolade“, nennt die Verkehrsbezeichnung, was wirklich drin ist, nämlich „Kakaohaltiges Getränkepulver“ – und keineswegs Schokolade.

REGEL 7: ZUTATENLISTE ANSCHAUEN

Sie entzaubert so manches Produkt, deshalb lohnt sich das ausführliche Studium. An erster Stelle der Zutatenliste steht, wovon am meisten drin ist, am Schluss ist die Zutat mit dem geringsten Gewichtsanteil aufgeführt. Stehen Fett und Zucker ganz vorn, ist das Produkt nicht eben figurfreundlich.

REGEL 8: KALORIEN VERGLEICHEN

Wer sichergehen möchte, dass er kalorienarm einkauft, hält mehrere Produkte nebeneinander und vergleicht ihre Nährwertangaben pro 100 Gramm. Die auf den meisten Waren aufgedruckten GDA-Werte mit Prozentangaben bringen einen kaum weiter. Sie beziehen sich auf die Menge an Nährstoffen, die ein Erwachsener im Durchschnitt pro Tag zu sich nehmen sollte – und auf eine Portion. Der Hersteller entscheidet, wie viel das jeweils ist. Man müsste einen Taschenrechner zur Hand nehmen, um Produkte verschiedener Anbieter zu vergleichen. Übrigens: Nährwertangaben auf der Verpackung sind nur dann Pflicht, wenn der Hersteller mit dem Nährwert seiner Ware wirbt. Finden sich keine Angaben, dafür aber Werbesprüche vom großen Genuss, verstecken sich in dem Produkt meist viele unnötige Kalorien.

APFELTYP ODER...

TYPISCH, WENN MUSKELN FEHLEN: Der Po wird flacher, die Schenkel schmaler, dafür entstehen Fettpolster am Bauch.

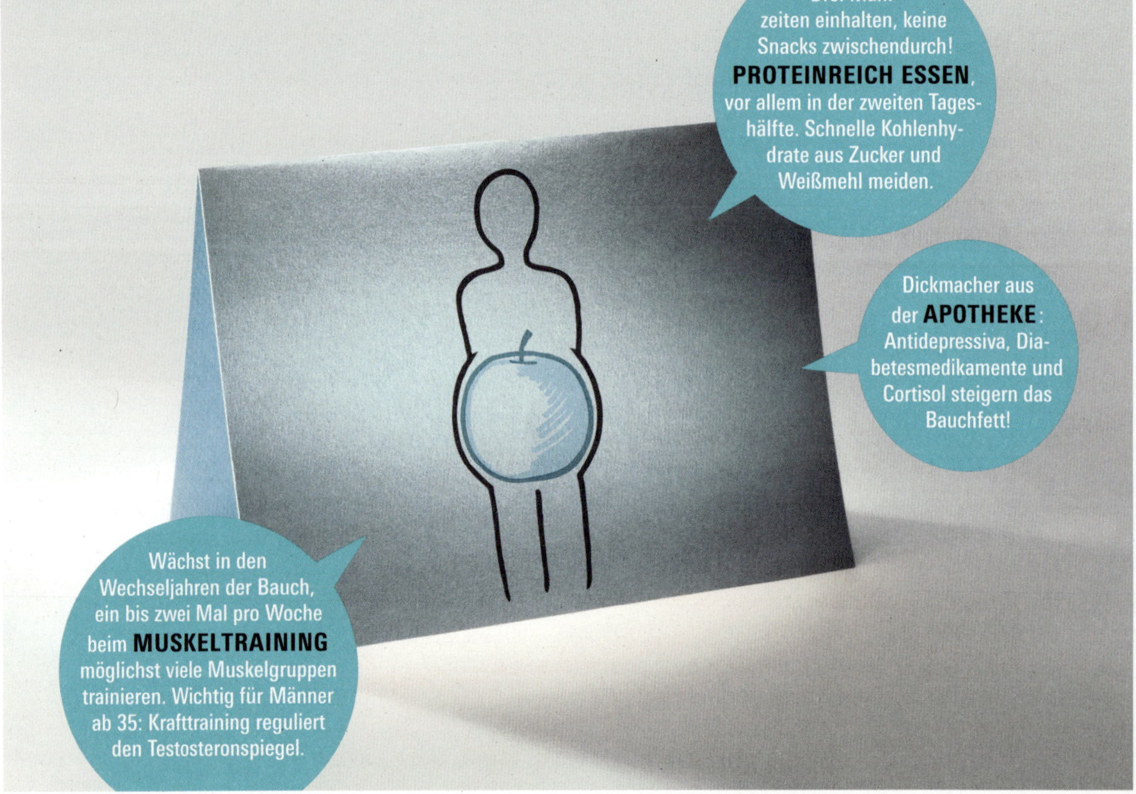

AB DEM 35. LEBENSJAHR PRODUZIEREN Männer weniger Testosteron. Kommt Bewegungsmangel hinzu, sinkt der Grundumsatz, das Gewicht steigt. Frauen in den Wechseljahren geht es ähnlich: Durch das Schwinden der Geschlechtshormone verlieren sie Muskeln. Es kommt zu einer Umverteilung der Körperfettes, der Bauch wird dicker, die Beine dünner.

...BIRNENTYP?!

BEI FRAUEN WEIT VERBREITET: Von der Taille aufwärts schlank, aber an Po und Schenkeln üppig rund.

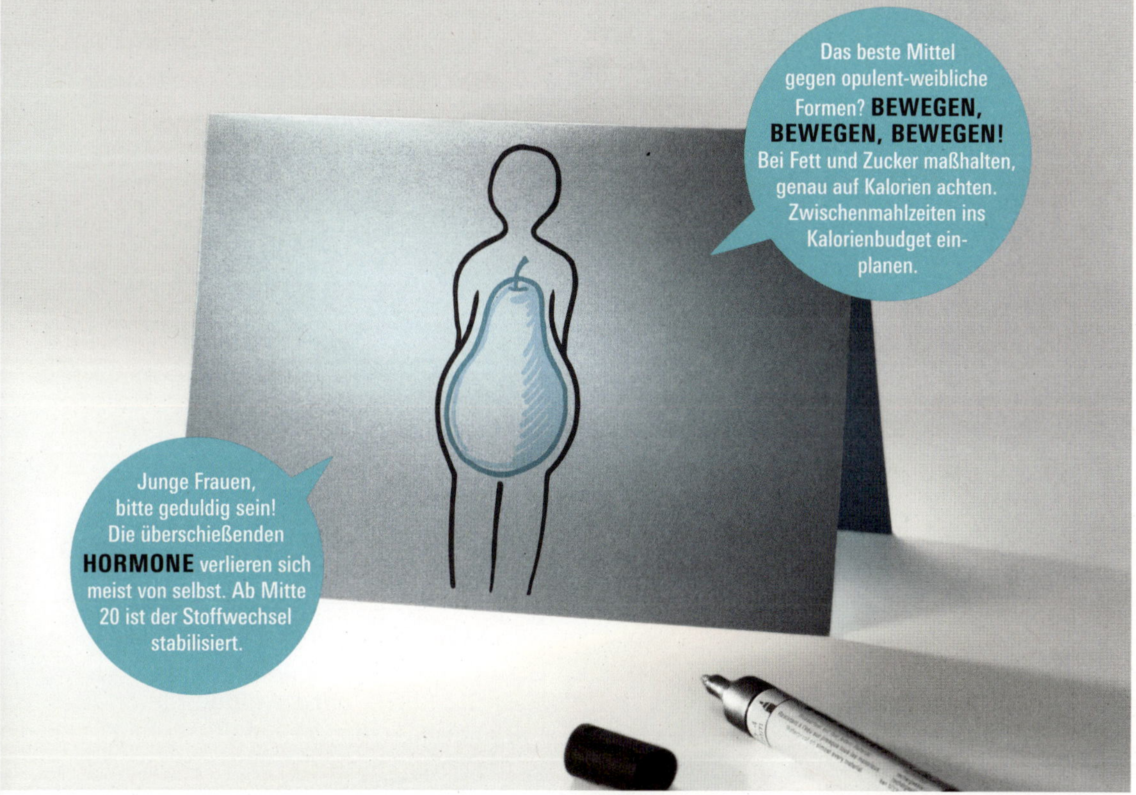

VERANTWORTLICH SIND DIE WEIBLICHEN Geschlechtshormone (Östrogene und Gestagene). Sprudeln sie kräftig, werden Po und Schenkel aufgepolstert, weil der Körper die Energiezufuhr am Muskel bremst, um Fettvorräte für die Fruchtbarkeit zu bilden. Das sogenannte „weibliche" Fettverteilungsmuster kann sich in milder Form auch bei Männern zeigen.

MEIN KALORIENKONTO

Wie viel Energie verbrennen Sie eigentlich pro Tag? Sie wissen es nicht? Kein Wunder! Denn der Kalorienbedarf hängt von vielen Faktoren ab und ist von Mensch zu Mensch sehr verschieden. Experten können ihn nur mit hohem technischen Aufwand genau messen. Zum Abnehmen im Alltag reicht jedoch eine grobe Schätzung.

MEHR MUSKELN, WENIGER BAUCH

Auch wenn natürliche Umstände wie Geschlecht, Alter und Gesundheitszustand eine Rolle spielen – der Energieumsatz, also der Kalorienverbrauch, richtet sich vor allem danach, wie viel Bewegung man sich gönnt und wie muskulös der Körper ist. Unser Kalorienbudget ist groß, wenn wir viel herumrennen, Dinge tragen, im Garten wühlen oder im Beruf schwere Teile stemmen – und es ist klein, wenn wir den Tag sitzend am Computer verbringen und uns abends auf der Couch vor dem Fernseher lümmeln.

Athletische Menschen mit einem hohen Muskelanteil verbrennen mehr Kalorien und dürfen mehr essen als Durchschnittsfaulpelze. Ein Kilo Muskelgewebe konsumiert etwa 13 Kalorien, ein Kilo Fett dagegen weniger als 5 Kalorien. Für jeden, der einen straffen schlanken Körper möchte, heißt das: Muskelaufbautraining lohnt sich! Damit steigern wir den Energieverbrauch nicht nur während des Sports, sondern auch dann, wenn wir nicht aktiv sind. Also ab ins Fitnessstudio!

Konkrete Ziele

Vage formulierte Wünsche bleiben meist unerfüllt – lieber genau überlegen: **Wie viel möchten Sie abnehmen?** Wer sich 10 Kilogramm im ersten Monat vornimmt, wird wahrscheinlich enttäuscht. 1 oder 2 Kilos sind realistisch und schon ein guter Erfolg. 2 Zentimeter weniger Taillenumfang sind sicher auch zu erreichen. Schreiben Sie Ihr Traumgewicht und den angestrebten Taillenumfang auf einen Zettel. Es ist der kleine Schritt vom passiv zum aktiv Handelnden, der einem hilft, sich auf das Ziel zu konzentrieren.

NEHMEN SIE DEN STIFT ZUR HAND:
Wenn Sie aufschreiben, was Sie erreichen wollen, haben Sie den ersten Schritt zum Erfolg bereits getan.

KEIN RECHENKUNSTSTÜCK!

Die vereinfachte Formel, um den Kalorienbedarf zu ermitteln, lautet: Körpergewicht mal Bewegungsaufwand. Ein durchschnittlich bewegter Büromensch rechnet dafür zum Beispiel 65 Kilo mal 31. Macht 2015 Kalorien. Für eine kluge Einschätzung kommt es darauf an, sachlich den eigenen Lebensstil unter die Lupe zu nehmen. Bin ich wirklich regelmäßig sportlich aktiv, oder sind seit der letzten Joggingrunde schon Wochen vergangen? Gehe ich oft längere Strecken zu Fuß, oder setze ich mich sogar für den Weg zum Postkasten ins Auto?

EXTREM BEWEGUNGSARM: 28 KALORIEN

Betroffen sind Menschen, die ausschließlich sitzen oder liegen, weil sie eine Krankheit oder eine Behinderung haben. Sie verbrauchen sehr wenig Kalorien. Hier gilt: Körpergewicht mal 28.

NORMALVERBRAUCHER: 31 KALORIEN

In dieser Gruppe finden sich die meisten von uns. Wir leben bewegungsarm und sind an den Komfort von Autos, Fahrstühlen, Küchenmaschinen und bequemen Sofas gewöhnt. Körpergewicht mal 31 rechnen.

WOCHENEND-AGILE: 33 KALORIEN

Wer während der Arbeitswoche zum vielen Herumsitzen am Schreibtisch verdammt ist, sich aber am Wochenende bei Sport und Gartenarbeit richtig austobt, der darf seine Kilos mit 33 multiplizieren, um seinen Kalorienbedarf einzuschätzen.

SEHR SPORTLICHE: 37 KALORIEN

Sie trainieren mindestens drei Stunden pro Woche, dass der Schweiß fließt? Dann schlägt für den Kalorienbedarf jedes Kilo Körpergewicht mit 37 Kalorien zu Buch.

HOCHAKTIVE: 39 KALORIEN ODER MEHR

Alle, die beim Leistungssport oder bei schwerer körperlicher Arbeit ihre Muskeln täglich herausfordern, können reichlich essen. Ihr Budget: Körpergewicht mal 39 rechnen. Im Extremfall kann der Bedarf sogar noch viel höher liegen.

STIMMT MEIN KALORIENBUDGET?

Wie viel Sie wirklich essen dürfen, können Sie leicht überprüfen. Gehen Sie einmal pro Woche unbekleidet auf die Waage. Notieren Sie mit Datum, was Sie wiegen. Wenn Sie auf Dauer erheblich mehr als ein Pfund pro Woche abnehmen, essen Sie zu wenig und sollten das Kalorienbudget erhöhen. Haben Sie dagegen nichts abgenommen, war Ihre Kalkulation zu großzügig, und Sie tun gut daran, ein paar Kalorien mehr einzusparen. Idealerweise zeigt die Waage jeden Monat ein bis zwei Kilo weniger an. Wer so langsam abnimmt, gerät nicht so schnell in die Jo-Jo-Falle und behält mehr Lebensfreude als jemand, der sich kaum etwas Gutes gönnt und sich ständig hungrig fühlt.

20 % WENIGER ESSEN

MANCHER WIRD DICK, WEIL ER SICH unbewusst an immer größere Portionen gewöhnt hat. Zum Glück funktioniert es auch umgekehrt.

Brötchen können 30 g wiegen, 70 g oder auch 110 g. Wer langsam, aber sicher abnehmen möchte, wählt eines, das **EINE NUMMER KLEINER** ist als gewohnt, und belegt es etwas knapper als sonst.

Die wichtigsten Utensilien beim Abnehmen: **WAAGE UND MESSBECHER.** Einfach mal nachwiegen, wie schwer Brötchen und Belag sind, die man so gern isst, und wie viel Butter man daraufstreicht.

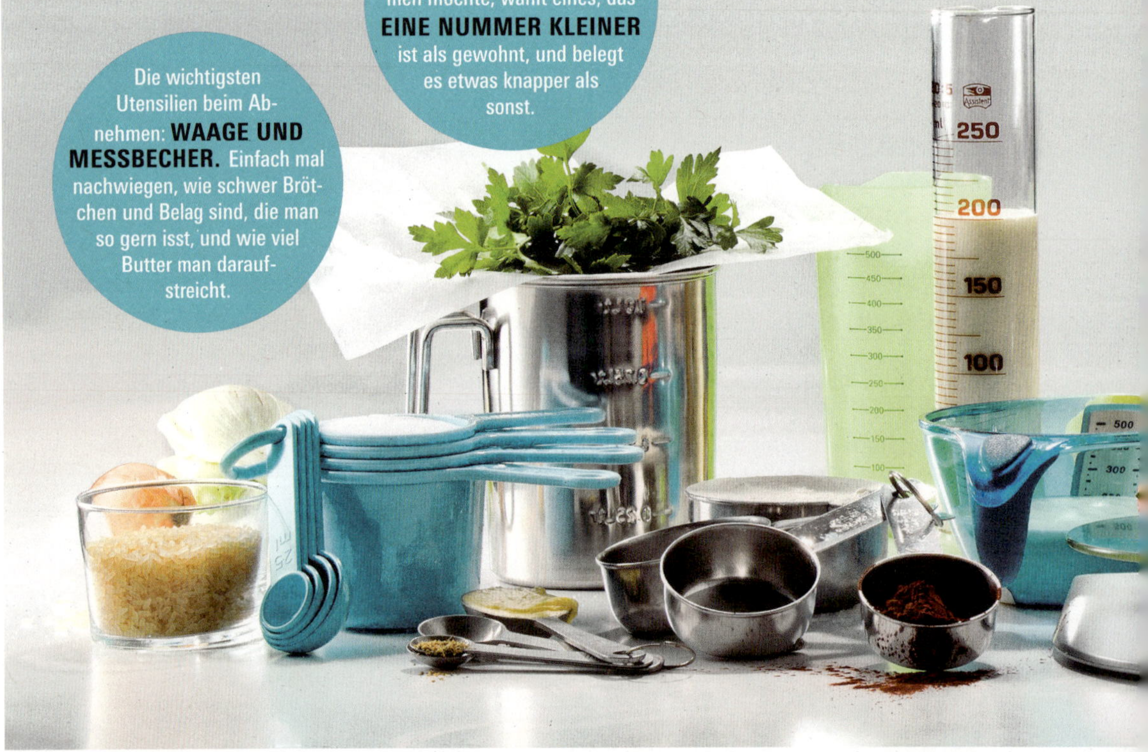

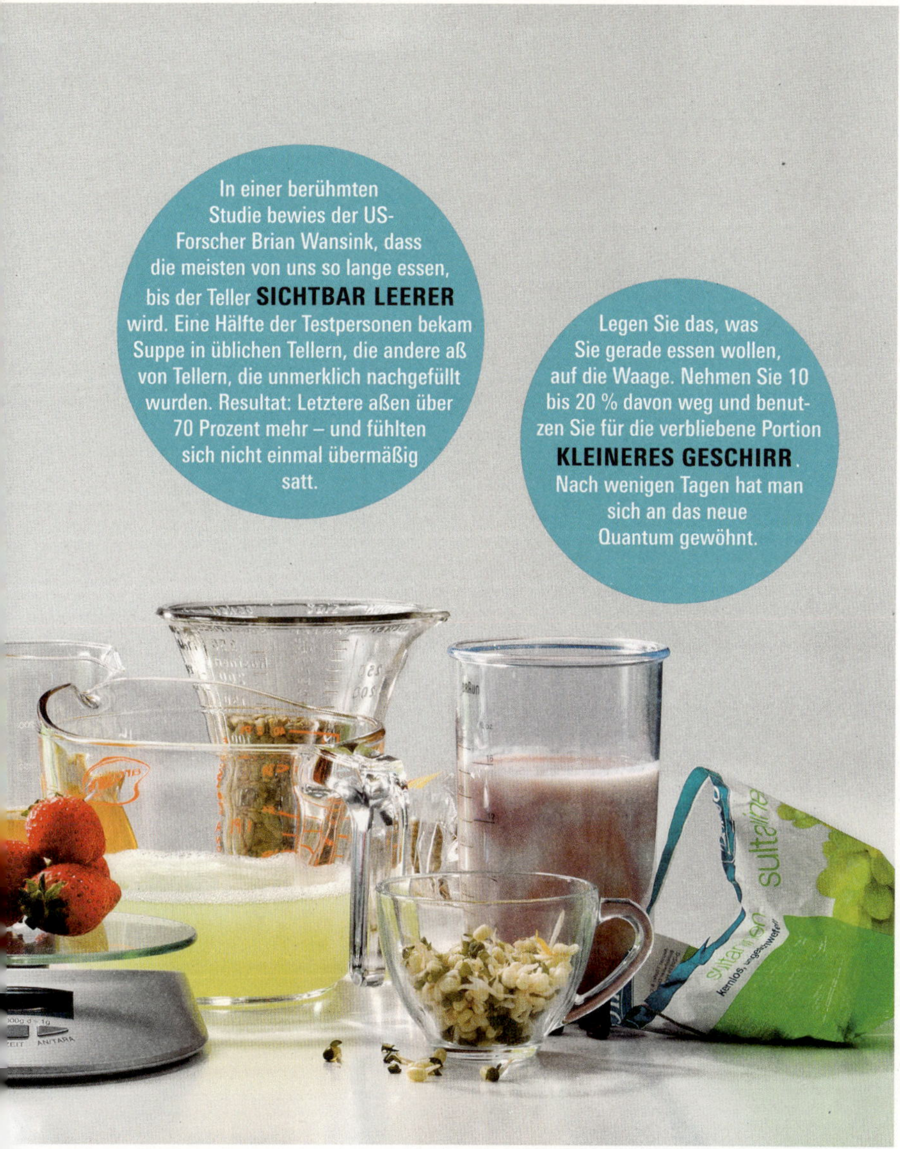

In einer berühmten Studie bewies der US-Forscher Brian Wansink, dass die meisten von uns so lange essen, bis der Teller **SICHTBAR LEERER** wird. Eine Hälfte der Testpersonen bekam Suppe in üblichen Tellern, die andere aß von Tellern, die unmerklich nachgefüllt wurden. Resultat: Letztere aßen über 70 Prozent mehr – und fühlten sich nicht einmal übermäßig satt.

Legen Sie das, was Sie gerade essen wollen, auf die Waage. Nehmen Sie 10 bis 20 % davon weg und benutzen Sie für die verbliebene Portion **KLEINERES GESCHIRR**. Nach wenigen Tagen hat man sich an das neue Quantum gewöhnt.

DIE SANFTE ART:
Am Tag 200 bis 400 Kalorien weniger zu sich nehmen! Diese Menge an Energie entspricht etwa dem, was die meisten von uns beim Essen gar nicht registrieren. Trotzdem macht sie sich mit der Zeit an der Kleidergröße bemerkbar. Denn für die Sättigung spielt das Auge eine viel größere Rolle als der Magen. Wer abnehmen möchte, schaltet deshalb besser den Verstand ein und misst vor den Mahlzeiten ab, was üblicherweise auf seinem Teller landet.

DAS MACHT SCHLANK

Besser als jede einseitige Diät, die ohnehin kaum jemand lange genug durchhält, ist ein abwechslungsreicher Mix aus den richtigen Nährstoffen.

EIWEISS SÄTTIGT

Nahrungsproteine stecken in fast jedem Lebensmittel, vor allem aber in Geflügel, Fisch, Fleisch, Milch, Tofu und Eiern. Sie bewirken einen höheren Sättigungsgrad als Fette und Kohlenhydrate und heben außerdem den Energieverbrauch an. Vor allem unterstützen proteinreiche Lebensmittel dabei, einen runden Bauch wegzukriegen.

Aber Vorsicht: Es lohnt sich nicht, Berge von Fleisch einzukaufen und gleich drei eiweißreiche Mahlzeiten an sieben Tagen der Woche einzuplanen. Bekommt der Körper zu oft zu viel des Guten, lässt der Sättigungseffekt nach. Die Stimmung sinkt, weil nicht genug Kohlenhydrate auf den Teller kommen.

ÜPPIGE MAHLZEITEN

Wer seine Mahlzeiten mit einem Salat oder einem Teller Suppe und mit Obst ergänzt, kommt mit weniger Kalorien zurecht. Denn Sättigung beginnt schon während des Essens. Fühler, sogenannte Dehnungsrezeptoren, in Mund und Magen überprüfen, ob der Teller gut gefüllt ist, um „den ersten Hunger" zu stillen. Hier macht es die Masse, und die ist üppig, wenn viel Flüssigkeit im Essen steckt, wie eben in Suppen und Salaten.

Aber auch den allergrößten Fans von Salattellern und Kohlsuppen-Diät sei gesagt: Magenfüller allein halten nicht lange vor. Wer diese leichten Gerichte als Hauptmahlzeit wählt, isst sich in der nächsten Mahlzeit besser wieder an Gerichten satt, die viele verschiedene Nährstoffe bieten.

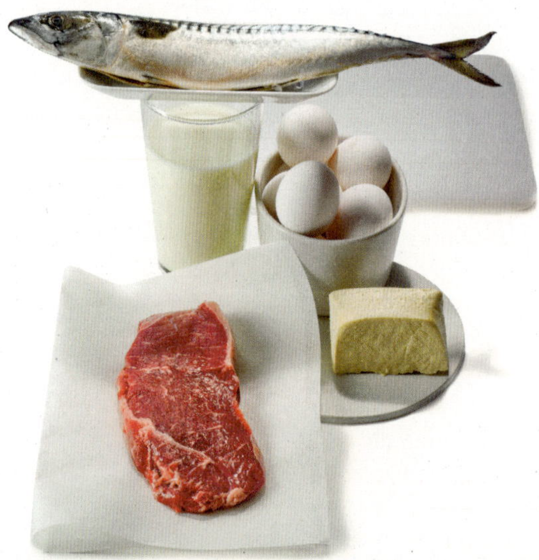

EFFEKTIV ESSEN

Wer auf die Dauer seine gute Laune nicht verlieren möchte, setzt am besten auf kohlenhydrathaltige Lebensmittel, die reich sind an Ballaststoffen. Sie sättigen gut, belasten aber den Blutzuckerspiegel kaum. Fachleute sprechen dann vom niedrigen Glykämischen Index. Er gilt als Maß für die Blutzuckererhöhung, die durch kohlenhydrathaltige Nahrung ausgelöst wird. Je schneller die Kohlenhydrate als Glukose im Blut auftauchen, desto mehr Insulin wird ausgeschüttet – und desto weniger Fett wird verbrannt. Wer abnehmen möchte, setzt am besten auf „langsame" Kohlenhydrate. Sie werden nur peu à peu verdaut, lösen also über einen langen Zeitraum hindurch Sättigungssignale aus und wirken ausgleichend auf den Blutzuckerspiegel. Nach einer ballaststoffreichen Mahlzeit verharrt der Blutzuckerspiegel relativ lange in derselben Höhe. Die „dick" machenden Blutzuckerspitzen bleiben aus.

ABNEHMEN MIT MILCH

Sind literweise Trinkmilch, Schlagsahne und cremiger Käse nicht schreckliche Kalorienbomben? Schließlich sprengen sie jedes knapp kalkulierte Diätkonto. Dennoch zeigen Bevölkerungsstudien, dass Menschen, die regelmäßig Milch trinken, Käse oder Joghurt essen, schlanker sind als andere. Wissenschaftler sind dabei, die Gründe dafür aufzuklären. Ziemlich sicher liegt es am reichlich enthaltenen Mineralstoff Kalzium, der die Regulierung des Körpergewichts unterstützt. Zum einen vermindert er die Aufnahme von Fett im Darm. Zum anderen legt er im Stoffwechsel des Fettgewebes den „Schalter" von „Vorrat" auf „Verbrauch" um.

Proteinreich

Früher verkauften nur Body-Building-Studios Proteinpulver, heute findet man es in jedem Supermarkt. **Beim Abnehmen hilft es aber kaum ...** Für jedes Kilo Körpergewicht brauchen wir pro Tag etwa 1 g Protein. Wer 70 kg wiegt, kommt also mit rund 70 g aus. Selbst wer seine Muskelmasse mit einem anstrengenden Training aufbauen möchte, benötigt pro Tag nur ca. 12 bis 15 g zusätzlich. Die bekommt man schon durch kleine Mengen Lebensmittel, die besser schmecken als Pulver und dazu wichtige Nährstoffe liefern.

15 G PROTEIN STECKEN IN:

60 g Thunfisch in Aufguss (Dose); 65 kcal
50 g Harzer Käse; 66 kcal
65 g Hähnchenbrustfilet; 66 kcal
80 g magerem Fisch; 66 kcal
75 g Garnelen; 76 kcal
110 g Magerquark; 82 kcal
100 g Tofu; 144 kcal
2 Eier; 185 kcal

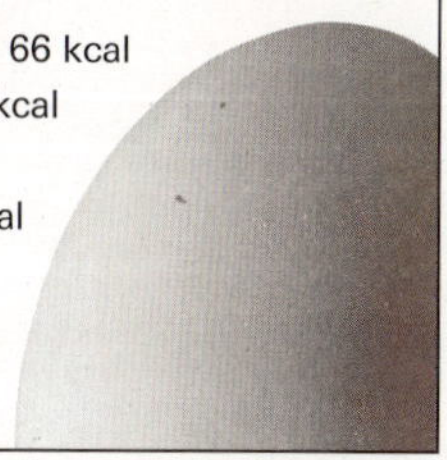

DENKEN WIE DIE DÜNNEN

Wie hält man seinen Kalorienhaushalt auf Dauer im Griff, schafft es, sich gegen Stress abzuschirmen und immer wieder den Kurs zu korrigieren, wenn der Alltag es erfordert? Mit kleinen Tricks!

1 **SCHLANKE TYPEN** pflegen meist einen figurfreundlichen Lebensstil, indem sie regelmäßig Sport treiben, viel Obst und Gemüse essen und gewohnheitsgemäß an Fett sparen.

2 **GEHEIMNIS DER GUTEN FIGUR:** Meist liegt es in der ungezwungenen, aber stetigen Kontrolle des Essverhaltens, die viele Normalgewichtige im Alltag vornehmen, oft ohne darüber ständig nachzudenken.

3 **SCHWARZ-WEISS-DENKEN:** „Entweder ich bin auf Diät, oder ich esse jede Menge" – diese Art hilft im Alltag nicht weiter. Die Herausforderung liegt im stetigen täglichen Kompromiss.

PORTIONEN

Große Mengen schleichen sich leise ein. Auch Leute, von denen man glauben könnte, sie seien von Natur aus mühelos schlank, essen in Wahrheit nicht so viel sie wollen. Meist steigen sie regelmäßig auf die Waage und bemessen ihre Portionen kleiner, wenn sie sehen, dass sie zugenommen haben.

GEWOHNHEITEN

Altes Verhalten nach und nach abstreifen. Es braucht Zeit, sich einen neuen, schlanken Lebensstil zuzulegen. Also nicht gleich beim ersten Fehler aufgeben. Am wichtigsten sind Geduld und gesundes Selbstvertrauen. „Ich schaffe das schon" heißt die Parole, die am Ende langfristigen Erfolg bringt.

KARGE DIÄTKOST

Ganz ohne Lieblingsgerichte geht es nicht! Wenn man zu sehr entsagt und auf alle Gaumenfreuden verzichtet, wird man leicht ein Opfer von Diätfrust. Lieber nicht zu streng sein und ab und zu ganz bewusst kleine „Sünden" einplanen. So hält man besser durch und hat mehr Spaß.

KEINE STRAFEN

Harsche Selbstkritik bringt nichts. Doch wieder mal zu viel gegessen? Kein Beinbruch! Deswegen bloß nicht gleich das Frühstück streichen, sondern denken: Morgen ist ein neuer Tag, da klappt es sicher besser. Statt Strafen also lieber kleine Siege feiern und sich für jeden Fortschritt selbst loben.

Auch natürliche Appetithemmer aus der Milch (Glycomakropeptide) und muskelstärkende Bestandteile aus dem Milcheiweiß (Valin, Leucin und Isoleucin) sorgen wahrscheinlich für positive Effekte, wie kürzlich von einem israelischen Forscherteam in einer 2-jährigen Studie mit 300 Personen bestätigt wurde.

Wundermittel sind Milchprodukte dennoch nicht. Und wer sie ohnehin schon auf dem Speisezettel hat, wird mit einem Joghurt mehr nicht schneller abnehmen. Aber für alle, die bisher keinen Appetit auf Milch hatten, könnte dies eine Chance sein. Denn wer Süßes und Fettes regelmäßig durch eine Portion Buttermilch, Molke oder Quark ersetzt, macht bestimmt keinen Fehler.

SCHLANK WERDEN IM SCHLARAFFENLAND

Bei Einladungen ins Restaurant ist es nicht ganz einfach, „leicht" davonzukommen. Mit den folgenden Tricks gelingt es.

TRICK 1: ESSEN VOR DEM ESSEN

Wer sich vor einem mehrgängigen Menü im Gourmet-Restaurant gegen einen Kalorienrausch wappnen möchte, geht besser nicht hungrig los. Das wirkt: Eine halbe Stunde vorher eine halbe Scheibe Vollkornbrot ohne Belag essen. Sie stillt den ersten Hunger, und die kalorienreichen Köstlichkeiten von der Speisekarte kommen einem nicht mehr ganz so unwiderstehlich vor.

TRICK 2: TRINKEN VOR DEM TRINKEN

Alkohol macht nicht nur betrunken, sondern auch einen dicken Bauch. Um nicht durstig die doppelte Menge Wein oder Bier zu kippen, vor dem ersten Glas oder dem ersten Cocktail den Durst mit viel Mineralwasser löschen. Bei längeren Festen nach jedem Glas Alkohol zwei Gläser Wasser trinken.

TRICK 3: FRAGEN KOSTET NICHTS

In guten Restaurants ist das Servicepersonal längst an Wünsche wie „Bitte etwas Kalorienarmes, nichts Schweres" oder „Haben Sie auch etwas ganz ohne Fett?" gewöhnt. Scheuen Sie sich nicht, bei der Bestellung danach zu fragen.

TRICK 4: SPEISEKARTE ÜBERSETZEN

Was auf der Karte wie eine Lightversion klingt, entpuppt sich auf dem Teller manchmal als Kalorienbombe. Wer nicht sicher ist, was sich hinter einer Bezeichnung versteckt, sollte ruhig nach den Zutaten und der Zubereitung des Gerichts fragen. Weiß der Kellner darüber nicht Bescheid, bitten Sie ihn, in der Küche nachzufragen. In vielen Restaurants kennt der Koch eine kalorienarme Alternative.

TRICK 5: OPTIMAL STARTEN

Gut gegen den ersten Hunger: Als Vorspeise einen Salat mit separatem Dressing bestellen. Wer zusätzlich Kalorien sparen will, gießt die Sauce nicht über die Salatzutaten, sondern taucht nur die Gabel vor jedem Bissen hinein. Wer täglich auswärts isst, bringt sein eigenes Dressing im Schraubglas mit (siehe Rezept Seite 81).

TRICK 6: LIEBER KLAR ALS CREMIG
Gebundene Suppen bestehen nicht selten zu einem großen Teil aus Butter oder Sahne. Wer es mit dem Verzicht auf Fett ernst meint, bestellt ein klares Süppchen, dessen Zusammensetzung ersichtlicher ist.

TRICK 7: FETTARME BEILAGEN
Wählen Sie eine gut sättigende Portion Kartoffeln, Nudeln oder Reis als Beilage, aber bitten Sie um fettfreie Zubereitung. Viele Köche reichern die sonst figurschonenden Beilagen gern mit Butter oder Öl an. Denn mit etwas Fett lassen sie sich leichter erwärmen und sehen beim Anrichten schöner aus.

TRICK 8: EINE HÄLFTE EINPACKEN
Ist die servierte Portion zu groß, dann trauen Sie sich, den Kellner darum zu bitten, die Hälfte einzupacken. Am nächsten Tag, wenn die Zeit zum Kochen knapp ist, wird die Freude über die Luxusmahlzeit groß sein.

TRICK 9: SCHOKO STATT DESSERT
Kein leichtes Dessert auf der Speisekarte? Das Essen mit einem Kaffee abschließen und für die süße Lust ein kleines Stück Schokolade aus der eigenen Tasche auf der Zunge zergehen lassen.

Hunger im Griff

Noch hungrig, wenn andere längst den Teller weggeschoben haben? Das lässt sich ändern! Wer lernt, mit seinem Hungergefühl positiv umzugehen, verliert seine überschüssigen Pfunde ohne Diät und ohne Quälerei.

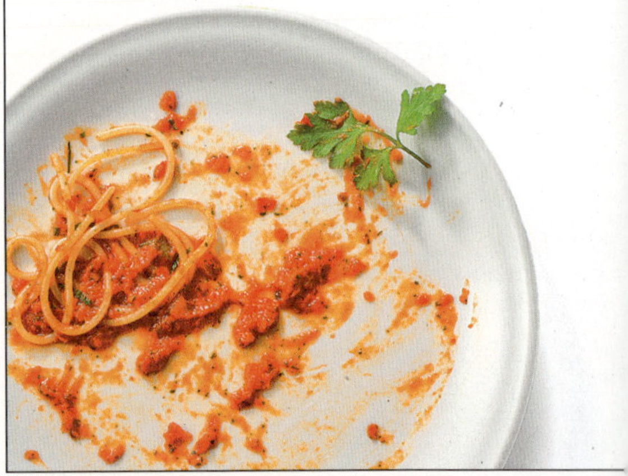

ENTSPANNT BLEIBEN: Wer schon viele Diäten hinter sich hat, empfindet Hunger oft als bedrohlich. Bleiben Sie gelassen! Versuchen Sie, Ihr Verlangen als das wahrzunehmen, was es ist: ein biologisches Signal. Sagen Sie sich: Okay, ich bin hungrig, später werde ich etwas essen, und denken Sie daran, dass ihr Körper gerade jetzt mit dem **Abbau von Fettreserven** beschäftigt ist.

GESPÜR ENTWICKELN: Hunger entsteht nach und nach, nicht plötzlich. Essen Sie nur, wenn Sie „echten", also körperlichen Hunger verspüren und die letzte Mahlzeit lange genug her ist.

LUXUSGEFÜHL APPETIT: Anders als Hunger, der einen drängt, irgendetwas zu sich zu nehmen, fordert der Appetit eine bestimmte Leckerei. Dagegen hilft meistens **Ablenkung**: jemanden anrufen, spazieren gehen oder ein Buch zur Hand nehmen.

SELBSTBESTIMMT: Äußere Reize wie etwa Gerüche, **Werbebotschaften** und der Anblick kauender Menschen verlocken zum Essen – auch wenn der Magen satt ist. Hören Sie auf Ihr eigenes Hungergefühl!

REGELMÄSSIGE MAHLZEITEN: Wer sich immer zu einer bestimmten Zeit, alle vier bis fünf Stunden, an den gedeckten Tisch setzt, trainiert seinen Stoffwechsel auf diesen Rhythmus und kann irgendwann die Uhr danach stellen, wann der Hunger kommt. – Regelmäßige Mahlzeiten beugen einem niedrigen Blutzuckerspiegel vor und sind also **das beste Mittel gegen Heißhunger**.

DEN MAGEN GUT FÜLLEN: Damit einen nicht die plötzliche Begierde nach Essen schwach werden und ins Zittern geraten lässt, am besten zu jeder Mahlzeit etwas **Gemüse essen**. Das hilft beim Sattwerden und verzögert den Blutzuckerabfall. Rohes Gemüse und Salat füllen den Magen und passen auch zum Butterbrot!

VERANLAGUNG ÜBERLISTEN: Bei einigen Menschen funktioniert der Zuckertransport aus dem Blut in die Organe nicht, wie er sollte. Sie leiden häufiger unter plötzlichem Hunger als andere. Gerade Süßigkeiten lösen bei ihnen oft Heißhungerattacken aus. Vor allem für diese Personen gilt: Langsame Kohlenhydrate aus ballaststoffreichen Lebensmitteln wie Vollkorn oder Hülsenfrüchte sind **gut gegen Essanfälle**. Sie stabilisieren den Blutzuckerspiegel, und man bleibt über längere Zeit satt und zufrieden.

HALBER TELLER FLEISCH?

IM RESTAURANT UND IN KANTINEN sind die Portionen oft figurfeindlich. Riesige Schnitzel oder Bratenstücke mit Sauce füllen mehr als den halben Teller.

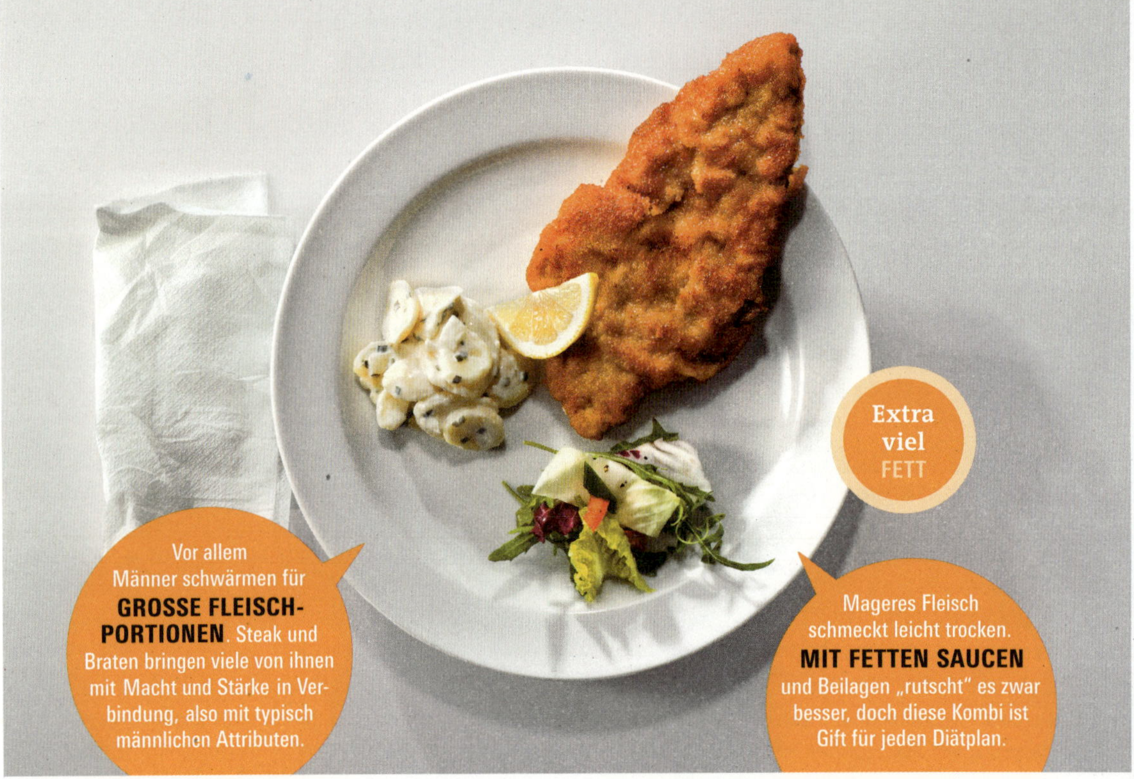
Extra viel FETT
Vor allem Männer schwärmen für **GROSSE FLEISCH-PORTIONEN**. Steak und Braten bringen viele von ihnen mit Macht und Stärke in Verbindung, also mit typisch männlichen Attributen.
Mageres Fleisch schmeckt leicht trocken. **MIT FETTEN SAUCEN** und Beilagen „rutscht" es zwar besser, doch diese Kombi ist Gift für jeden Diätplan.

FLEISCH UND SAUCE enthalten viel Energie, und das nicht erst, wenn die Mahlzeit noch mit fettigen Pommes frites oder Kartoffelsalat ergänzt wird. Kalorienarmes Gemüse gerät als Minibeilage zur reinen Dekoration. Dabei empfiehlt die Deutsche Gesellschaft für Ernährung, pro Woche maximal 400 bis 600 Gramm Fleisch zu essen. Das sind 3 bis 4 kleine Portionen von 100 bis 150 Gramm.

HALBER TELLER GEMÜSE!

ABNEHMEN OHNE ZU HUNGERN? Aber ja! Einfach die bunten Produkte von Mutter Natur in den Mittelpunkt der Mahlzeit rücken.

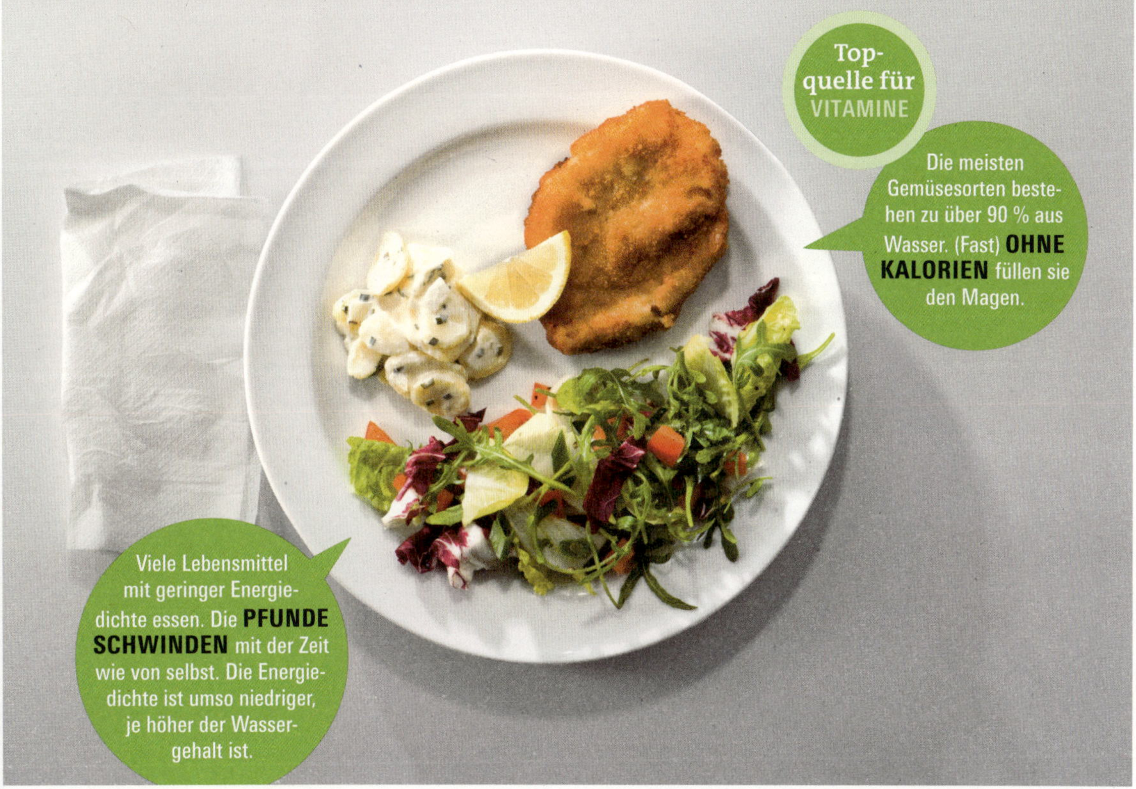

Top-quelle für VITAMINE
Die meisten Gemüsesorten bestehen zu über 90 % aus Wasser. (Fast) **OHNE KALORIEN** füllen sie den Magen.
Viele Lebensmittel mit geringer Energiedichte essen. Die **PFUNDE SCHWINDEN** mit der Zeit wie von selbst. Die Energiedichte ist umso niedriger, je höher der Wassergehalt ist.

LEBENSMITTEL, DIE WENIG KALORIEN liefern und dabei gut sättigen, fördern die Gewichtsabnahme. Wer ohne viel Rechnerei nach und nach viele Kilos verlieren möchte, gewöhnt sich am besten an, seinen Teller zuerst zur Hälfte mit Salat oder Gemüse zu füllen. Den verbliebenen Platz teilen sich dann kohlenhydratreiche Beilagen und Proteinlieferanten wie Fleisch, Eier oder Fisch.

GEFÜHLE UND PFUNDE

„Warum muss ich das jetzt eigentlich essen?“, haben Sie sich gewiss schon manches Mal gefragt, während Sie sich wie unter Zwang und beinahe wider Willen durch eine Großpackung Pralinen, Chips oder Bonbons hindurchfutterten. Für Fettpolster, die so entstehen, gibt es eine altmodische Bezeichnung: Kummerspeck. Schon unsere Großmütter wussten, dass dann nicht der Körper hungert, sondern das Gemüt.

Schon lange vermuten Wissenschaftler die Ursache für die haltlose Esslust im Gehirn, und zwar in den Regionen, die für unsere Gefühle zuständig sind. Wenn wir etwas besonders Leckeres essen, sahnige Eiscreme oder auch ein kross gebratenes Schnitzel, empfinden wir wohlige Entspannung und Befriedigung. Mit solch angenehmen Gefühlen belohnt uns das Gehirn für das lebenserhaltende Heranschaffen von Kalorien – und reagiert auf gehaltvolles, fettiges Essen positiver als auf „gesunde“ magere Kost. Schokolade zum Beispiel löst wahre Freudenfeuer im Kopf vieler Menschen aus, Spinat lässt die grauen Zellen dagegen eher kalt.

Wie sehr wir etwas genießen, hängt aber nicht nur von den enthaltenen Nährstoffen ab, sondern auch von der Erfahrung, wenn eine bestimmte Speise uns etwa an ein schönes Kindheitserlebnis erinnert.

FROH DURCH FETT

Es ist eine Typfrage, ob Kummer einem den Appetit verschlägt oder ob man erst recht kräftig zugreift, wenn alles schiefgeht. Die Fraktion der Frustesser füllt sich den Bauch gern mit schnell wirksamen Kohlenhydraten und Fett. Denn bei Nudeln mit Sahnesauce, leckerem Kuchen oder feinen Pralinen vergisst man eine Zeit lang seine Ängste und Sorgen.

Viele Menschen haben sich diese Art von Stressbewältigung angewöhnt, sind regelrecht süchtig danach. Doch Geplagte und Deprimierte, die mit dem Zucker und Fett ihr Tief überwinden wollen, müssen bald wieder nachlegen. Die Wirkung der aufmunternden Nährstoffe hält nur ein oder zwei Stunden an. Danach müssen neue Kalorien als „Beruhigungspille“ her.

MEHR ALS NUR ESSEN

Wer sehr häufig zwischen den Mahlzeiten etwas in den Mund steckt, ist meist nicht hungrig, sondern leidet seelisch. Mehr als ein Dutzend Nervenbotenstoffe sind davon beeinflusst. Isst man beispielsweise eine

Weile nur Eiweißreiches, sinkt der Serotoninspiegel – und damit die Laune. Der Körper verlangt nach Kohlenhydraten, um die Stimmung wieder anzuheben. Nach viel Zucker wächst die Lust auf Herzhaftes.

Also: Einseitiger Genuss eines Grundnährstoffs löst Hunger nach einem anderen aus. Diese Spirale lässt sich durchbrechen, indem man die Ebenen wechselt: Lenken Sie sich vom Essen ab, indem Sie sich mit etwas anderem belohnen. Werden Sie aktiv, gehen Sie vor die Tür, amüsieren Sie sich! Treffen Sie sich mit Freunden, besuchen Sie ein Konzert oder sehen Sie sich einen Kinofilm an – seien Sie nur kein Stubenhocker! Auch Aktivitäten wie Sex und Sport gehen auf Ihr Prämienkonto und heilen von einer allzu starken Fixierung aufs Essen.

Blutzucker und Stimmung

Jeder hat mal einen schlechten Tag. Aber wer weiß schon, dass die Gefühlslage etwas mit dem Blutzuckerspiegel zu tun haben kann.

Sowohl bei zu hohen Blutzuckerwerten als auch bei Unterzuckerung zeigten sich die Teilnehmer einer wissenschaftlichen Studie besonders angespannt und schlecht gelaunt. **In bester Laune waren Testpersonen mit Werten im normalen Bereich.** Fazit: Regelmäßige Mahlzeiten und langsame Kohlenhydrate sind nicht nur zum Abnehmen gut, sondern auch für die Seele.

SPORT HEBT DIE LAUNE

Wer endgültig den Kreislauf von Sorgen, Stress und kalorienreichem Trostessen überwinden und umlernen möchte, sollte erst einmal ganz bewusst auf Süßigkeiten oder fettige Fleischgerichte verzichten. Das ist einem Entzug von Drogen gar nicht so unähnlich.

Die Umstellung im Essverhalten gelingt leichter, wenn man in dieser Zeit regelmäßig Sport treibt. Denn glücklicherweise wird auch körperliche Anstrengung vom Gehirn mit Wohlbefinden belohnt. Doppelt günstig sind schweißtreibende Sportarten wie Laufen, Radeln, Rudern und Skateboard fahren. Sie wirken sich positiv auf die Stimmung aus und lassen gleichzeitig die Fettpolster schrumpfen. Sanfte Programme wie etwa Pilates, Tai-chi, Qigong oder Yoga kombinieren Körpertraining mit Entspannungsübungen und nützen vor allem stressgeplagten Essern. Unterm Strich bedeutet dies: Bei Überforderung und Kummer ist Bewegung, auch langfristig, die bessere Alternative zu vielen Kalorien auf dem Teller.

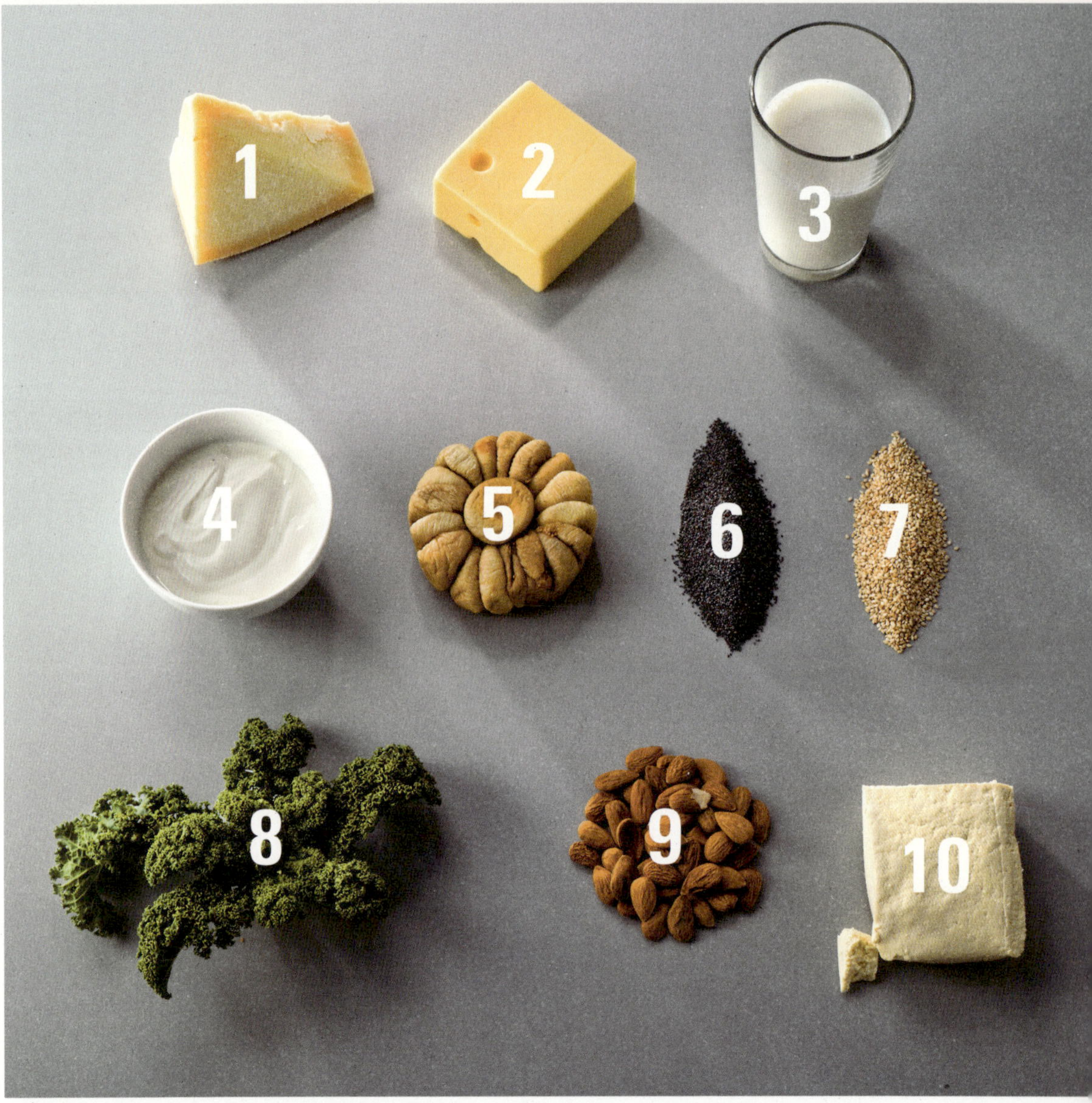
1
2
3
4
5
6
7
8
9
10

DIE 10 BESTEN KALZIUMQUELLEN

Wer darauf achtet, kalziumreich zu essen, hat es beim Abnehmen leichter. Erwachsene brauchen 1000 Milligramm Kalzium pro Tag. Das reicht auch für Schwangere und Stillende. Jugendliche benötigen zum Aufbau fester Knochen etwa 1200 Milligramm. Es kommt aber nicht nur auf das Maß an, sondern auch auf die Verfügbarkeit. So kann der Körper den knochenfestigenden Mineralstoff aus Milchprodukten besser verwerten als aus mancher pflanzlicher Nahrung. Natürlich sollte man den Kaloriengehalt im Auge behalten: Beim Parmesan liefern 100 Gramm bei 440 Kalorien mehr als den Tagesbedarf, es reichen kleine Mengen zur Ergänzung der Kalziumaufnahme. Wollte man ihn mit Mandeln decken, würde es mit rund 2200 Kalorien zu Buche schlagen …

1 **PARMESAN- ODER GRANAKÄSE:** 1200 mg Kalzium, 440 Kalorien, 35 g Fett

2 **SCHNITTKÄSE:** 800 mg Kalzium, 365 Kalorien, 29 g Fett

3 **TRINKMILCH, 3,5 %:** 120 mg Kalzium,64 Kalorien, 3,5 g Fett

4 **NATURJOGHURT, 1,5 %:** 130 mg Kalzium, 66 Kalorien, 1,5 g Fett

5 **GETROCKNETE FEIGEN:** 250 mg Kalzium, 244 Kalorien, 2 g Fett

6 **MOHNSAMEN:** 1460 mg Kalzium, 477 Kalorien, 42 g Fett

7 **SESAMSAMEN:** 785 mg Kalzium, 565 Kalorien, 50 g Fett

8 **GRÜNKOHL:** 210 mg Kalzium, 37 Kalorien,1 g Fett

9 **MANDELN:** 250 mg Kalzium, 569 Kalorien, 54 g Fett

10 **TOFU, ALLE SORTEN:** 160 mg Kalzium, 144 Kalorien, 9 g Fett

DICKMACHER FETT?

Fett macht satt und leistungsfähig, schön und sexy. Wer allerdings allzu viel auf den Rippen hat, will vor allem eines, jedes überschüssige Pfund loswerden. Doch das ist gar nicht so leicht. Weil Fett in der Frühzeit der Menschheit immer knapp war, entwickelte die Natur ausgebuffte Tricks, sich einmal angelegte Speckvorräte zu sichern. Forscher entdecken immer mehr Methoden, mit denen das eigene Fettgewebe unseren Willen manipuliert und uns das Abnehmen schwermacht. Wer sich auskennt, kann trotzdem lästige Polster loswerden.

VON WEGEN PASSIV

Früher galten die Depots rund um Taille und Po als stumme Vorratsbehälter für überschüssiges Fett. Neuere Forschungsergebnisse setzen dieses Bild außer Kraft. Fettgewebe hat ungeahnte Macht. Statt einfach nur für sich auf den Hüften zu sitzen, bildet es Dutzende von chemischen Signalen, die den Körper beeinflussen.

Fettgefüllte Zellen beeinflussen Gehirn, Leber und Muskel, sie schicken Botschaften an die Sexualorgane und bedrängen sogar die Makrophagen, die „Mikrobenjäger" des Immunsystems. Der Prozess läuft so vielschichtig ab wie ein Pingpong-Spiel, bei dem zwanzig Bälle oder mehr gleichzeitig hin und her fliegen.

SPAREN, NICHT VERZICHTEN

Sollte man mit jeder einzelnen Fettkalorie geizen, wenn man ein paar Pfunde verlieren möchte? Oder heißt die Erfolgsdevise eher „Low carb", möglichst wenig Kohlenhydrate zu sich zu nehmen? – Experten halten weder extremes Fettsparen noch den radikalen Verzicht auf Kohlenhydrate für den Königsweg zur guten Figur. Ohne Einschränkung der Fettkalorien ist Abnehmen kaum möglich, aber ein extremer Sparkurs hat Nachteile: Dann streikt die Galle, empfindliche Haut trocknet aus, und es können sich Essstörungen einstellen.

Die beste Methode ist also Mäßigung: Um abzunehmen, planen Sie etwa ein Drittel der Kalorien vom Fett ein. Die Untergrenze für guten Geschmack und Wohlbefinden ist wohl ein Anteil von 20 Prozent Kalorien vom Fett. Es nützt, diese Spanne im Blick zu behalten. Denn Tierstudien legen nahe, dass zu fettes Essen den Appetit auf kalorienreiche Speisen steigert. Viele kennen diesen Effekt aus der Weihnachtszeit. Da fällt es im neuen Jahr oft schwer, wieder auf leichtere Kost umzusteigen.

Verborgene Stärken der Fettsäuren

Fette wie Butter, Margarine, Öl und Speck haben einen schlechten Ruf als Dickmacher. Doch läuft im Körper nichts ohne sie. Fettsäuren, die Bausteine der Fette, steuern wichtige Abläufe – und können sogar beim Abnehmen helfen. **Gesättigte Fettsäuren**, aus tierischen Lebensmitteln oder gehärteten Ölen, gelten als die „Bösen". Sie liefern pure Energie und heben den Cholesterinspiegel. Dafür sind sie aber – auch im Körper – unempfindlich gegen Verderb durch Oxidation. Die meisten von uns essen zu viel davon, weniger als ein Drittel der Fettkalorien wäre ideal. **Ungesättigte Fettsäuren**, vorwiegend aus Pflanzenölen, gelten als die „Guten". Sie halten Zellwände elastisch, senken den Cholesterinspiegel, steigern aber den Bedarf an Vitamin E, weil sie – auch im Körper – leicht verderblich sind. Auch hier empfiehlt sich ein Drittel, den Rest mit **einfach ungesättigten Fettsäuren** aus Raps- und Olivenöl decken. **Kurzkettige Fettsäuren** entstehen bei ballaststoffreicher Ernährung im Verdauungstrakt ganz von selbst. Sie schicken Sättigungssignale ans Gehirn. Hier heißt es: Je mehr, desto besser. Also reichlich Vollkorn und Hülsenfrüchte essen! **Mittelkettige Fettsäuren**, sogenannte MTC-Fette, sollen leicht appetithemmend wirken. Ob sie eine Gewichtsabnahme fördern, ist fraglich. **Omega-3-Fettsäuren** sind voll wirksam aus Fisch und Algen, nicht aus Pflanzenöl. **Transfettsäuren** stammen aus teilgehärteten Fetten. Sie stecken vor allem in frittiertem Fast Food, Süßigkeiten und Backwaren, kleine Mengen sind auch in Milch und Butter. Transfette steigern vor allem das Bauchfett. Insgesamt sollte man mit allen Fetten sparsam umgehen, natürliche Fette bevorzugen, ein-, zweimal pro Woche Fisch und ballaststoffreich essen, dann stimmt die Balance.

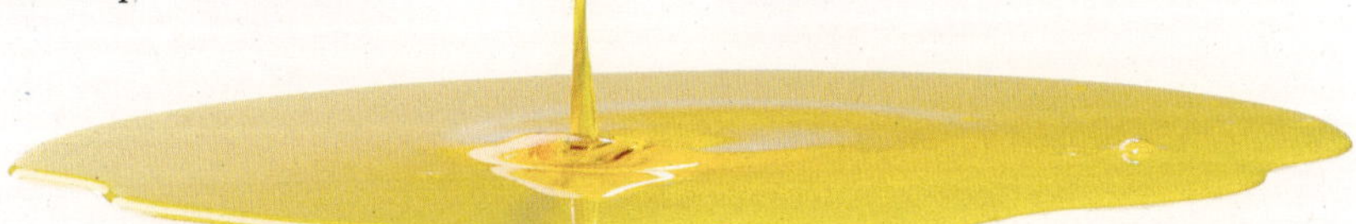

MAGISCHE FATBURNER?

VERSCHWINDEN FETTPOLSTER DURCH Ananas, Papaya, Kiwi oder Artischocken? Sind die enthaltenen Enzyme Kalorienkiller? Schön wär's …

Sie sehen oft aus wie Medizin, und ihre angepriesene Wirkung weckt überzogene Hoffnungen: **SCHLANKHEITSMITTEL**. Forscher von der Universität Göttingen prüften 9 typische Präparate und bewiesen, dass sie keinen Effekt haben.

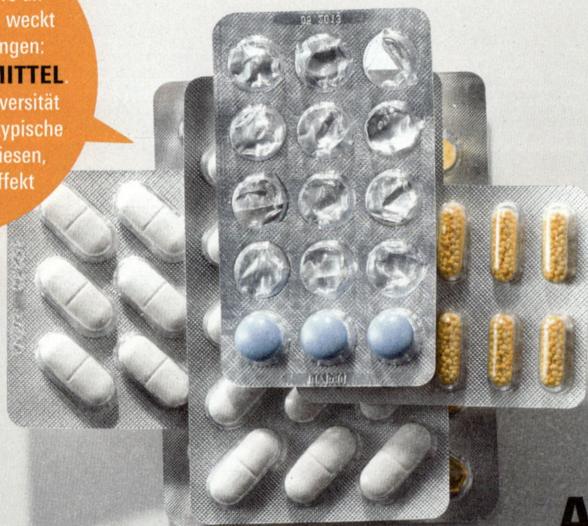

ACHTUNG!

Guarana und andere koffeinhaltige „Fatburner" können zu Herzrasen, Zittern und Schweißausbrüchen führen.

EINE ILLUSION WENIGER: Sie verbrennen kein überschüssiges Körperfett ohne Diät und Bewegung. Ganz gleich, ob es sich bei den angeblich hochwirksamen Fatburnern um speziellen Tee, Enzyme, Haifischknorpel, Bierhefe, Gelee Royale, Apfelessig-Kapseln oder Algen handelt. Eine wissenschaftliche Basis, die ihre Wirksamkeit bestätigt, gibt es für keines der Präparate – auch nicht für Ananas.

MUSKELN AUFBAUEN!

DIE EINZIG ECHTEN „FATBURNER“ sind Muskeln. Wer sie kräftig spielen lässt, verbrennt von der ersten Minute an Fett.

Sport stoppt den Hunger: Ein Anstieg des Nervenbotenstoffs Adiponectin bremst den Appetit und belohnt das Spiel der Muskeln zusätzlich. **OPTIMAL**: Je regelmäßiger man sich bewegt, desto besser klappt die Fettverbrennung.

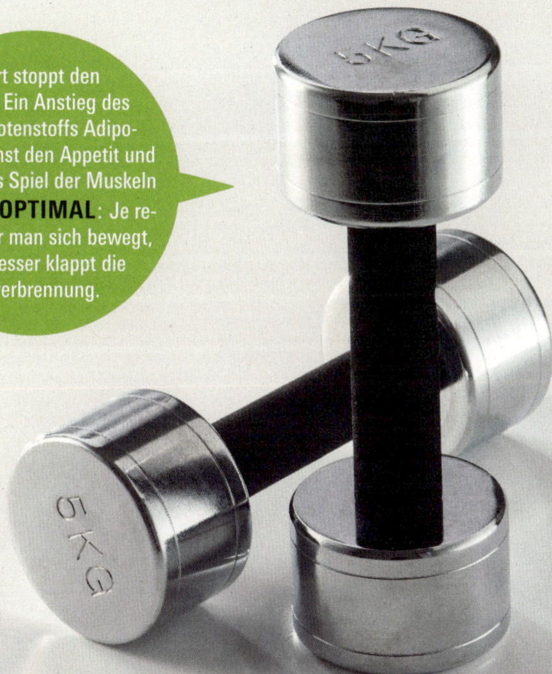

Anstrengungen suchen statt meiden. **BEWEGUNG** hilft! Zum Beispiel einen Schritt schneller zu Fuß gehen, Einkäufe tragen, Treppen steigen, den Garten umgraben und den Hausputz mit Krafteinsatz erledigen.

TOLL, WENN SIE ABENDS eine Runde joggen, radeln oder schwimmen gehen. Aber auch der Alltag bietet viele Möglichkeiten, aktiv Fett zu verbrennen. Internationalen Empfehlungen zufolge sollte man sich täglich mindestens 30 Minuten kräftig bewegen. Wer stark abnehmen möchte, dehnt das Bewegungspensum möglichst auf 1 Stunde aus. Dann schmelzen die Pfunde.

WENIGER ESSEN – MEHR VITAMINE

Die meisten von uns sind mit Vitaminen und Mineralstoffen gut versorgt. Wer allerdings weniger isst, um abzunehmen, sollte Lebensmittel besonders schonend zubereiten, um die Nährstoffe zu erhalten. Hier ein paar Tipps:

TIPP 1: LEBENSMITTEL kühl lagern und vor hellem Licht schützen.

TIPP 2: GEMÜSE UND SALAT erst waschen, dann putzen und schneiden. Nicht im Wasser liegen lassen. Wird geschnittenes rohes Gemüse für den nächsten Tag aufgehoben, etwas Zitronensaft darüberträufeln und gut verpackt im Kühlschrank lagern.

TIPP 3: VIELE VITAMINE gehen verloren, wenn es zu lange dauert, bis die Kochtemperatur erreicht ist. Deshalb gleich zu Beginn eine hohe Temperatur wählen und erst herunterschalten, wenn es kocht.

TIPP 4: GÜNSTIGE GARMETHODEN: Gemüse in wenig Flüssigkeit im geschlossenen Topf dünsten oder im Dampf garen. Wegen der darin gelösten Vitamine und Mineralstoffe immer das Kochwasser mit verwenden, z. B. für eine Sauce oder eine Suppe.

TIPP 5: FERTIGE GERICHTE nicht lange stehen lassen, sondern gleich essen.

ZWEI KNAPPE VITAMINE

Viele Menschen sind schlecht mit Vitamin D versorgt. Gesundes Essen allein reicht nicht. Den Großteil des benötigten Vitamins stellt der Körper selbst her, wenn Lichtstrahlen auf die Haut treffen. Langes Sonnenbaden ist aber unnötig: An 2, 3 Tagen pro Woche die bloßen Arme und Beine für 15 bis 30 Minuten ins Tageslicht halten, um genug von dem fettlöslichen Vitamin zu produzieren. Weil bei Übergewicht ein Teil des Vitamins in den Fettdepots verschwindet, benötigen Mollige mehr davon als Schlanke. Also ab nach draußen: Eine günstige Vitamin-D-Versorgung hilft, erfolgreich abzunehmen. Selbst Menschen, die sich vernünftig ernähren, bekommen oft nicht genug vom vielseitigen B-Vitamin Folsäure, weil es so empfindlich ist, dass es bei Lagerung, Transport und Zubereitung schnell zerfällt. Es lohnt also, sich nach Folsäurequellen umzusehen.

HITLISTE

Die besten Quellen für das oft knappe B-Vitamin Folsäure.
Nicht vergessen: Bitte auf die Kalorien achten…

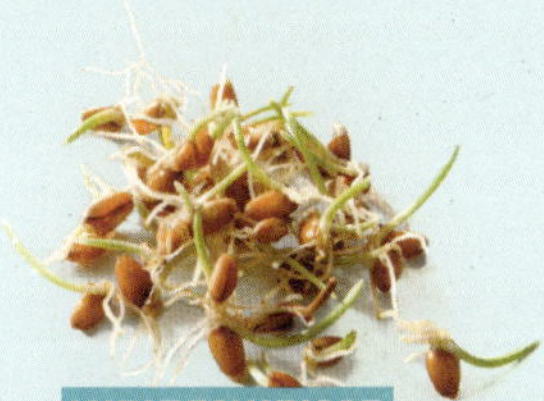

WEIZENKEIME
520 µg Folsäure
314 Kalorien
plus viel Vitamin E

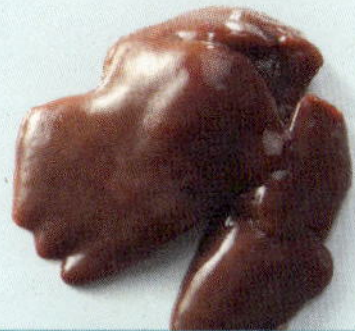

HÄHNCHENLEBER
390 µg Folsäure
147 Kalorien
plus viel Vitamin B_{12}

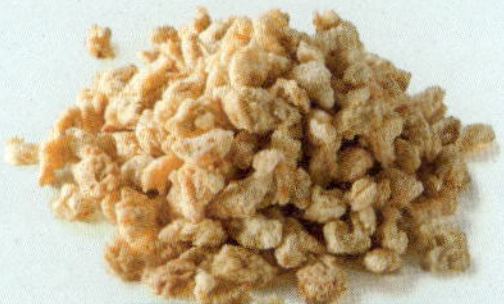

SOJA-„HACK“
340 µg Folsäure
245 Kalorien
plus viel Biotin

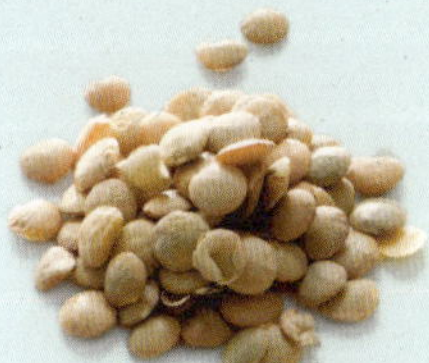

LINSEN
233 µg Folsäure
309 Kalorien
plus viel Zink

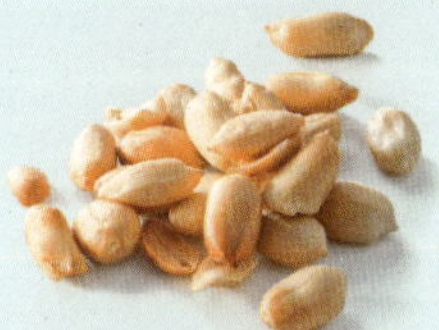

ERDNUSSKERNE
169 µg Folsäure
561 Kalorien
plus viel Niacin

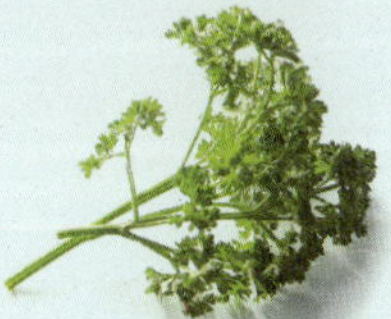

PETERSILIE
116 µg Folsäure
53 Kalorien
plus viel Kalium

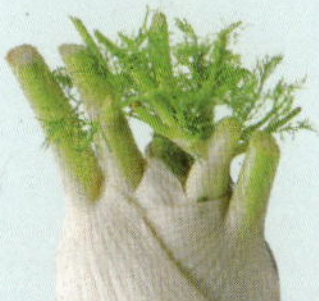

FENCHELKNOLLE
100 µg Folsäure
25 Kalorien
plus viel Vitamin K

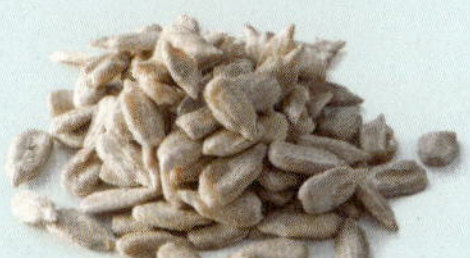

SONNENBLUMENKERNE
100 µg Folsäure
574 Kalorien
plus viel Magnesium

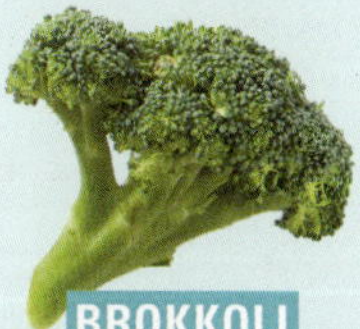

BROKKOLI
90 µg Folsäure
27 Kalorien
plus viel Vitamin C

NÄHRSTOFFPILLEN?

BRAUCHT MAN VITAMINPRÄPARATE bei einer Diät? Nein. Es sei denn, man möchte 100 Kilo abnehmen. Dann muss der Arzt beraten.

Jeder gesunde Mensch, der seine Lebensmittel mit Sorgfalt auswählt und auf Vielseitigkeit achtet, ist in puncto **VITAMINVERSORGUNG** auf der sicheren Seite. Selbst wer nur zwei Drittel der Menge erreicht, die Fachleute empfehlen, ist deshalb noch immer kein Mangelkandidat.

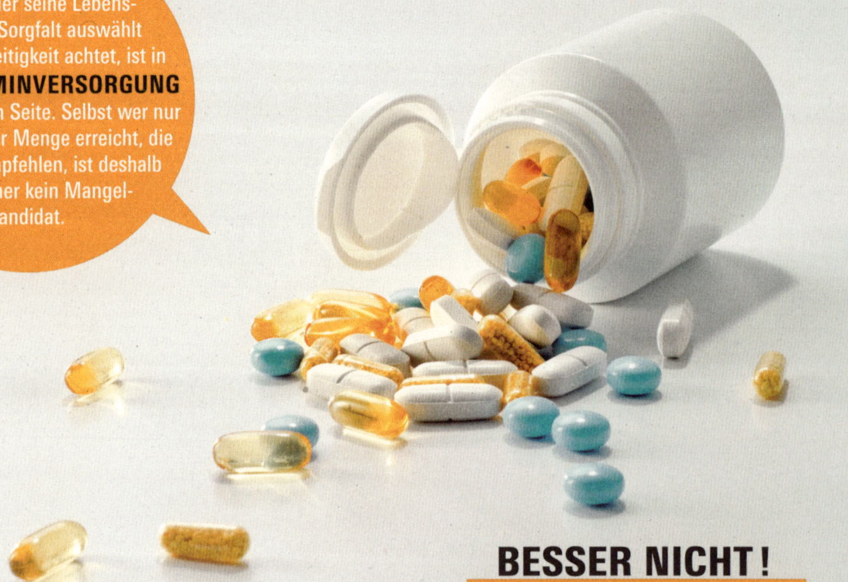

BESSER NICHT!

Bei Billigangeboten aus dem Internet weiß kaum jemand, was drin ist.

PILLEN SIND BEQUEM, ABER SIE können kein Lebensmittel ersetzen. Im Gegenteil: Man wiegt sich allzu leicht in Sicherheit und glaubt, es gehe ohne Gemüse, Obst und Fisch, wenn man ein Nährstoffpräparat nimmt. Doch zeigen immer mehr Studien, dass Extrakte und hochdosierte Vitamine Gesundheitsrisiken bergen können. Und schlank machen sie natürlich auch nicht!

BUNTER EINKAUFSKORB!

VIELFALT IST TRUMPF. Keine Nährstoffpille kann die unzähligen nützlichen Zutaten unserer natürlichen Lebensmittel ersetzen.

Leicht stellt sich ein Mangel ein, wenn der Speisezettel wenig **ABWECHSLUNG** bietet. Im schlimmsten Fall kann sich ein Risikostoff im Organismus anhäufen, wenn er ausgerechnet im Leibgericht steckt, das der Schmalspur-Genießer täglich isst.

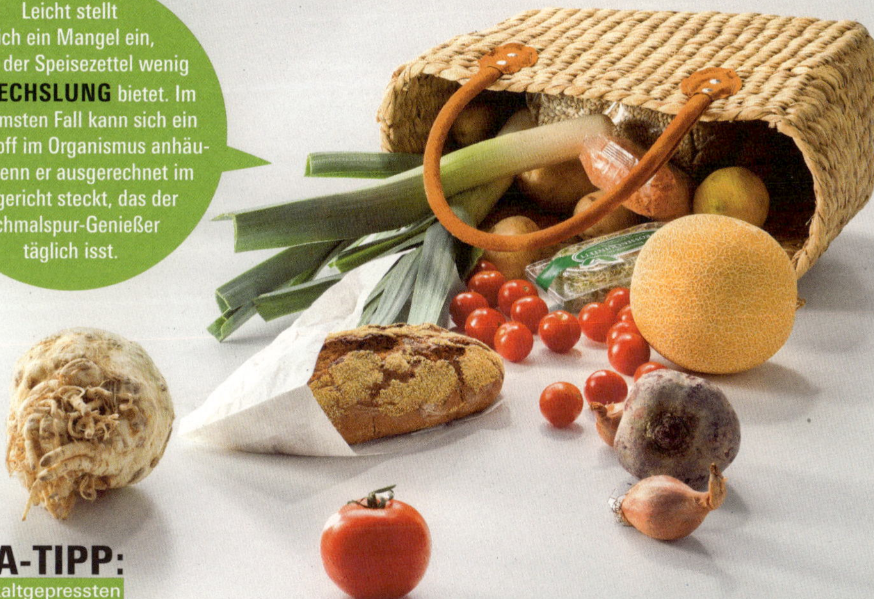

EXTRA-TIPP:

In jedem kaltgepressten Pflanzenöl stecken andere gute Inhaltsstoffe. Deshalb oft die Sorten wechseln.

DIE MISCHUNG HÄLT GESUND UND FIT. Einfach beim Einkauf aus jeder Warengruppe etwas in den Korb legen: Heute Brot und Kartoffeln, morgen Nudeln und Müsli, mal Eier, mal Geflügel. Am besten nach und nach alle Gemüse- und Obstsorten der Saison probieren. Beim Essen neugierig bleiben, von allem kleine Mengen kaufen und die Lebensmittel schnell verbrauchen.

Das Frühstück

Die wichtigste Mahlzeit des Tages fällt bei vielen von uns einseitig aus. Was wir morgens essen, hat selten etwas mit Vernunft zu tun, sondern häufiger mit Gewohnheit. Dabei lohnt es sich, schlau auszuwählen, was nicht dick macht und einem guttut.

MAHLZEIT FÜR DIE FIGUR

Morgens am gedeckten Tisch in Ruhe frühstücken? Dafür bleibt den meisten keine Zeit. Oft isst man schnell im Stehen ein Croissant oder trinkt im Vorübergehen einen Kaffee oder Tee. Und mancher, der am Abend zuvor richtig geschlemmt hat, versucht, das Mehr an Kalorien beim Frühstück wieder einzusparen.

Aber ist es wirklich wichtig, wann man isst, ob als Erstes frühmorgens oder erst mittags oder abends? Soll man, wie das bekannte Sprichwort sagt, am Morgen „wie ein Kaiser essen", also besonders reichlich? Oder ist es besser, die Kalorien vom Frühstück einzusparen, weil man ohnehin keinen Hunger verspürt und vor der Arbeit immer in Eile ist?

Zu diesen Fragen haben Forscher in jüngster Zeit neue Erkenntnisse gewonnen. Interessant sind vor allem Untersuchungen zum Timing: Hat der Zeitpunkt, wann man etwas isst, Einfluss auf unser Körpergewicht? Um dem nachzugehen, gaben US-Wissenschaftler Mäusen gleich nach dem Wachwerden fettreiches Futter, zum Vergleich bekamen andere Tiere ihre Portion Fett erst vor dem Schlafengehen. Die Folgen für den Stoffwechsel der Nager waren überraschend: Mäuse, denen das Fett abends angeboten wurde, nahmen mehr an Gewicht zu als ihre Artgenossen, die man ausschließlich morgens üppig mit Fetthaltigem gefüttert hat. Ob es uns Menschen ähnlich geht wie den Tieren, wissen die Forscher noch nicht. Vermutlich ist aber etwas daran.

DAS ERSTE MAHL HÄLT LANGE VOR

Offenbar beeinflusst das Frühstück den Appetit für viele weitere Stunden. US-Wissenschaftler halten es deshalb für die wichtigste der drei Hauptmahlzeiten. Nach ihren Untersuchungen leben morgendliche Essmuffel mit einem erhöhten Risiko, dick zu werden. Das zeigte auch eine weitere Studie der Universität Minnesota, die das Gewicht von 2000 Jugendlichen über einen Zeitraum von fünf Jahren beobachtete.

SCHLANKER MIT FRÜHSTÜCK

Die Wissenschaftler fanden heraus: Wenn die Teenager auf die erste Mahlzeit verzichteten, wogen sie im Durchschnitt 2,3 Kilogramm mehr als Gleichaltrige, die morgens frühstückten. Andere Studien beweisen, dass auch bei Erwachsenen das Risiko von Übergewicht um bis zu 50 Prozent sinkt, wenn sie bald nach dem Aufstehen eine ausgewogene Mahlzeit essen. Ein Grund:

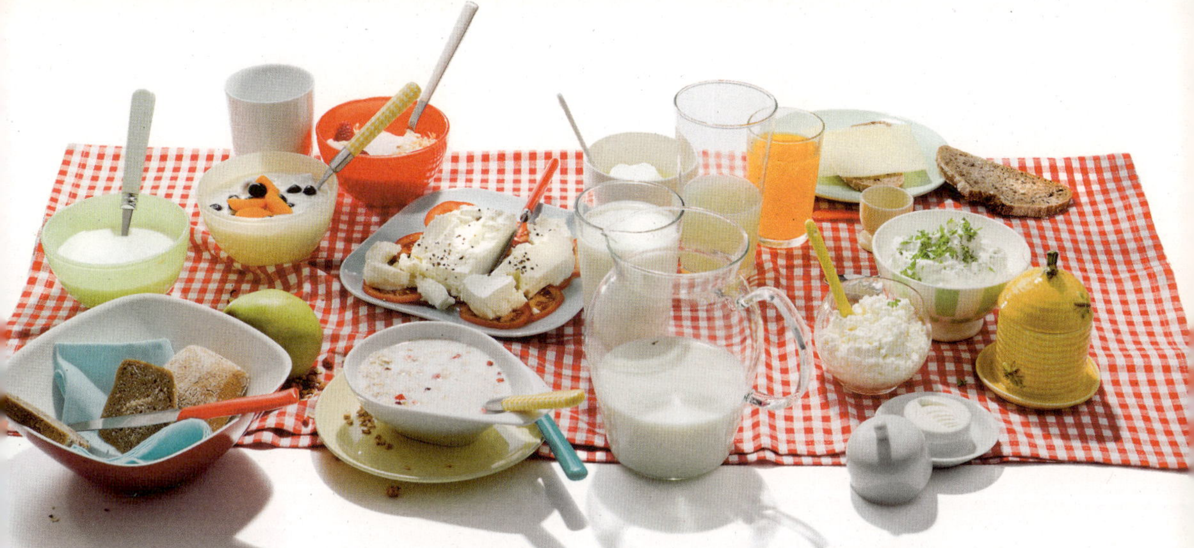

Wer morgens ausreichend isst, leidet nachmittags und abends seltener unter Snackattacken. Studienteilnehmer, die gefrühstückt hatten, fühlten sich tagsüber ausdauernder, leistungsstärker und reaktionsfähiger als diejenigen mit leerem Magen. Es nützt also keineswegs, ausgerechnet die erste Mahlzeit des Tages einzusparen.

RITUALE AM MORGEN

Immerhin drei Viertel aller Deutschen frühstücken. Doch leider – so das Ergebnis von Umfragen – essen 20 Prozent der Eltern in der Frühe nie zusammen mit ihren Kindern. Dabei profitieren gerade die Jüngsten vom guten Vorbild der Erwachsenen und von einem verlässlichen Tagesablauf im Kreis der Familie. Die Rituale am gedeckten Tisch beberuhigen und fördern den Appetit. Schulkinder, die mit ihren Eltern frühstücken, leiden seltener an Nervosität, Bauch- oder Kopfschmerzen. Sie können sich besser konzentrieren und sind weniger anfällig für Süßigkeiten.

WIE VIEL ESSEN?

Ein erstklassiges Frühstück sollte ein Viertel bis ein Drittel des täglichen Energiebedarfs decken. So kann eine erwachsene Frau mit leichter körperlicher Tätigkeit (2000 Kalorien Tagesbedarf) grob geschätzte 500 bis 650 Kalorien zu sich nehmen. Wer, um langsam und effektiv abzunehmen, sein Tagesbudget auf – sagen wir – 1500 Kalorien reduziert, darf sich bei einem Drittel des Tagesbudgets immer noch 500 Kalorien gönnen. Das klingt manchem, der mit den Pfunden kämpft, vielleicht reichlich.

Ein üppiges Frühstück ist jedoch sinnvoll, wenn man, wie heute von einigen Experten empfohlen, nur drei große Mahlzeiten einplant und dafür auf Kleinigkeiten zwischendurch verzichtet. Das ist zugegebenermaßen nicht leicht, wenn einen die Werbung an jeder Ecke zum Essen auffordert.

IDEALE KOMBINATION

Langsame Kohlenhydrate aus Vollkornprodukten, etwas Fett, eine Portion Protein und eine Prise Zucker – so sieht ein gutes Frühstück aus. Kommen nur „schnelle" Kohlenhydrate, zum Beispiel aus Weißbrot und zuckrigen Zerealien, auf den Tisch, steigt der Blutzuckerspiegel rasant in die Höhe, sinkt aber auch schnell wieder, und der Hunger meldet sich bald zurück.

Wer abnehmen möchte, hält die Menge an schnellen Kohlenhydraten besser klein. Ein Löffel Honig oder Konfitüre, ein kleines Glas Fruchtsaft oder auch nur der Zucker im Kaffee, das reicht für den schnellen Energiekick. Dafür sollte man bei den langsamen Kohlenhydraten ausgiebiger zulangen. Vollkornbrot oder Vollkorngetreideflocken zum Frühstück liefern den ganzen Tag über ein Plus an Nervenkraft und Ausdauer.

PROBLEMZONE BAUCH

Sitzen Ihre überzähligen Pfunde vor allem an Po, Oberarmen und Schenkeln? Dann können Sie Ihr Frühstück durchaus in zwei Mahlzeiten aufteilen. Wenn Sie aber schlanke Arme und Beine haben und Ihre Problemzone die Taille ist, sollten Sie nur einmal

Biorhythmus

In uns tickt eine **biologische Uhr**, die alle Körperfunktionen regelt – so auch den Hunger.

Deshalb knurrt tagsüber etwa alle 4 bis 5 Stunden der Magen. Menschen **mit regelmäßigen Essgewohnheiten** können sozusagen die Uhr danach stellen, wann sie hungrig werden. Glücklicherweise sorgen Nervenbotenstoffe dafür, dass wir in der Nacht nicht von Esslust geweckt werden. Schlafen wir tief und erwachen am Morgen ausgeruht, kommt der Hunger erst nach dem Aufstehen. Mangel an Schlaf macht hungrig.

Wer auf die innere Uhr hört, sich ausreichend Schlaf und ein **ausgewogenes Frühstück** gönnt, hilft seinem Körper, schlank zu bleiben.

frühstücken und danach versuchen, bis zum Mittagessen durchzuhalten. Denn die Pfunde um die Körpermitte deuten auf einen gestörten Stoffwechsel hin. Fastenzeiten zwischen den Mahlzeiten sind in solchen Fällen heilsam und helfen beim Abnehmen.

FRÜHSTÜCK TO GO

Wer morgens nach dem Aufstehen partout keinen Appetit hat, für den ist der Proviant umso wichtiger. Um jedoch in keine Kalorienfalle zu tappen, sollte um Bäckereien, Schnellrestaurants und Coffeeshops ein großer Bogen gemacht werden. Das dortige Frühstücksangebot ist fast immer zu fett und häufig auch zu süß.

Es gilt also, seine Verpflegung selbst zuzubereiten, sich belegte Brote, Obst und Joghurt zum Mitnehmen einzupacken. Auch Getreideflocken und Obstsalat – in ein Schraubglas verpackt – eignen sich zum Mitnehmen ins Büro oder zur Schule.

DIE ZEHN SCHLECHTESTEN FRÜHSTÜCKSARTIKEL

1. **Schokoriegel**, die so tun, als wären sie Frühstücksbrote
2. **Schoko- und Nusscremes** als fettig-süße Brotaufstriche
3. **Karamellsirup oder Invertzuckersirup**, der früher Kunsthonig hieß
4. **Schokocroissants und Brownies** aus dem Coffeeshop
5. **Schokomüsli** mit doppelt Schokolade
6. Aromatisierte süße **Instantkaffees**
7. **Cornflakes**, die mit einer dicken Schicht von knusprigem Zucker umhüllt sind
8. **Sahnejoghurt** – auch wenn Diät draufsteht
9. **Fruchtcocktail** aus der Dose
10. **Süßer Saft** in größeren Mengen

DIE ZEHN BESTEN FRÜHSTÜCKSARTIKEL

1. **Vollkornbrot**, das zu 90 Prozent aus echtem Vollkornmehl besteht
2. **Vollkornbrötchen**, am besten vom Biobäcker
3. **Haferflocken oder Flockenmischungen** aus mehreren Getreidesorten
4. Einheimische **Früchte der Saison**, vor allem Äpfel, Birnen und Beeren
5. **Salatblätter und Rohkost** anstelle von viel Streichfett unter Käse oder Wurst
6. **Frühstücksei**, gekocht oder in wenig Fett gebraten
7. **Magerquark, Hüttenkäse oder Naturjoghurt**
8. **Halbfette Milch, Buttermilch und Molke**
9. Frischer, selbst aufgebrühter **Tee oder Kaffee**
10. Ballaststoffreiches **aufgepopptes Getreide**

MILCH, QUARK + KÄSE

WERTVOLLE NÄHRSTOFFE SCHON ZUM FRÜHSTÜCK: Magere Milch übers Müsli gießen oder eine Scheibe Käse aufs Brot legen.

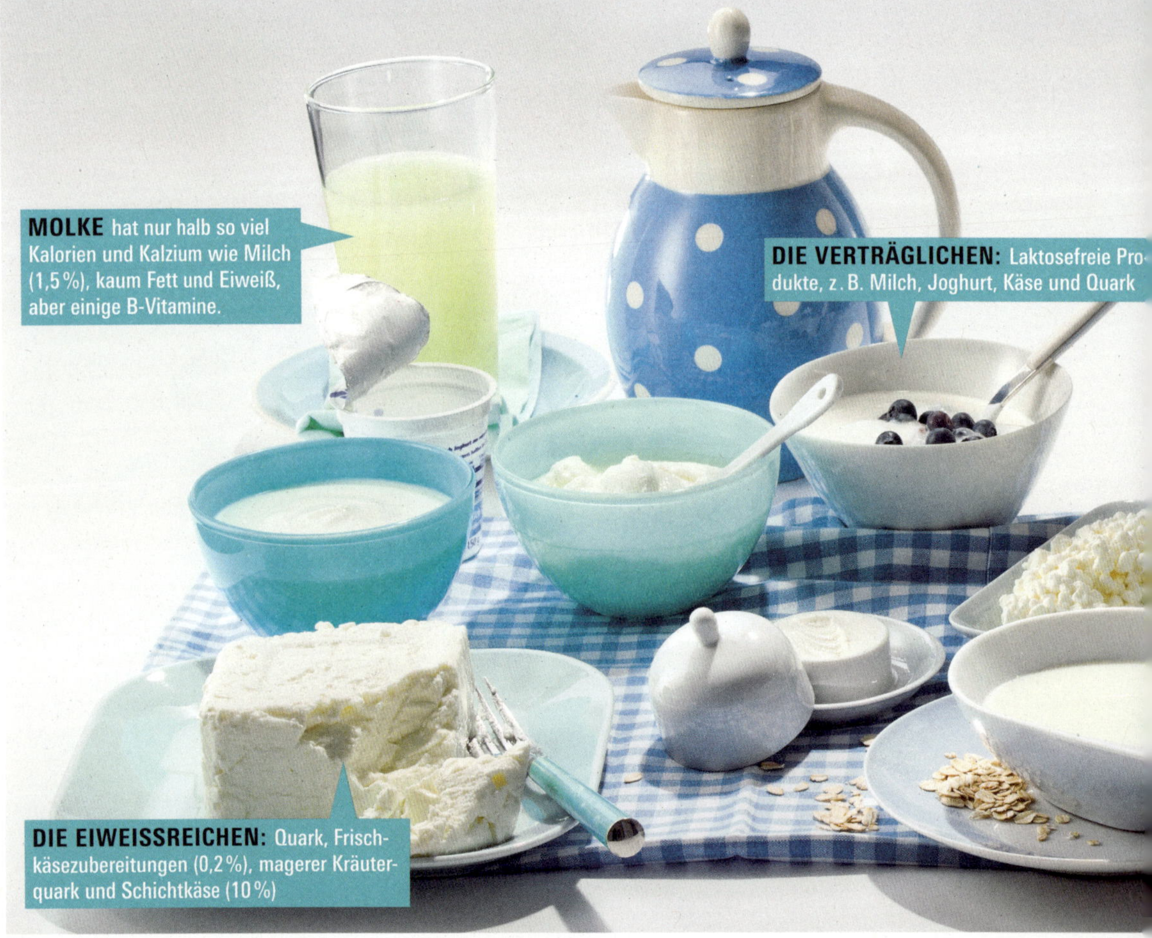
MOLKE hat nur halb so viel Kalorien und Kalzium wie Milch (1,5 %), kaum Fett und Eiweiß, aber einige B-Vitamine.
DIE VERTRÄGLICHEN: Laktosefreie Produkte, z. B. Milch, Joghurt, Käse und Quark
DIE EIWEISSREICHEN: Quark, Frischkäsezubereitungen (0,2 %), magerer Kräuterquark und Schichtkäse (10 %)

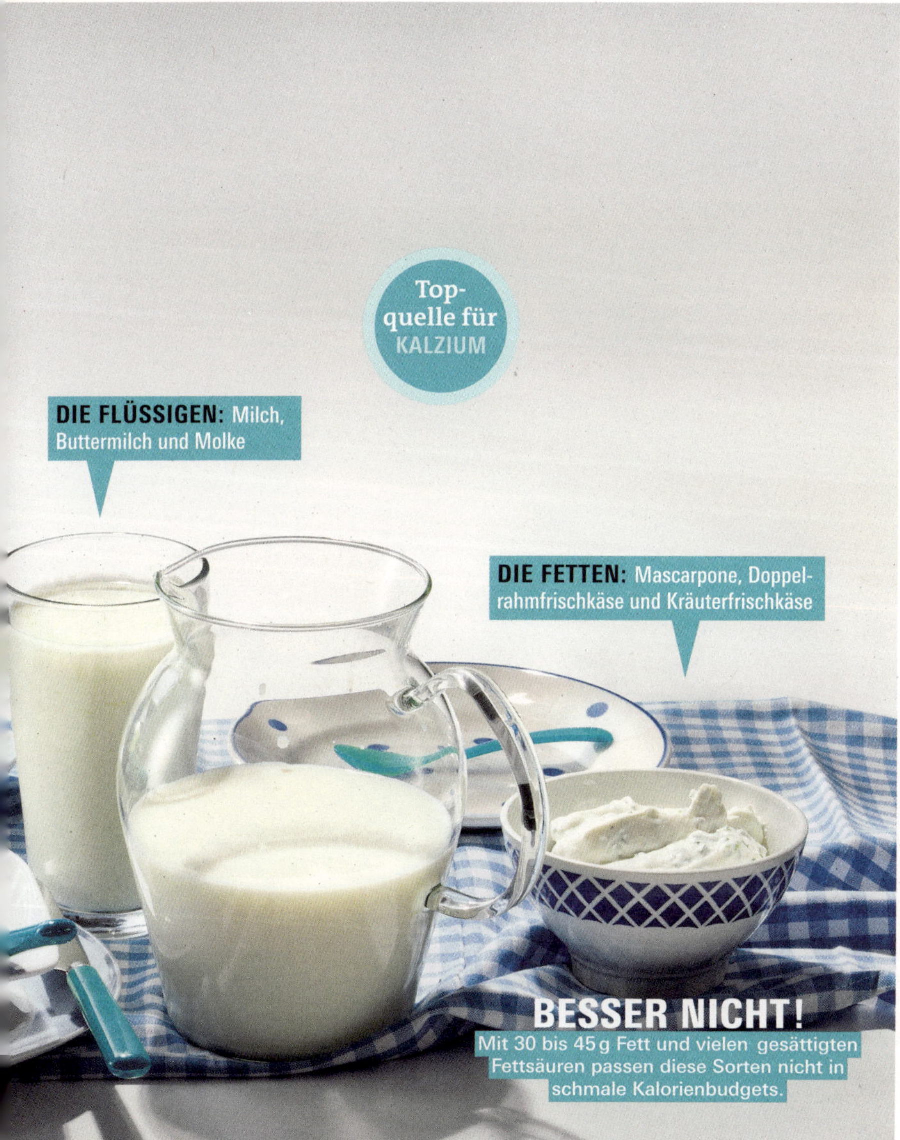
Top-
quelle für
KALZIUM
DIE FLÜSSIGEN: Milch, Buttermilch und Molke
DIE FETTEN: Mascarpone, Doppelrahmfrischkäse und Kräuterfrischkäse
BESSER NICHT!
Mit 30 bis 45 g Fett und vielen gesättigten Fettsäuren passen diese Sorten nicht in schmale Kalorienbudgets.

UM DAS GEWICHT ZU REDUZIEREN, kann eine kalziumreiche Ernährung mit vielen Milchprodukten förderlich sein. Wer täglich ein Glas Milch trinkt oder ein Milchprodukt isst, leistet außerdem einen wertvollen Beitrag zur Versorgung mit Eiweiß, Vitamin B_2 und B_{12}. Zur Vorbeugung gegen Osteoporose tragen Milchprodukte ohnedies Wesentliches bei. Gut verträglich, besonders für alle, die als Folge von fehlender oder verminderter Produktion des Verdauungsenzyms Laktase den Milchzucker nicht vertragen, sind laktosefreie Produkte. Sie enthalten nur noch Spuren von Milchzucker.

VOLLMILCH?

IN EINEM LITER der nahrhaften Flüssigkeit können mehr als 40 Gramm Fett stecken.

Wenn man überschüssige Pfunde loswerden möchte, sind Milchsorten mit hohem Fettgehalt als Durstlöscher **UNGEEIGNET**. Wer z. B. gern Milchkaffee trinkt und sich den Tag über ein paar Tassen gönnt, konsumiert en passant einen ½ bis 1 Liter Milch: mal eben 335 bis 670 Kalorien.

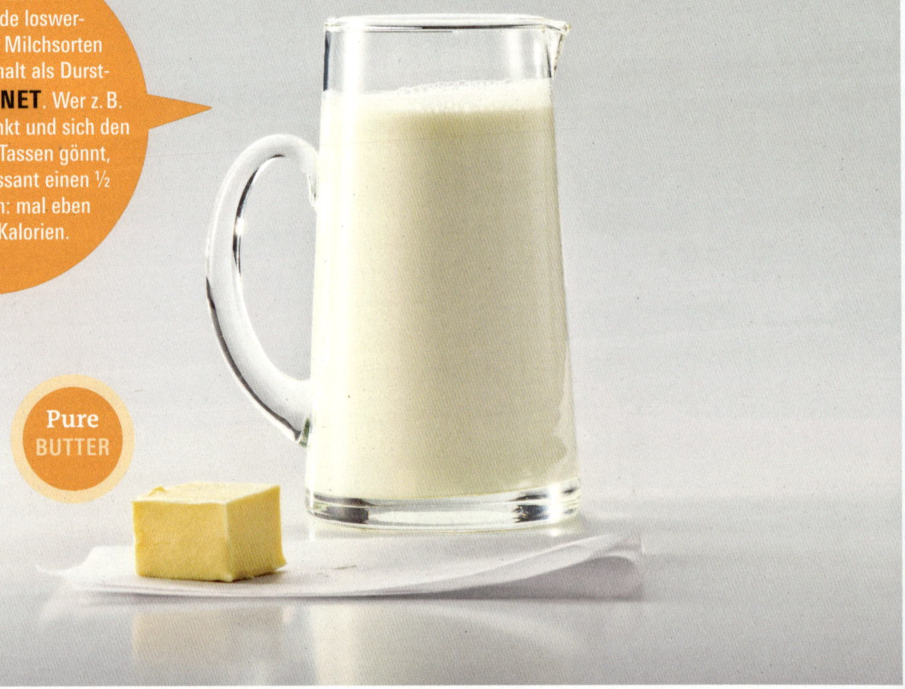

„MIT NATÜRLICHEM FETTGEHALT" steht oft auf der Verpackung. Gemeint sind dann mindestens 3,8 Prozent Fett. Es können aber auch 4 Prozent und mehr werden, falls die Kühe reichlich Kraftfutter erhalten. Premiummilch enthält also oft mehr Fett als übliche Trinkmilch mit 3,5 Prozent. Wer abnehmen möchte, kauft fettarme Sorten. Für den gesunden Stoffwechsel reicht ¼ Liter pro Tag.

BUTTERMILCH!

BEGEISTERTE MILCHTRINKER greifen besser zur nahezu fettfreien säuerlichen Variante oder auch zu entrahmter Milch.

Buttermilch ist ein natürliches Lightprodukt. Sie enthält fast ebenso viel Milchzucker und Kalzium wie die viel kalorienreichere Frischmilch. Eine **IDEALE KOMBINATION**, weil Milchzucker dem Körper hilft, das knochenstärkende Kalzium optimal zu nutzen.

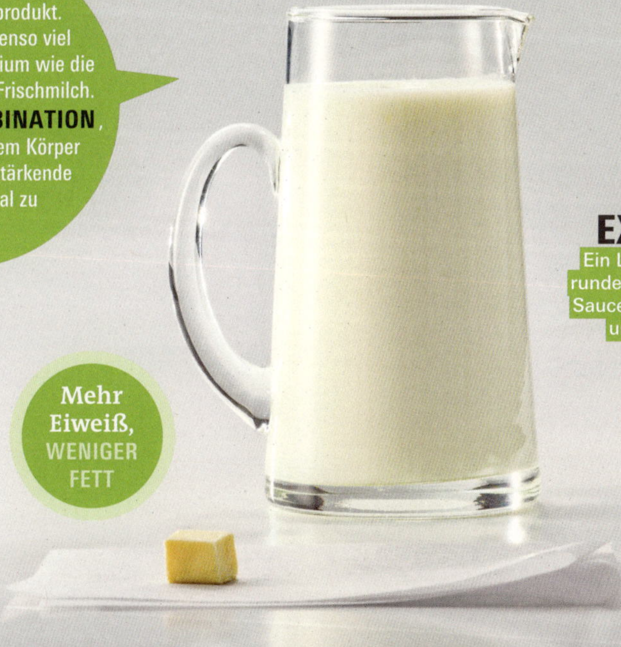

Mehr Eiweiß, WENIGER FETT

EXTRA-TIPP:

Ein Löffel Magermilchpulver rundet Mixgetränke, Müsli und Saucen auf gesunde Weise ab und macht sie cremig.

VITAMINREICH UND KALORIENARM: Mit höchstens 1 Prozent Fett passt Buttermilch hervorragend ins Abnehmprogramm. Ebenso wie entrahmte Milch mit nur 0,1 Prozent Fett ist auch Buttermilch ein hervorragender Kalziumlieferant: Ein halber Liter deckt den Tagesbedarf schon zu etwa 75 Prozent. Die perfekte Versorgung mit dem Mineralstoff hilft dabei, lästige Fettpolster abzubauen.

STARTHILFE FÜR FRÜHSTÜCKSMUFFEL

Morgens keinen Appetit? Bei einigen von uns steckt der persönliche Biorhythmus dahinter, wenn man nach dem Aufstehen noch nichts essen mag. Weckt man etwa einen ausgeprägten Nachtmenschen zu früh, schläft sein Magen noch, und die Verdauungssäfte wollen nicht richtig fließen. Dann hilft nur, das Frühstück etwas aufzuschieben.

Doch häufiger als die Veranlagung eines Menschen spielen äußere Umstände eine Rolle, wenn die innere Uhr nicht richtig tickt und das Frühstück aus diesem Grund ausfällt.

TIPP 1: LICHT TANKEN

Unverbesserliche Stubenhocker, die kaum an die frische Luft gehen, schlafen oft schlecht und kommen morgens nicht aus dem Bett. Wer davon betroffen ist, tut gut daran, über die Mittagszeit regelmäßig kurz ins Tageslicht zu gehen. Rezeptoren in den Augen reagieren auf die Helligkeit und stellen die inneren Rhythmen im Gehirn neu ein. Man schläft dann tiefer und wacht leichter auf.

TIPP 2: ABENDS WENIGER ESSEN

Ein allzu kalorienreiches Abendbrot und gehaltvolle Snacks vor dem Schlafengehen bremsen den Appetit am nächsten Morgen. Der Hunger meldet sich dann verspätet und bringt die übrigen Mahlzeiten durcheinander.

TIPP 3: KOFFEINKONSUM EINSCHRÄNKEN

Menschen, die zu jeder Tageszeit Kaffee, Cola oder schwarzen Tee trinken, schlafen unruhig. Denn der anregende Stoff, das Koffein, benötigt viele Stunden, bis es im Körper abgebaut ist. Wer morgens fit sein möchte, genießt die flüssigen Muntermacher ab dem Nachmittag besser nicht mehr oder nur in kleinen Dosen.

TIPP 4: HEKTIK VERMEIDEN

Stress verschlägt einem schnell den Appetit. Deshalb den Frühstückstisch am besten schon abends decken, Milch, Butter, Käse und Wurst im Kühlschrank griffbereit halten. Technikbegeisterte nutzen etwa eine Zeitschaltuhr für Eierkocher, Kaffee- oder Teemaschine.

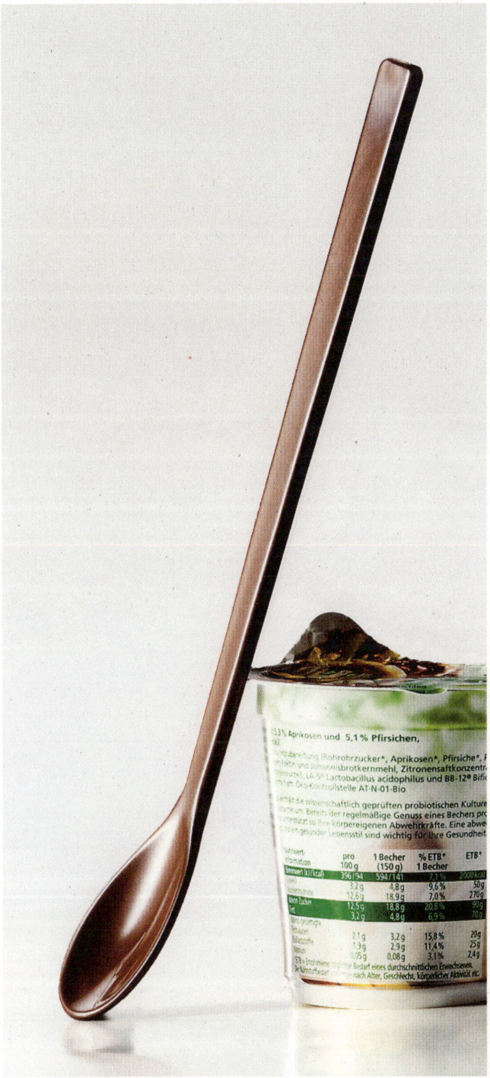

TIPP 5: VORFREUDE WECKEN

Kinder lassen sich motivieren, wenn man am Vorabend schon ankündigt, was es am Morgen zu essen geben wird. Als Eltern immer mal wieder für eine kleine Überraschung und für Abwechslung sorgen: zum Beispiel einfach das Frühstücksbrot mit einer Form ausstechen oder dem Lieblingsobst der Kleinen garnieren. So wird das Frühstück bald zur beliebtesten Mahlzeit des Tages.

TIPP 6: FÜR GUTE STIMMUNG SORGEN

So simpel es klingt, bereits ein liebenswürdiger Gruß oder ein kleines Kompliment in der Frühe kann einen schweigsamen Morgenmuffel aktivieren. Noch wichtiger ist es, beim gemeinsamen Frühstück keine Kontroversen auszutragen, die auf den Magen schlagen könnten. Am Esstisch herrscht Friedenspflicht, das gehört zum perfekten Start in den Tag dazu!

TIPP 7: KEINEN ZWANG AUSÜBEN

Jugendliche leiden oft unter Schlafmangel und fühlen sich morgens kaum imstande, sich ein Brot zu schmieren oder ein Müsli in die Schale zu füllen. Gut gemeinte Ermahnungen sind aber unangebracht. Lieber zu einem Glas Saft oder Milch ermuntern und ihnen ein abwechslungsreiches Frühstück in einer Brotbox mit in die Schule oder Ausbildungsstätte geben.

DIÄTJOGHURT?

BEIM WORT DIÄT DENKT JEDER gleich an Schlankheitskur. Gemeint sind aber Diabetikerprodukte, die oft mehr Kalorien liefern als übliche Lebensmittel.

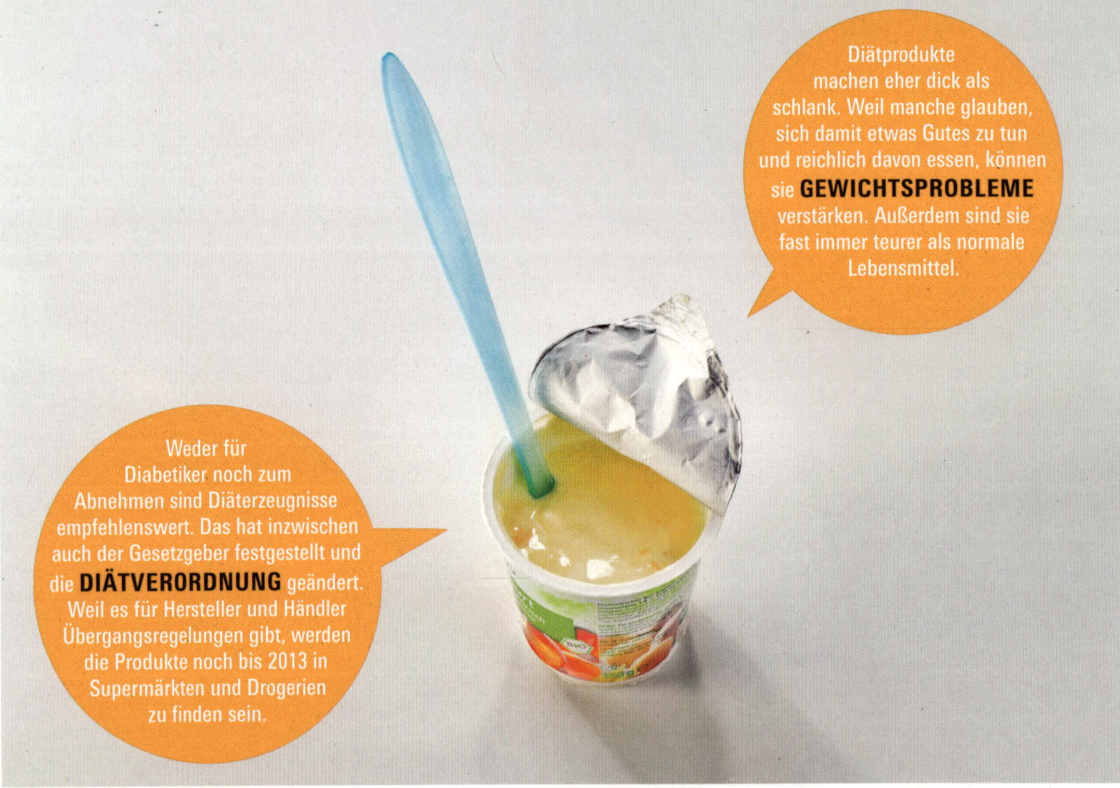
Diätprodukte machen eher dick als schlank. Weil manche glauben, sich damit etwas Gutes zu tun und reichlich davon essen, können sie **GEWICHTSPROBLEME** verstärken. Außerdem sind sie fast immer teurer als normale Lebensmittel.
Weder für Diabetiker noch zum Abnehmen sind Diäterzeugnisse empfehlenswert. Das hat inzwischen auch der Gesetzgeber festgestellt und die **DIÄTVERORDNUNG** geändert. Weil es für Hersteller und Händler Übergangsregelungen gibt, werden die Produkte noch bis 2013 in Supermärkten und Drogerien zu finden sein.

GOURMET-DIÄT ODER SAHNE-DIÄT heißen Joghurts, die zwar keinen Haushaltszucker, aber häufig doppelt so viel Fett und kalorienhaltige Zuckeraustauschstoffe mitbringen wie herkömmliche Sorten. Der in Diätprodukten oft enthaltene Fruchtzucker, auch Fruktose genannt, schadet der Figur womöglich mehr als üblicher Zucker. Viele Forscher halten ihn für besonders fettfördernd.

JOGHURT PUR!

FÜR IHN WIRD SELTEN GEWORBEN: Das ist auch nicht nötig, denn fettarmer Naturjoghurt spricht als wertvolles und wandelbares Nahrungsmittel für sich selbst.

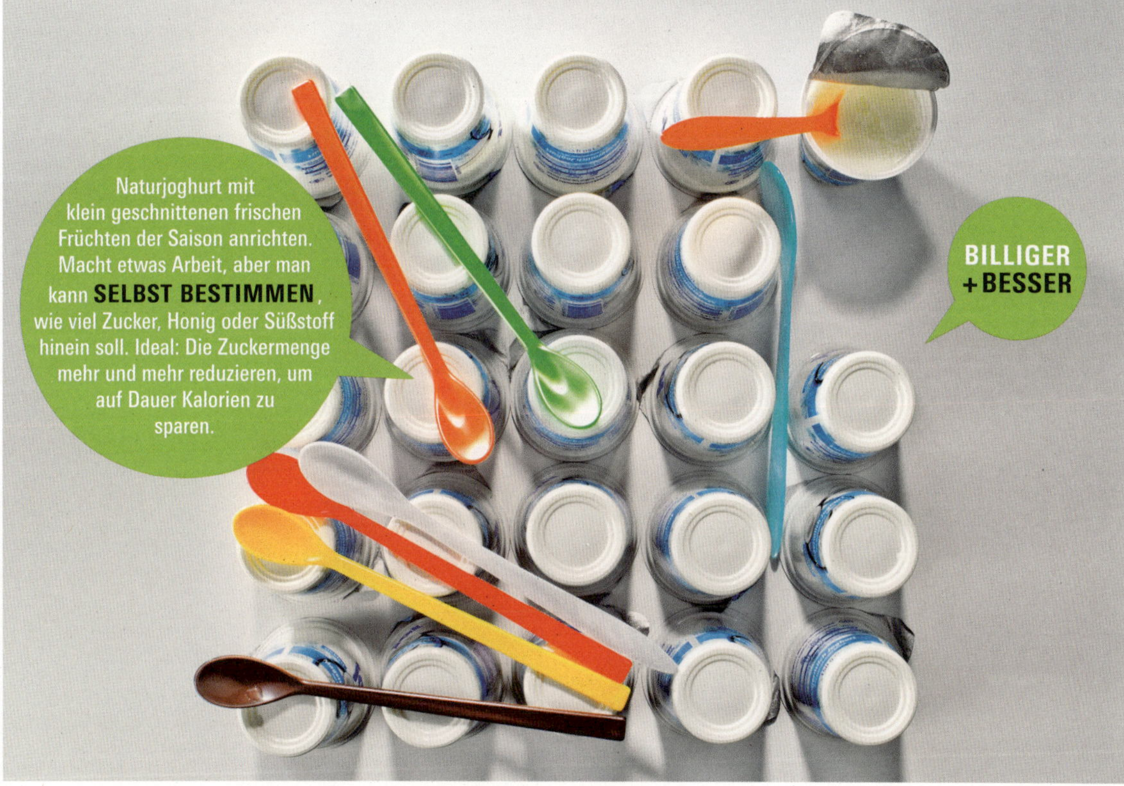

Naturjoghurt mit klein geschnittenen frischen Früchten der Saison anrichten. Macht etwas Arbeit, aber man kann **SELBST BESTIMMEN**, wie viel Zucker, Honig oder Süßstoff hinein soll. Ideal: Die Zuckermenge mehr und mehr reduzieren, um auf Dauer Kalorien zu sparen.

BILLIGER + BESSER

GANZ GLEICH OB CREMIG ODER STICHFEST, das Sauermilchprodukt schmeckt und bekommt auch Menschen, die Milch nicht mögen oder vertragen. Zum Glück, denn Joghurt liefert dieselben guten Dinge wie Frischmilch: hochwertiges Eiweiß, je nach Fettgehalt eine mehr oder weniger große Portion Vitamin A und D, außerdem viel Kalzium und Magnesium. Er ist einfach gesund.

MEHR BALLASTSTOFFE, WENIGER KALORIEN

Unser Verdauungsapparat ist zwar enorm flexibel und verarbeitet meist mühelos die unterschiedlichsten Nahrungsmittel. Doch eines verträgt er nicht: die fast völlige Abwesenheit von Ballaststoffen. Obwohl unsere Verdauungssäfte die großen Moleküle aus Getreide, Obst und Gemüse nicht klein kriegen, ginge es uns ohne sie schlechter. Denn die Fasern und Quellstoffe aus pflanzlicher Nahrung begünstigen beim Essen gründliches Kauen und regulieren damit unser Sättigungsgefühl.

GUT GEGEN BAUCHFETT

Im Verdauungstrakt nehmen Ballaststoffe Wasser auf, polstern den Darm, ernähren die Darmflora und befördern wie mit einem Besen Cholesterin sowie krebserregende Substanzen aus dem Körper. Durch eine sanfte Massage der Schleimhäute aktivieren sie das im Darm angesiedelte Immunsystem und halten es fit. Von großem Vorteil ist auch: Eine ballaststoffreiche Ernährung enthält automatisch weniger tierische Lebensmittel, weniger Fett, weniger Cholesterin, weniger Energie – also weniger Kalorien. Und sättigt anhaltend.

Laut der Nationalen Verzehrsstudie II, die bundesweit die Ernährungssituation von Jugendlichen und Erwachsenen untersucht hat, nehmen Männer im Durchschnitt lediglich 45 Prozent und Frauen 49 Prozent der Energie als Kohlenhydrate zu sich, die Hälfte davon in Form von Zucker. Die Empfehlung, die Eigenschaften der Ballaststoffe als natürliche Schlankmacher zu nutzen und mehr davon zu essen, stößt bei den meisten immer noch auf wenig Gegenliebe. 68 Prozent der Männer und 75 Prozent der Frauen kommen nicht auf den Richtwert von 30 Gramm Ballaststoffen pro Tag.

MAGENFÜLLER FÜRS MÜSLI

Wer abnehmen will und sich dafür sein ganz persönliches fett- und zuckerarmes Müsli zusammenstellen möchte, sollte auf möglichst viele Zutaten zurückgreifen, die eine Menge Ballaststoffe enthalten. Sie füllen den Magen auf leichte Art und sorgen dafür, dass der Energiepegel lange Zeit stabil bleibt. In Fleisch, Fisch, Eiern, Käse oder Wurst, aber auch in Streichfetten und Zucker sind die gesunden unverdaulichen Substanzen nicht enthalten.

HITLISTE

Die besten Quellen für Ballaststoffe. Zum Angewöhnen erst einmal kleine Mengen ins Müsli mischen.

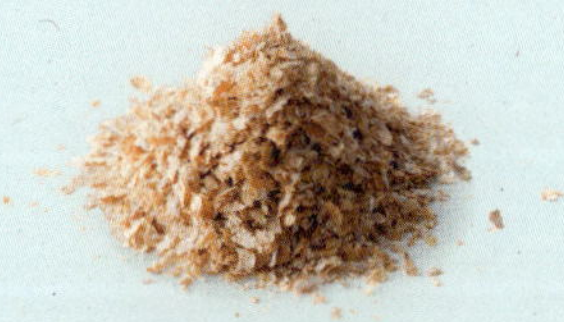

WEIZENKLEIE
45 g Ballaststoffe
172 Kalorien

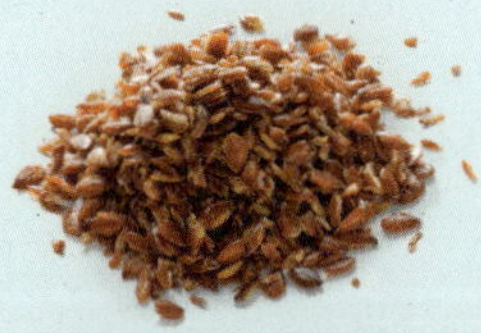

LEINSAMENSCHROT
35 g Ballaststoffe
379 Kalorien

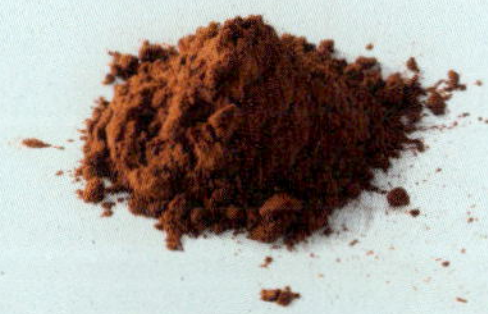

KAKAOPULVER
33 g Ballaststoffe
342 Kalorien

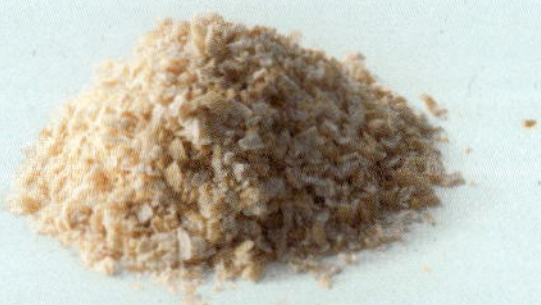

HAFERKLEIE
30 g Ballaststoffe
328 Kalorien

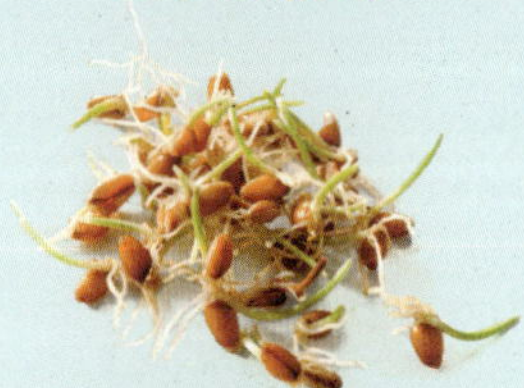

WEIZENKEIME
18 g Ballaststoffe
314 Kalorien

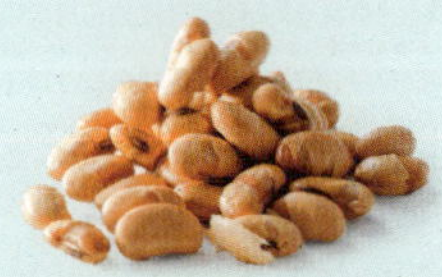

SOJAKERNE
17 g Ballaststoffe
451 Kalorien

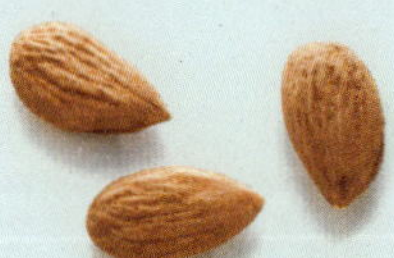

MANDELN
15 g Ballaststoffe
569 Kalorien

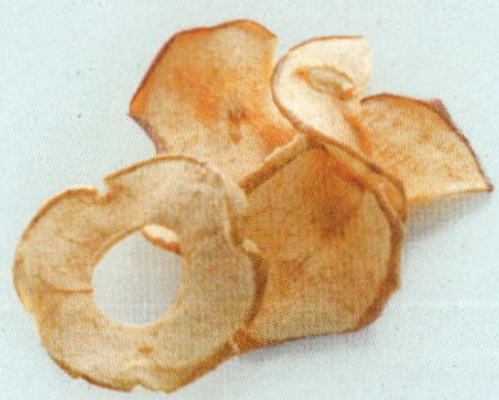

GETROCKNETE ÄPFEL
11 g Ballaststoffe
278 Kalorien

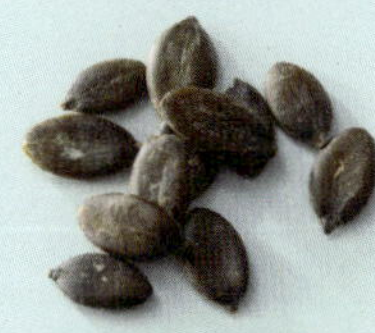

KÜRBISKERNE
9 g Ballaststoffe
560 Kalorien

NÜSSE UND KERNE

Wegen des hohen Fettgehaltes galten sie lange als absolute Dickmacher – ein Irrtum, wie die Forschung der letzten Jahre zeigt: In kleinen Mengen verzehrt, steigern Nüsse das Körpergewicht keineswegs. Eventuell helfen sie sogar, es zu senken. Warum? Vielleicht weil Nusskerne vom Körper nicht vollständig verwertet werden, weil ihr Sättigungseffekt sehr hoch ist oder weil sie den Fettstoffwechsel günstig beeinflussen. Jedenfalls sind sie sehr gesund!

HASELNÜSSE

Bio-Fakten: Botanisch gesehen, gehören sie zu den wenigen echten Nüssen, weil sie eine vollständig verholzte Schale (Perikarp) besitzen.

Vorzüge: Ihr Geschmack ist unvergleichlich. Das feine Aroma stammt von der Substanz Filberton. Rösten vervielfacht die Menge um 600 bis 800 Prozent.

Gourmet-Tipp: Ganze Nüsse kaufen. Im Backofen bei 190 Grad auf dem Blech in 5 bis 10 Minuten hell anrösten.

Nährstoffe:
Kalorien: 636
Protein: 12 g
Fett: 62 g
Ballaststoffe: 8 g

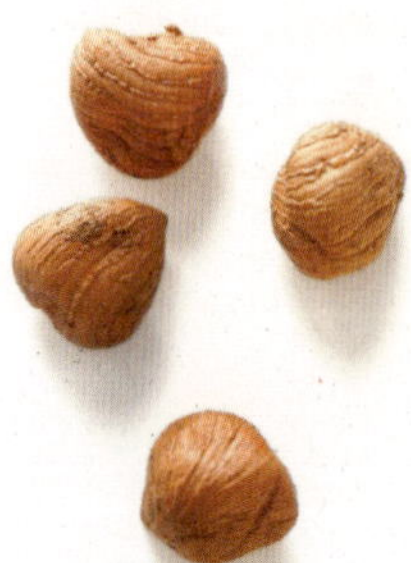

WALNÜSSE

Bio-Fakten: Angebaut werden die meisten in den USA. Sehr wohlschmeckend: Walnüsse aus Frankreich.

Vorzüge: Der Gehalt an lebenswichtiger Linolensäure ist mit 9 Gramm pro 100 Gramm sehr hoch und übertrifft alle anderen Nusssorten.

Gourmet-Tipp: Immer frisch kaufen. Vorräte kühlen, eventuell einfrieren, weil die reichlich enthaltenen ungesättigten Fettsäuren leicht ranzig werden.

Nährstoffe:
Kalorien: 654
Protein: 14 g
Fett: 62 g
Ballaststoffe: 6 g

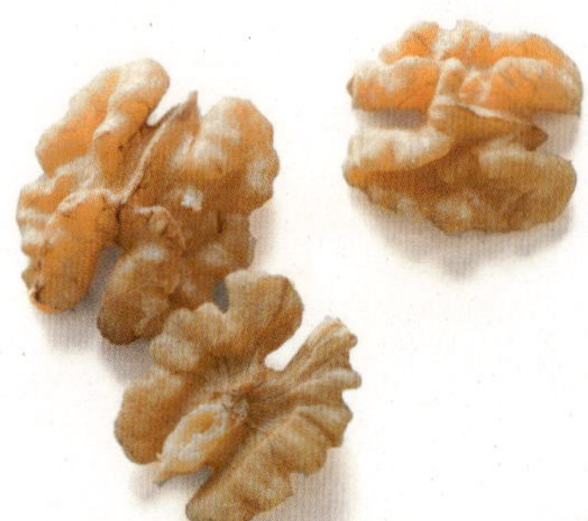

MANDELN

Bio-Fakten: Die bittere wilde Variante enthält das giftige Amygdalin, Bittermandelextrakte werden zum Aromatisieren genutzt.
Vorzüge: Süße Mandeln liefern mit knapp 20 Prozent etwa so viel Eiweiß wie Mozzarellakäse, die braune Haut steuert erheblich Ballaststoffe bei, rund 10 Prozent.
Gourmet-Tipp: Mitsamt der braunen Schale bei 180 Grad im Ofen hell rösten.
Nährstoffe:
Kalorien: 570
Protein: 19 g
Fett: 54 g
Ballaststoffe: 15 g

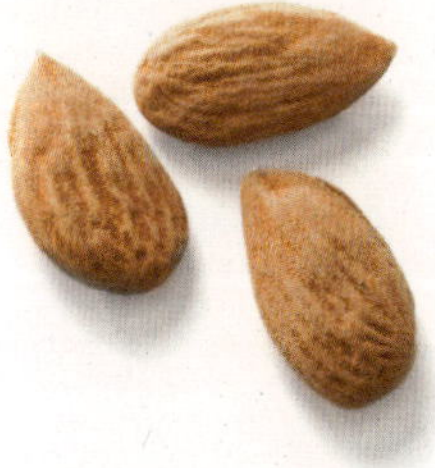

ERDNÜSSE

Bio-Fakten: Eigentlich sind es Hülsenfrüchte, die aber zu den Nüssen gezählt werden. Es gibt sie meist nur geröstet. Denn das Erhitzen verlängert die Haltbarkeit und beseitigt Bitterstoffe.
Vorzüge: Sie bieten viel Protein, gut für alle, die wenig oder gar kein Fleisch essen.
Gourmet-Tipp: Zum Knabbern Erdnüsse in der Schale kaufen. Sie enthalten kein zusätzliches Fett, und der Aufwand beim Schälen bremst den Appetit.
Nährstoffe:
Kalorien: 562
Protein: 25 g
Fett: 48 g
Ballaststoffe: 11 g

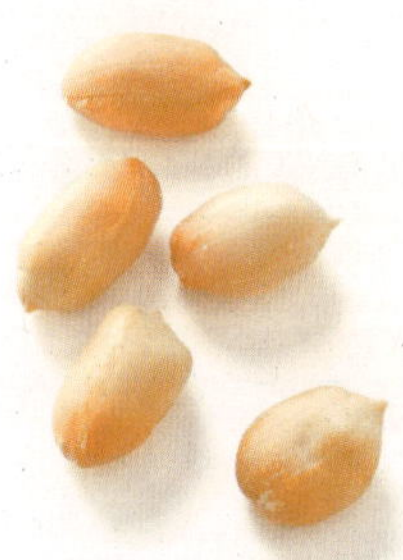

KÜRBISKERNE

Bio-Fakten: Bei der Ernte werden die Kerne bereits auf dem Feld aus den Ölkürbissen geholt. Das Fruchtfleisch bleibt als Dünger zurück.
Vorzüge: Die intensiv grünen Samen enthalten reichlich bioaktive Pflanzenstoffe, die günstig auf Fettstoffwechsel und Hormonhaushalt wirken.
Gourmet-Tipp: Kürbiskerne im Kühlschrank aufbewahren. So bleibt das feine Aroma über ein Jahr erhalten.
Nährstoffe:
Kalorien: 560
Protein: 24 g
Fett: 45 g
Ballaststoffe: 9 g

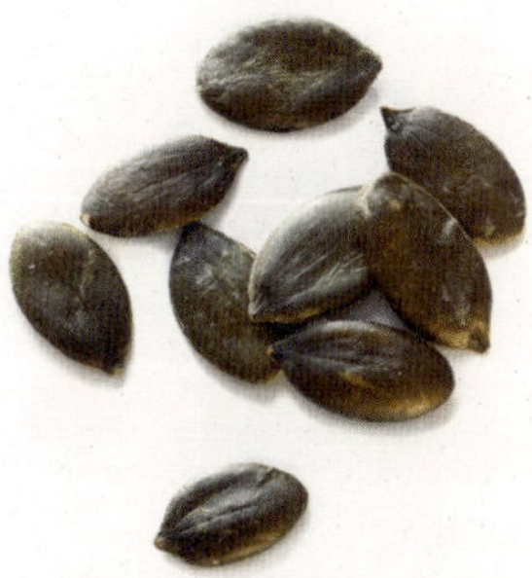

SONNENBLUMENKERNE

Bio-Fakten: Auf einer einzigen Blüte der für Speisezwecke angebauten Sonnenblumen wachsen 1000 bis 1500 der hellgrauen Nüsschen.
Vorzüge: Die preiswerten Kerne liefern bis zu 27 Prozent hochwertiges Protein und eine große Portion nervenstärkendes Lecithin.
Gourmet-Tipp: Sonnenblumenkerne erst zum Schluss über das Müsli streuen und bewusst genießen.
Nährstoffe:
Kalorien: 574
Protein: 22 g
Fett: 49 g
Ballaststoffe: 6 g

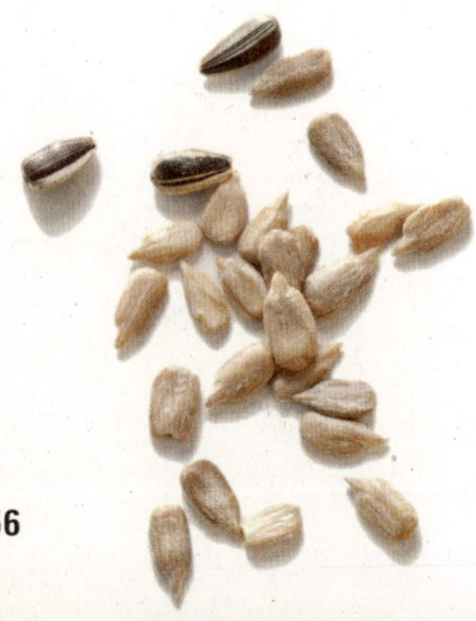

CASHEWNÜSSE

Bio-Fakten: Cashewbäume gehören zur Familie der Sumachgewächse, deshalb vertragen Nussallergiker die Kerne meist gut.
Vorzüge: Sie sind reich an Phytosterolen, die die Aufnahme von Cholesterin im Darm bremsen und so helfen, den Cholesterinspiegel zu senken.
Gourmet-Tipp: Für Müsli anstelle von gerösteten und gesalzenen Cashews rohe Kerne im Asiamarkt kaufen und im Backofen selbst rösten.
Nährstoffe:
Kalorien: 568
Protein: 18 g
Fett: 42 g
Ballaststoffe: 3 g

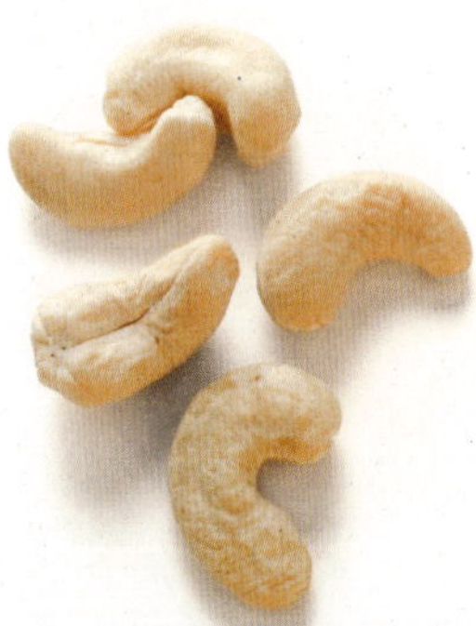

MACADAMIANÜSSE

Bio-Fakten: Die Schale widersteht üblichen Nussknackern, deshalb kommen die runden Nüsse nur geschält in den Handel.
Vorzüge: Ihr einzigartiger Geschmack lässt vergessen, dass sie bis zu über 70 Prozent aus Fett bestehen und die kalorienreichsten aller Nüsse sind.
Gourmet-Tipp: Leicht geröstet, schmecken die Nüsse noch intensiver. Dann reichen zwei oder drei gehackte Kerne, um ein Müsli zu veredeln.
Nährstoffe:
Kalorien: 676
Protein: 7 g
Fett: 73 g
Ballaststoffe: 15 g

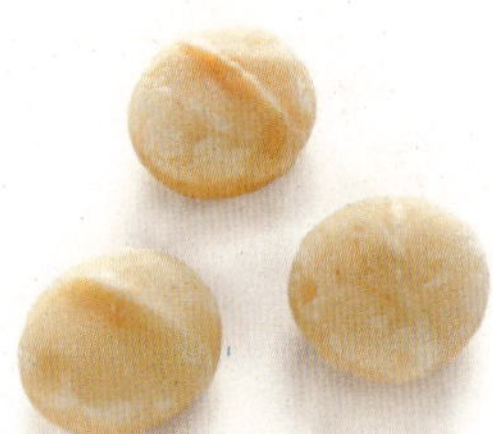

PARANÜSSE

Bio-Fakten: Die in Südamerika wild wachsende „Brasilnuss" zählt zu den Kapselfrüchten und ist deshalb für Hasel- und Walnussallergiker verträglich.
Vorzüge: Vom immunstärkenden Spurenelement Selen enthalten sie mit 103 Mikrogramm pro 100 Gramm mehr als alle anderen Nusssorten.
Gourmet-Tipp: In Rezepten lassen sie sich gut gegen Macadamianüsse und frische Kokosnuss austauschen.
Nährstoffe:
Kalorien: 660
Protein: 14 g
Fett: 67 g
Ballaststoffe: 8 g

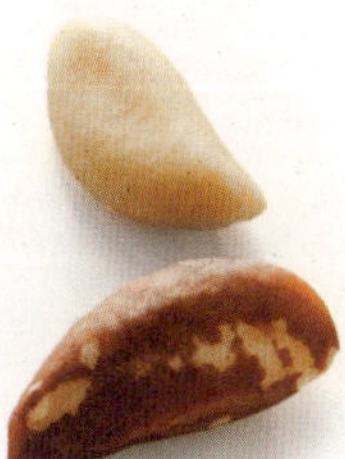

PEKANNÜSSE

Bio-Fakten: Der Pekannussbaum gehört zur Familie der Walnussgewächse (Juglandaceae), deshalb Vorsicht bei Walnussallergie.
Vorzüge: Das Fruchtfleisch ist weicher als das anderer Nüsse. Die Schale ist dünn, so dass sich die Pekannuss ohne Nussknacker öffnen lässt.
Gourmet-Tipp: Schmecken sie bitter, sind sie ranzig. Die Nusskerne gekühlt aufbewahren und schnell verbrauchen. Mit Schale halten sie sich mehrere Monate.
Nährstoffe:
Kalorien: 692
Protein: 9 g
Fett: 72 g
Ballaststoffe: 9 g

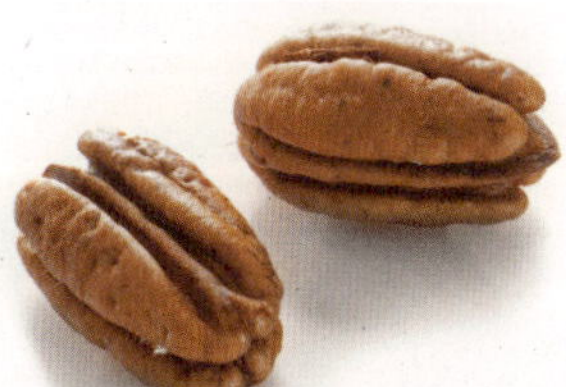

KOKOSNÜSSE

Bio-Fakten: Eine Kokospalme kann 30 Meter hoch werden und pro Jahr bis zu 150 Nüsse tragen.
Vorzüge: Trotz des hohen Gehalts an gesättigten Fettsäuren scheint die Kokosnuss den Fettstoffwechsel nicht negativ zu beeinflussen.
Eine Studie besagt sogar, dass sie helfen kann, Bauchfett zu reduzieren.
Gourmet-Tipp: Ganze Nüsse kaufen, Fruchtfleisch portionsweise einfrieren.
Nährstoffe:
Kalorien: 358
Protein: 4 g
Fett: 36 g
Ballaststoffe: 9 g

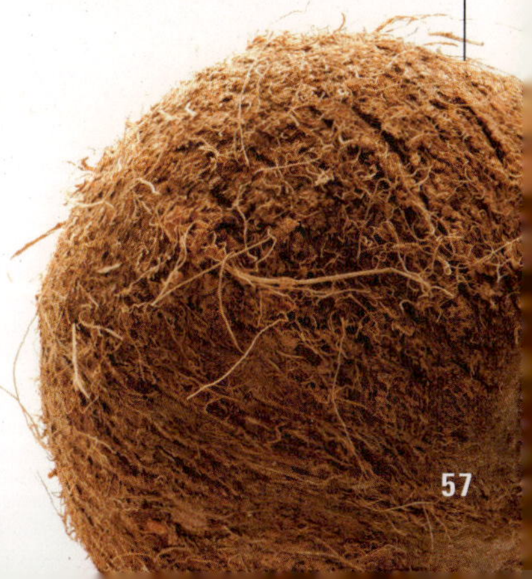

BIENENHONIG?

ER IST EINES DER LETZTEN völlig natürlichen Nahrungsmittel. Aber deswegen noch lange nicht figurfreundlich!

Honig gilt als urgesund. Äußerlich angewendet, heilt Bienenhonig sogar Wunden, innerlich sorgt er für schnelle Energie. Seine Wirkung auf die Figur: Er ist ein **EXZELLENTER FETTFÖRDERER**, unentbehrlich für Menschen, die untergewichtig sind und aufgepäppelt werden müssen.

Ob die in Coffeeshops beliebten Varianten zum Aromatisieren von Kaffee, ob altmodischer Invertzuckersirup (**„KUNSTHONIG"**) oder ob teurer Ahornsirup – für alle Arten von Sirup gilt das Gleiche wie für Honig: Sie liefern schnelle Kohlenhydrate und sonst nichts!

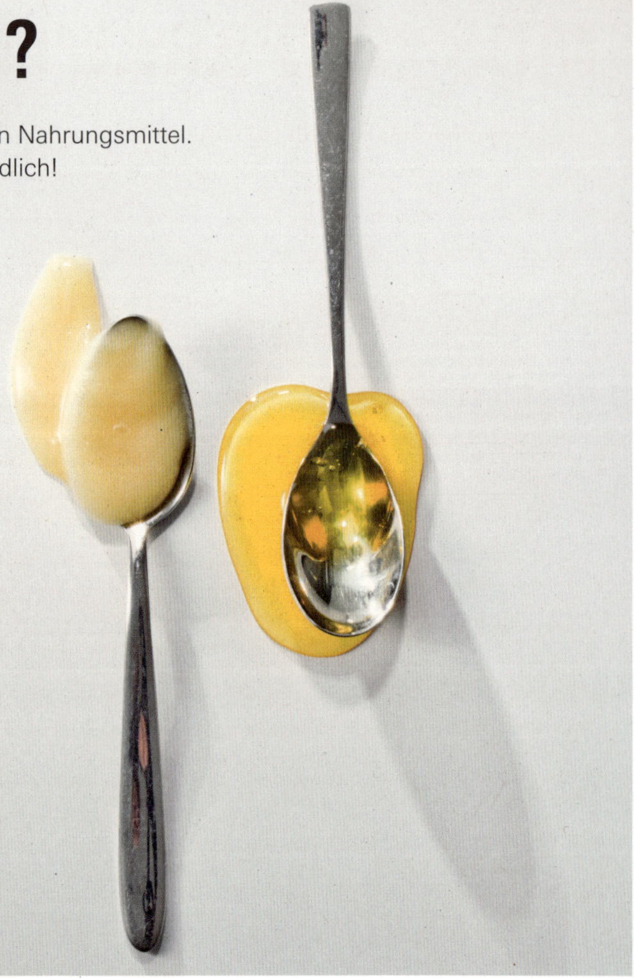

DER SÜSSE NATURSTOFF BESTEHT ZU 75 PROZENT aus Zucker, der Rest ist Wasser. Weil die Mixtur aus Glukose und Fruktose, also aus Trauben- und Fruchtzucker, den Blutzuckerspiegel schnell in die Höhe treibt, sollten alle, die einen empfindlichen Zuckerstoffwechsel haben und oft hungrig sind, auf den süßen Saft der Bienen verzichten. Ohne kommt die Taille viel rascher wieder in Form.

MUS UND KRAUT!

PFLAUMENMUS, APFEL- UND BIRNENKRAUT, diese traditionsreichen Fruchtspezialitäten werden ohne oder nur mit wenig Zucker hergestellt.

Dick eingekochtes Mus oder Kraut ist wegen des hohen Zuckergehalts der Früchte nicht gerade **DER IDEALE BROTBELAG** für jeden Tag, aber viel günstiger als Honig. Man spart 10 % der Kalorien, und die enthaltenen Ballaststoffe verzögern den Anstieg des Blutzuckers.

Extra viele BALLASTSTOFFE

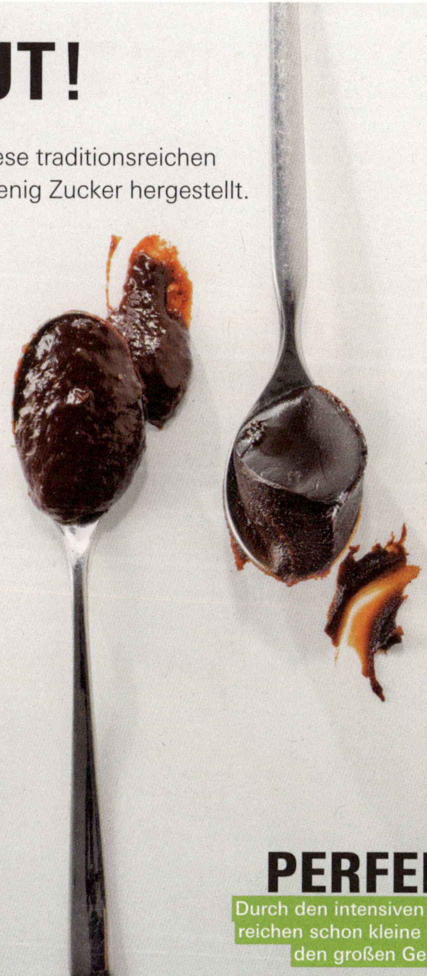

PERFEKT!

Durch den intensiven Geschmack reichen schon kleine Mengen für den großen Genuss.

DAS DEUTSCHE LEBENSMITTELBUCH gibt strenge Leitlinien vor, wenn es darum geht, ob eine typisch deutsche Spezialität legal ihren Namen verdient. Steht als Bezeichnung Pflaumenmus auf dem Glas, müssen pro Kilo mindestens 1,4 Kilo Pflaumen verarbeitet sein. Für 1 Kilo Apfelkraut sind 2,7 Kilo frische Früchte und für 1 Kilo Birnenkraut sogar 4,2 Kilo Obst vorgeschrieben.

NUSSNOUGATCREME?

DIE QUALITÄT DER verwendeten Fette ist heute besser als früher. Doch nach wie vor stehen Zucker und Fett an erster Stelle der Zutatenliste.

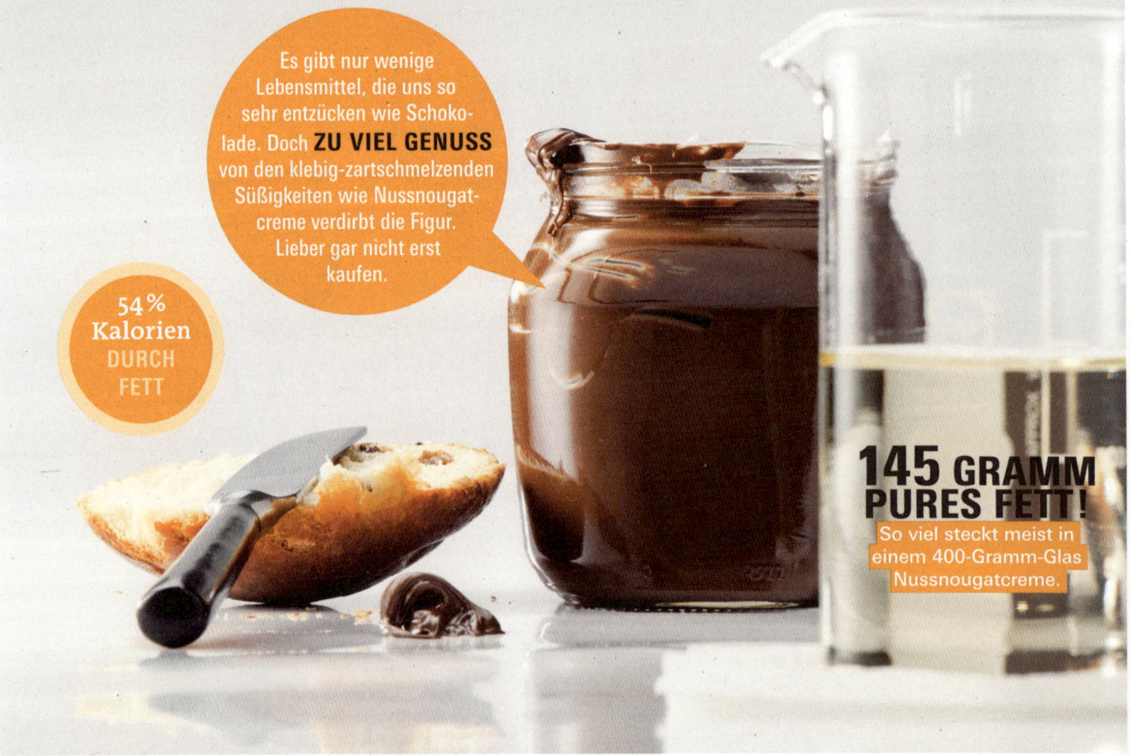
Es gibt nur wenige Lebensmittel, die uns so sehr entzücken wie Schokolade. Doch **ZU VIEL GENUSS** von den klebig-zartschmelzenden Süßigkeiten wie Nussnougatcreme verdirbt die Figur. Lieber gar nicht erst kaufen.
54 % Kalorien DURCH FETT
145 GRAMM PURES FETT!
So viel steckt meist in einem 400-Gramm-Glas Nussnougatcreme.

DIE WERBUNG LOCKT vor allem Kinder und Jugendliche. Doch fehlt es den meisten Heranwachsenden an ausreichender Bewegung und einem entsprechend hohen Kalorienverbrauch, um die gehaltvollen Fett-Zucker-Cremes verwerten zu können. Auch wer als Erwachsener gegen überschüssige Pfunde kämpft, nascht besser selten vom süßen Aufstrich.

FRUCHTAUFSTRICH!

DIE BEZEICHNUNG KLINGT NICHT EBEN VERLOCKEND, dennoch ist es die kaloriensparende Luxusversion von Konfitüre.

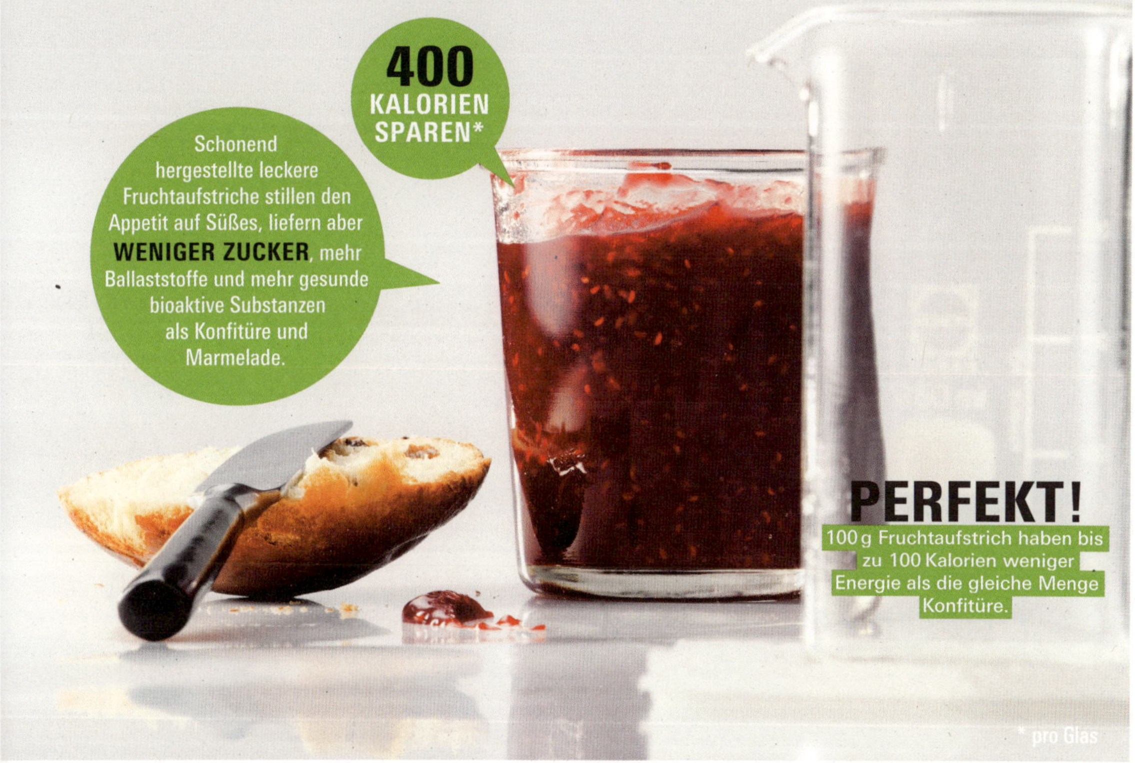

400 KALORIEN SPAREN*

Schonend hergestellte leckere Fruchtaufstriche stillen den Appetit auf Süßes, liefern aber **WENIGER ZUCKER**, mehr Ballaststoffe und mehr gesunde bioaktive Substanzen als Konfitüre und Marmelade.

PERFEKT!

100 g Fruchtaufstrich haben bis zu 100 Kalorien weniger Energie als die gleiche Menge Konfitüre.

* pro Glas

VIEL FRUCHT, WENIG ZUCKER, KEIN FETT. Steht auf dem Etikett „Fruchtaufstrich“, lohnt ein schneller Blick auf die Zutatenliste. Dort ist genau erfasst, wie viel vom Inhalt aus Früchten besteht. Sind es über 60 Prozent, handelt es sich um Spitzenware. Zum Vergleich: Fettige Nussnougatcreme liefert fast viermal so viel Kalorien wie der fruchtige Brotbelag. Süß ist beides.

KRAFTKORN?

BROT UND BRÖTCHEN HABEN OFT gesund klingende Namen: Sechskorn, Multikorn oder Saftkorn. Doch die meisten bestehen hauptsächlich aus hellem Weizenmehl.

Mehrkornbrote enthalten neben Getreide wie Weizen, Roggen oder Hafer häufig auch Ölsaaten wie Sesam, Sonnenblumenkerne oder Mohn. Diese sind **REICH AN FETT** und treiben die Kalorienzahl nach oben. Manchmal ist der Gehalt so hoch, dass sich die Fettmenge eines Brotes vervielfacht.

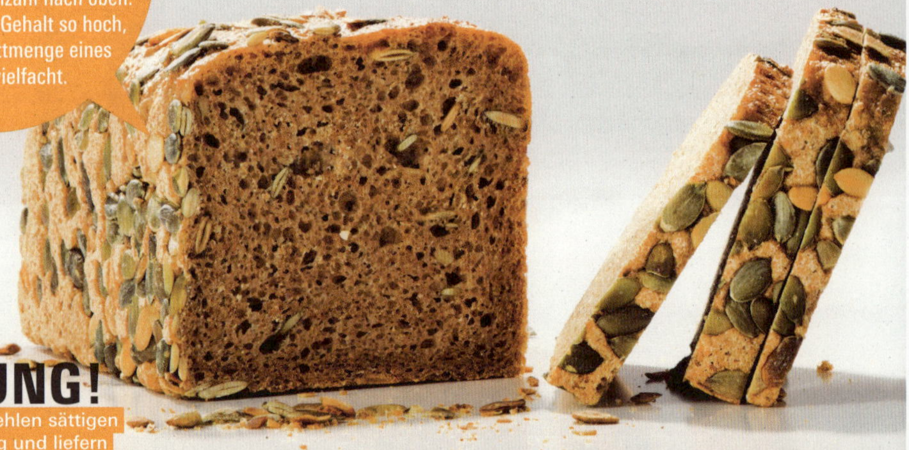

ACHTUNG!

Brote aus hellen Mehlen sättigen weniger nachhaltig und liefern weniger Vitamine als Vollkornbrote.

WEDER EINE DUNKLE FARBE NOCH KÖRNER oder dunkle Partikel im hellen Teig sind verlässliche Zeichen für einen hohen Vollkornanteil. Wenn der Bäcker es nicht ausdrücklich „Vollkorn" nennt, darf er an Mehl hineinkneten, was er will. Meist nimmt er helle Sorten, die sich leicht backen und durch Volumen viel hermachen. Zur Dekoration Schrot oder ein paar Flocken drauf – fertig.

VOLLKORN!

VOLLKORNFANS SIND SCHLANKER ALS Weißbrotesser, vor allem um die Taille herum. Sie lagern weniger Bauchfett ein.

Wissenschaftler raten, etwa die Hälfte aller Getreideprodukte in Form von Vollkorn zu essen. Aber schon eine kleine Menge **HILFT BEIM ABNEHMEN**. Wer täglich statt einer halben eine ganze Scheibe Vollkornbrot isst, kann auf Dauer mit einer messbaren Verbesserung des Stoffwechsels rechnen.

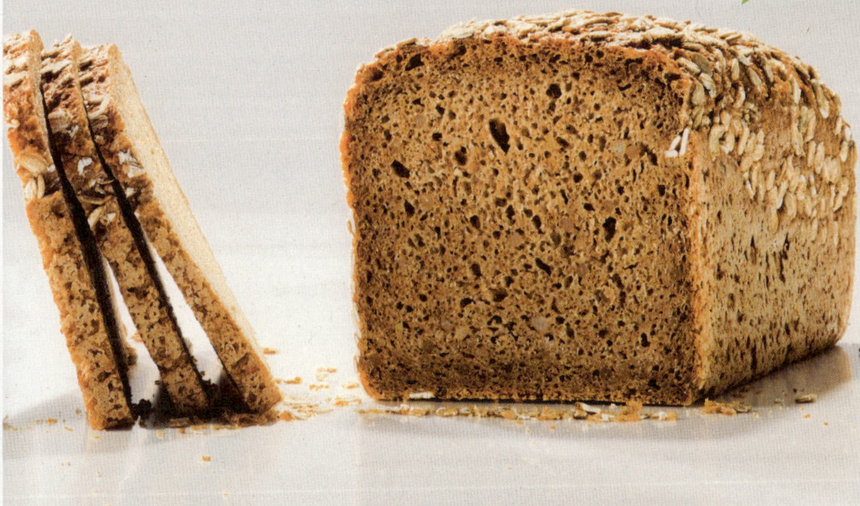

EXTRA-TIPP:
Beim Einkauf ausdrücklich nach Vollkorn fragen. Nur dann sind die vorgeschriebenen 90 % Vollkorngetreide enthalten.

GUTES VOLLKORNBROT IST LOCKER, schmeckt aromatisch und lässt sich angenehm kauen. Wohl dem, der bei einem Vollkornbäcker kauft, der sein Handwerk versteht. Denn Brot und Brötchen, die aus dem Mehl des ganzen Getreidekorns gebacken werden, schützen vor Herz-Kreislauf-Erkrankungen und Diabetes. Und die enthaltenen Ballaststoffe unterstützen den Gewichtsverlust.

NEUE KNÄCKE-SORTEN?

SIE SIND MIT KÄSE ÜBERBACKEN, mit Körnern bestreut oder von Schokolade umhüllt und nennen sich Knäckesnacks oder Knusperknäcke.

Knäcke hat ein gesundes Image. Wer beim Einkauf ein gutes Gewissen haben möchte, legt prompt eines der viel beworbenen Produkte in den Wagen. Aber **VORSICHT**: Knäckebrote und -Snacks, üppig bestreut mit Käse und Kernen, enthalten bis zu zehnmal mehr Fett als ein klassisches Vollkornknäcke.

30 % Kalorien DURCH FETT

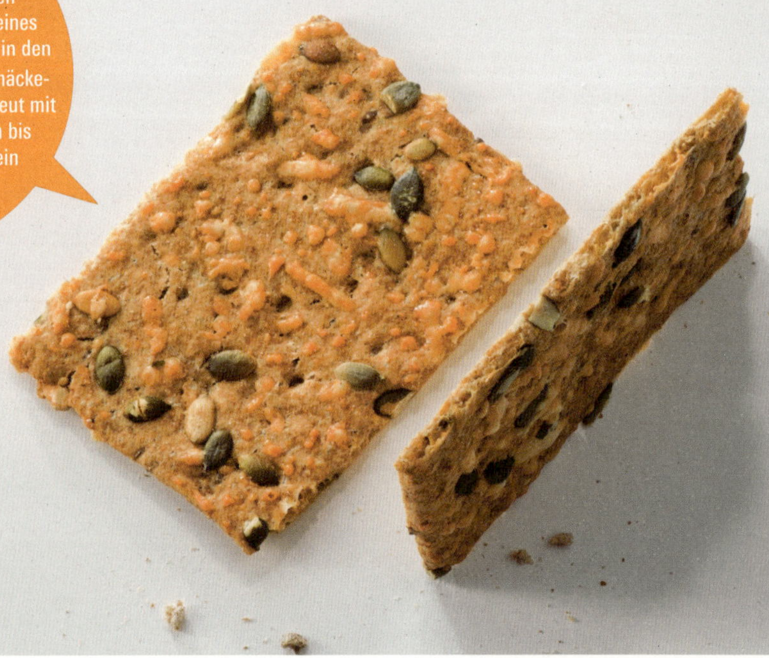

DER TREND GEHT zum fetten Gourmet-Knäckebrot. Beworben wird es mit dem Hinweis auf Vollkorn und Versprechen vom großen Genuss. Doch ist es längst nicht mehr so figurfreundlich wie die altbekannten Flachbrote. Denn die Luxusvarianten bringen mehr Fett und Kalorien auf den Teller. Dafür schrumpft leider in der Regel der Vollkorn- und Ballaststoffgehalt.

KNÄCKE-KLASSIKER!

WAS RICHTIG GUT IST, lässt sich eben nicht leicht verbessern. Das gilt auch für die knusprigen Flachbrote aus Vollkornmehl.

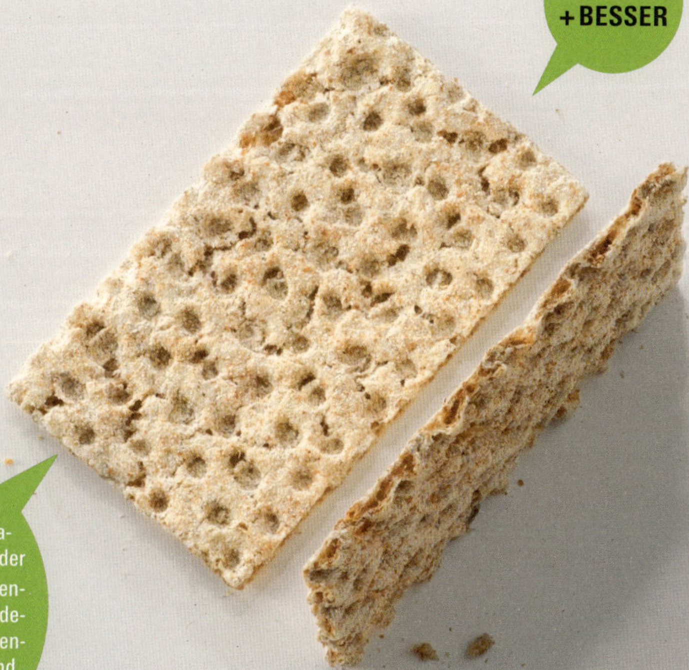
BILLIGER
+BESSER
Top-
quelle für
BALLAST-
STOFFE
Das seit fast 100 Jahren beliebte, ohne Zusatzstoffe schier ewig haltbare Vollkornknäcke aus Roggen oder Weizen ist OPTIMAL zusammengesetzt: Eine gute Portion Getreideprotein, reichlich langsame Kohlenhydrate, so gut wie kein Fett und rund 15 % Ballaststoffe.

BEIM TRADITIONELLEN KNÄCKEBROT liest sich die Zutatenliste fix: Vollkornmehl, Hefe und Salz. Mit Wasser angerührt, wird daraus ein Teig, der dünn ausgerollt und ganz schnell gebacken wird. Die kurze Backzeit schont die empfindlichen Vollkornbestandteile. Trocken und dunkel gelagert, bleibt das Flachbrot viele Monate knusprig und behält dabei seinen hohen Nährwert.

CROISSANTS?

MIT ÜBER 500 KALORIEN PRO STÜCK zählen sie zu den fettesten Versuchungen, die es beim Bäcker zu kaufen gibt.

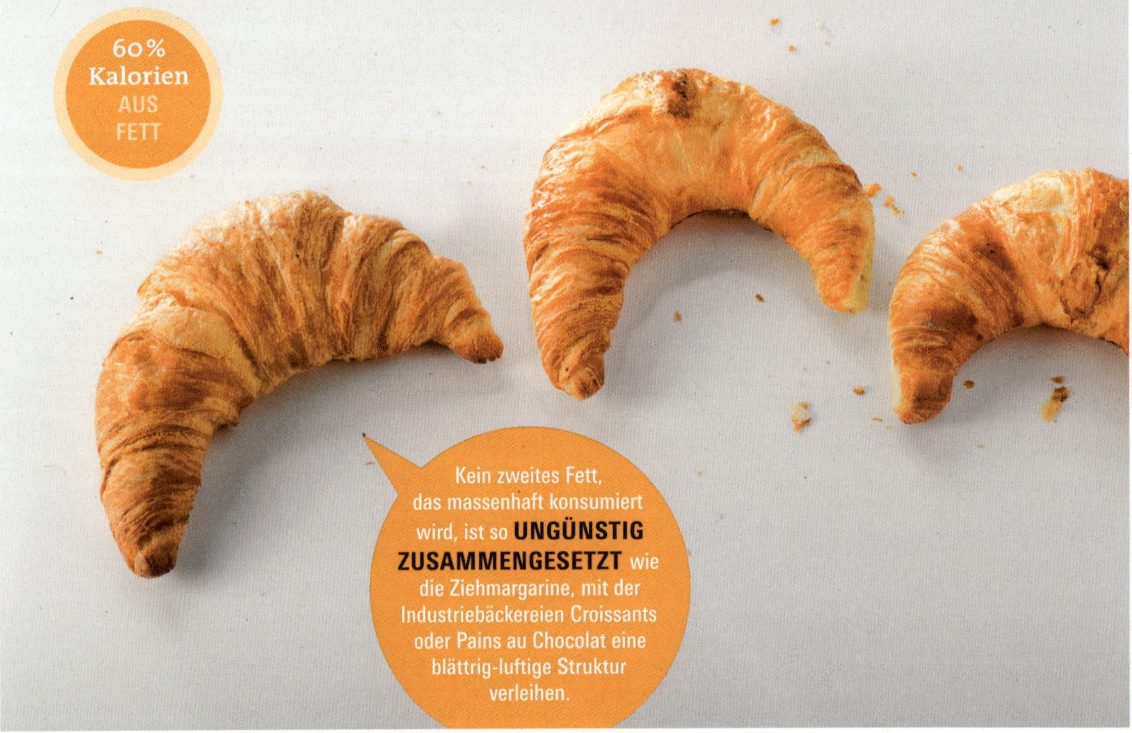

60 % Kalorien AUS FETT

Kein zweites Fett, das massenhaft konsumiert wird, ist so **UNGÜNSTIG ZUSAMMENGESETZT** wie die Ziehmargarine, mit der Industriebäckereien Croissants oder Pains au Chocolat eine blättrig-luftige Struktur verleihen.

KLAR: BEIM KAUF EINES Gebäckstücks verdrängt man gerne den Kaloriengehalt. Dabei bleibt der erwartete Genuss beim Verzehr häufig aus, weil das süße Backwerk einen Belag am Gaumen hinterlässt. Der Grund: Die verwendeten Backfette schmelzen bei Körpertemperatur schlecht und verursachen deshalb eine talgähnliche Schicht im Mund. Also lieber Verzicht üben …

HEFEHÖRNCHEN!

HÖRNCHEN, MILCH- UND ROSINENBRÖTCHEN aus lockerem Hefeteig schmecken leicht und köstlich, vorausgesetzt sie kommen frisch aus dem Ofen.

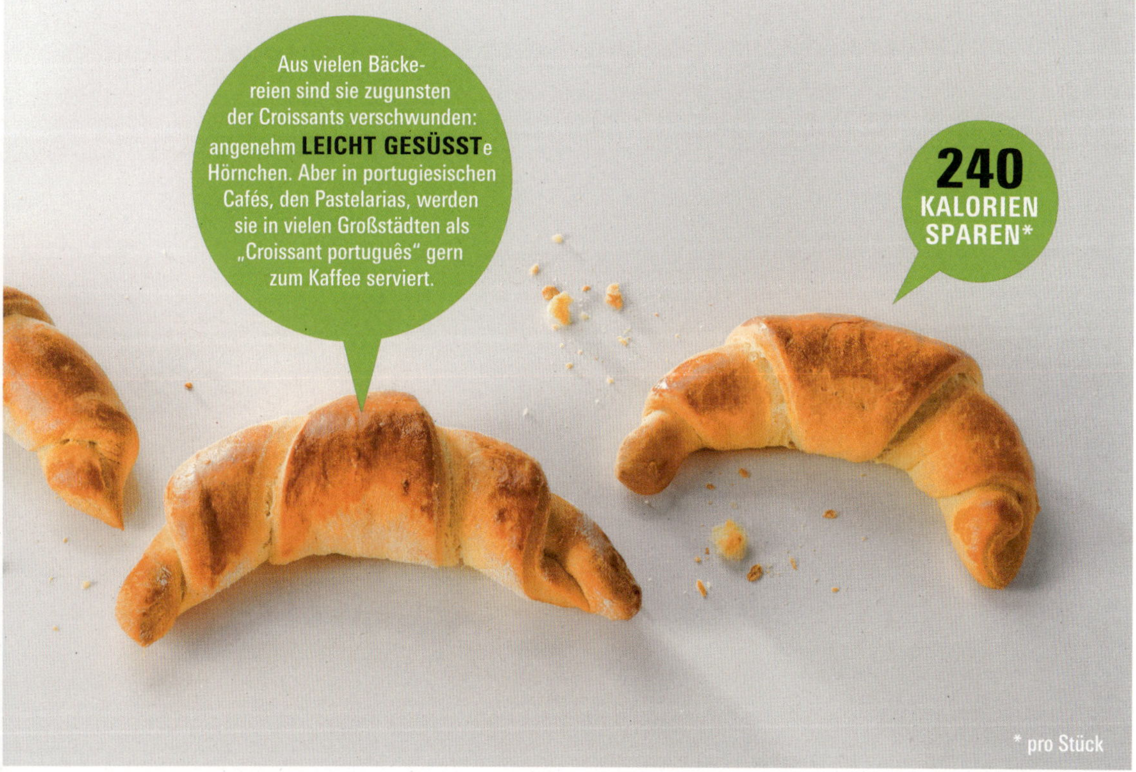
Aus vielen Bäckereien sind sie zugunsten der Croissants verschwunden: angenehm LEICHT GESÜSSTe Hörnchen. Aber in portugiesischen Cafés, den Pastelarias, werden sie in vielen Großstädten als „Croissant português" gern zum Kaffee serviert.
240 KALORIEN SPAREN*
* pro Stück

SÜSSES ZUM FRÜHSTÜCK ist zwar nicht ideal, aber die fettarmen Brötchen oder Hörnchen aus reinem Hefeteig zählen zu den kleinen „Sünden". Um den Spaß am Abnehmen nicht zu verlieren, gönnt man sie sich ab und zu gern. Noch vorteilhafter: Beim Biobäcker die Vollkornvarianten wählen. Sie liefern mehr Vitamine und halten durch ihr Plus an Ballaststoffen länger satt.

KNUSPERMÜSLI?

REICHLICH ZUCKER UND FETT sind nötig, um den bonbonartigen Karamellgeschmack zu erzielen.

Um die Nährwertangaben zu beschönigen, empfehlen Hersteller 40 oder 50 g Knuspermüsli – eine Kinderportion. Die normale Menge von 100 g mit 150 ml fettarmer Milch schlägt nämlich mit **ÜBER 500 KALORIEN** und bis zu 20 g Fett zu Buche.

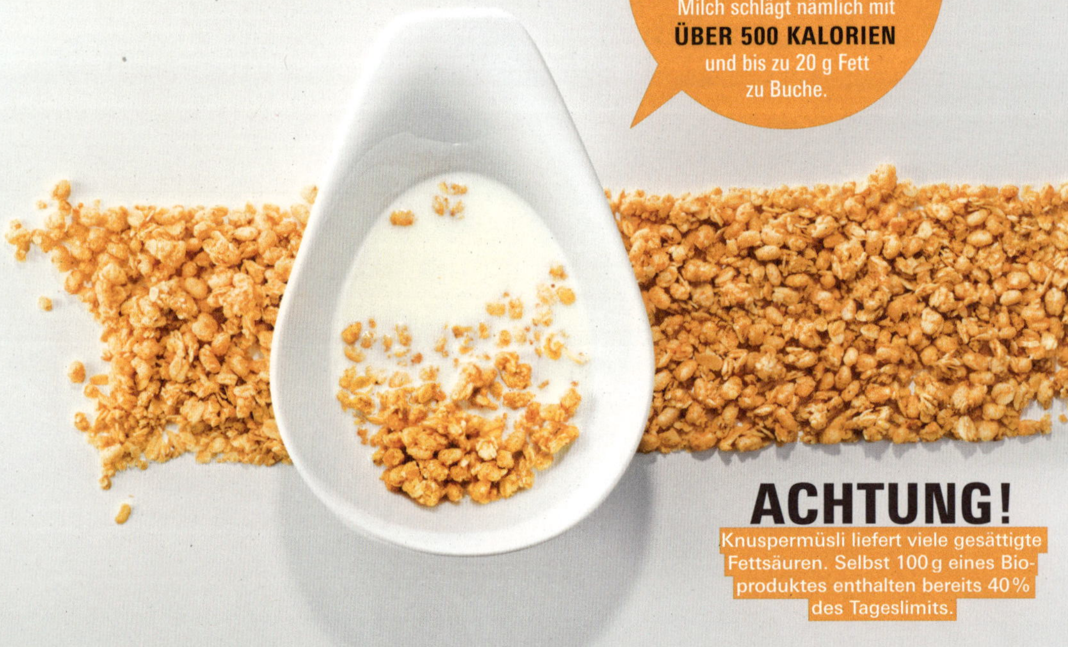

ACHTUNG!

Knuspermüsli liefert viele gesättigte Fettsäuren. Selbst 100 g eines Bioproduktes enthalten bereits 40 % des Tageslimits.

FÜR KNUSPERMÜSLI MISCHT DER Hersteller Getreideflocken mit Fett und verschiedenen Zuckerarten und backt daraus eine Art krossen Krokant. Anders als im klassischen Müsli, das aus rohem Getreide oder schonend erhitzten Flocken besteht, werden die süßen Vertreter doppelt erhitzt. Im Nährstoffgehalt gleichen sie eher Keksen als einem gesunden Flockenmüsli mit frischen Früchten.

FLOCKENMÜSLI!

UNÜBERTROFFEN IM NÄHRSTOFFPROFIL und im besten Sinne ihren niedrigen Preis wert: Getreideflocken!

Je mehr verschiedene Vollkorngetreideflocken, desto besser. Jede Sorte versorgt den Körper mit anderen guten Zutaten. 100 g Flocken mit einer Handvoll Beeren und 150 ml fettarmer Milch haben **NUR 245 KALORIEN** und 3 g Fett, aber 8 g Ballaststoffe. Im Vergleich zum Knuspermüsli mehr als die Hälfte der Kalorien und 14 g Fett gespart!

BILLIGER + BESSER

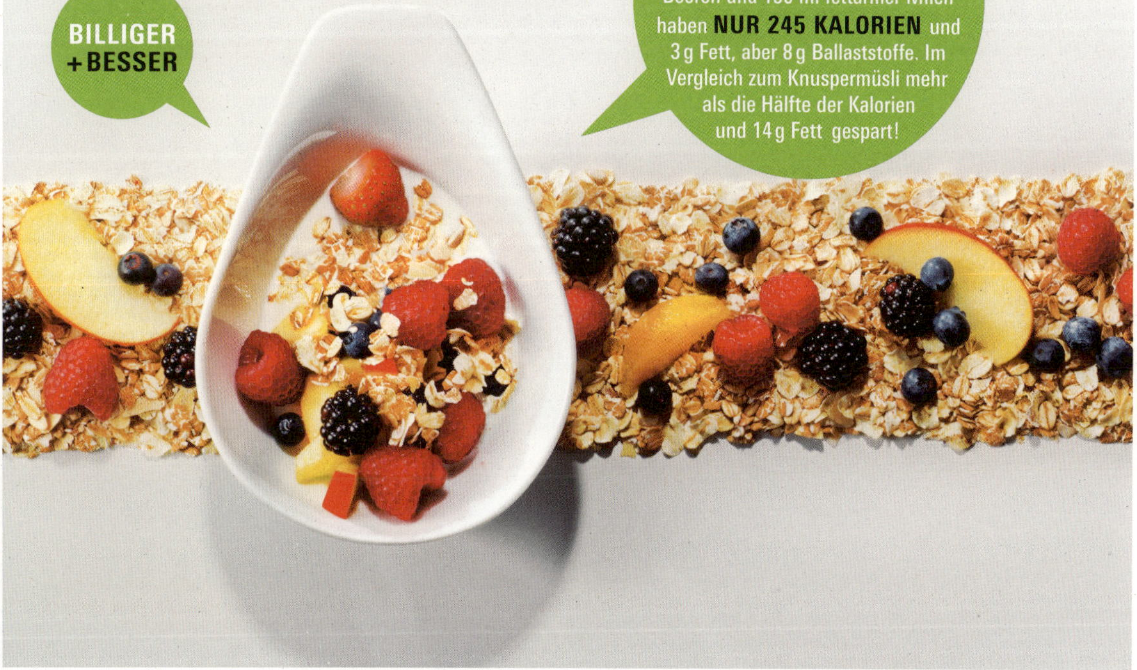

ZURÜCK ZUR NATUR: Wer sein Müsli aus schlichten Zutaten wie Flocken, Früchten und Frischmilch zusammenstellt, weiß, was er in der Schale hat. Ob man feine oder grobe Flocken wählt, ist gleich. Hauptsache Vollkorn. Der Mix aus Getreidenährstoffen und biologisch aktiven Substanzen schützt das Herz, verhindert Heißhunger und stärkt die Ausdauer. Besser geht's nicht!

ZUCKER-ZEREALIEN?

SIE FÜLLEN RIESENREGALE in Supermärkten und ködern mit bunten Bildern, Spieleangeboten und Comicfiguren vor allem Kinder und Jugendliche.

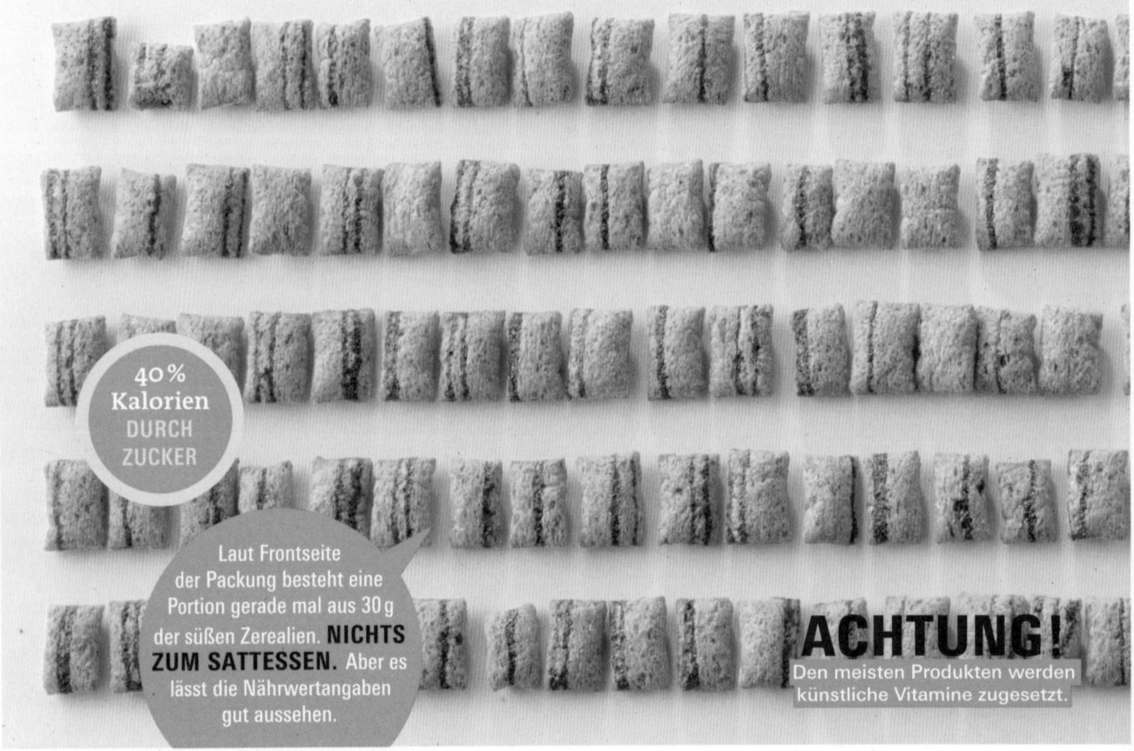

40 % Kalorien DURCH ZUCKER
Laut Frontseite der Packung besteht eine Portion gerade mal aus 30 g der süßen Zerealien. NICHTS ZUM SATTESSEN. Aber es lässt die Nährwertangaben gut aussehen.
ACHTUNG!
Den meisten Produkten werden künstliche Vitamine zugesetzt.

IN GESCHMACK UND NÄHRSTOFFGEHALT ähneln Getreidekissen mit Schokofüllung, überzuckerte Getreidepops und honigsüße Maisflakes eher Keksen als Vollkornflocken. Wer sich beim Frühstück auf gesunde und figurfreundliche Art satt essen möchte, macht besser einen Bogen um die grellbunten Großpackungen und legt sie erst gar nicht in den Einkaufskorb.

VOLLKORN-KNUSPER!

WENN ES MORGENS KNACKIG SEIN SOLL, sind Vollkornflakes, aufgepoppter Hafer und Vollkornweizen-Kissen das Richtige.

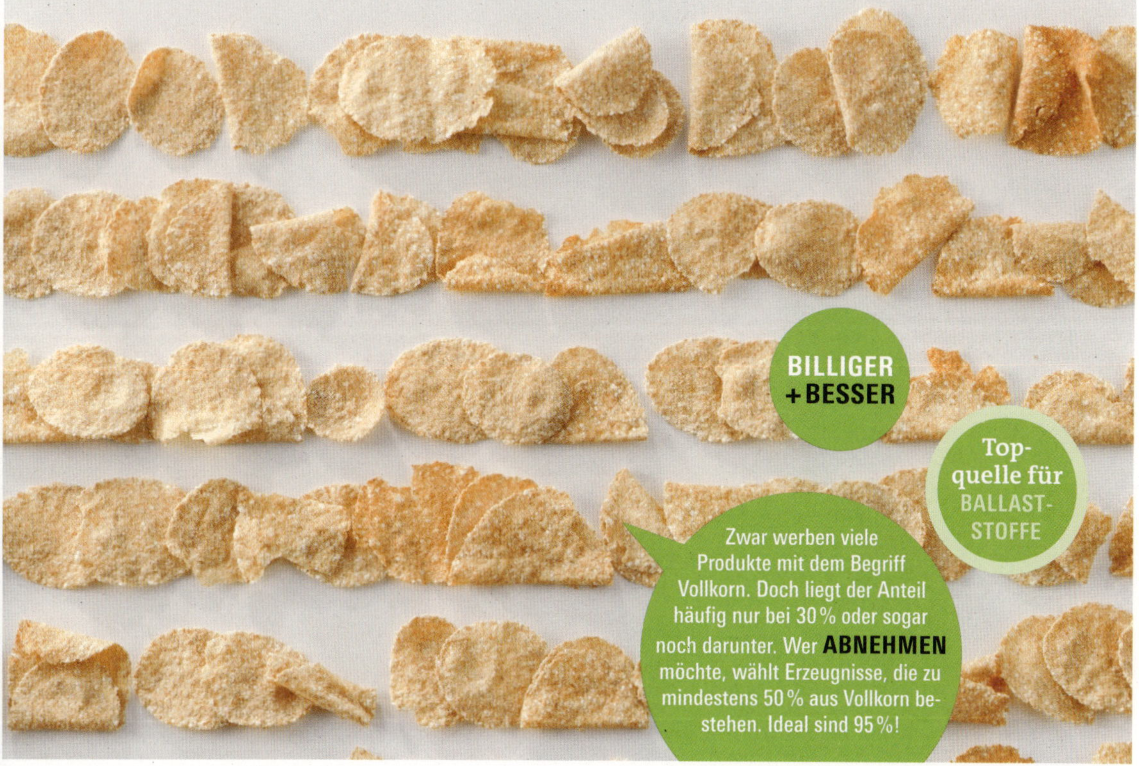

BILLIGER +BESSER
Top-quelle für BALLASTSTOFFE
Zwar werben viele Produkte mit dem Begriff Vollkorn. Doch liegt der Anteil häufig nur bei 30 % oder sogar noch darunter. Wer **ABNEHMEN** möchte, wählt Erzeugnisse, die zu mindestens 50 % aus Vollkorn bestehen. Ideal sind 95 %!

GANZ AUF ZUCKER, HONIG ODER MALZ wird auch bei diesen Frühstücksprodukten nicht verzichtet. Doch der Zuckergehalt hält sich in Grenzen, die Vorzüge der Vollkornzutaten mit ihrem natürlichen Gehalt an Vitaminen und Mineralstoffen überwiegen. Vor allem Kinder, denen normale Getreideflocken oft zu weich sind, kommen mit einfachen Cornflakes und Co. besser zurecht.

BACKSHOP-BRÖTCHEN?

ES IST BEQUEM, OHNE FRÜHSTÜCK aus dem Haus zu gehen und unterwegs ein belegtes Brötchen zu kaufen – aber schlecht für die Figur.

Semmeln wiegen heute nicht mehr 50 g, sondern oft 100 g und mehr. Sie werden entsprechend **MÄCHTIG BELEGT**, wenn sie fertig zum Kauf angeboten werden. Wer sein Brötchen nicht gleich aus der Tüte isst, sondern mal auf einen Teller normaler Größe legt, merkt das nur allzu deutlich.

EXTRA-TIPP:

Beim Bäcker nach einem Brötchen ohne Streichfett, dafür mit mehr Salat fragen. Das spart Fettkalorien.

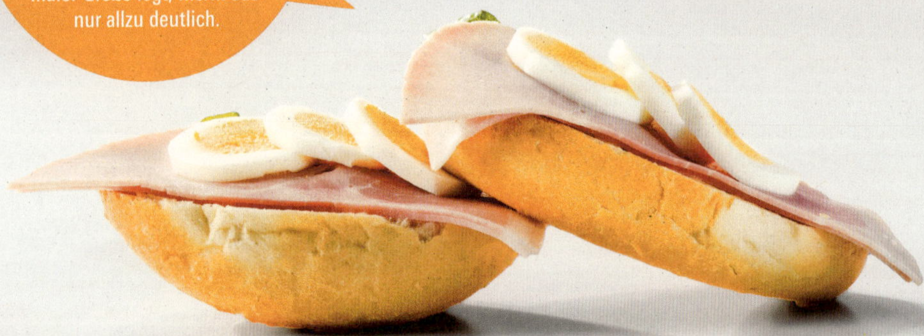

EIN EINZIGES BRÖTCHEN SCHADET doch der Taille nicht! Oder doch? Es kommt eben darauf an, ob das Brötchen groß, der Aufstrich fett, der Belag dick und alles zusammen eben sehr kalorienreich ist. So bringt es etwa ein helles Weizenbrötchen mit Butter, Kochschinken, ein paar Scheiben vom hartgekochten Ei und einem Salatblatt auf rund 200 Gramm Gewicht und weit über 500 Kalorien.

KLAPPSTULLE!

NICHT VON GESTERN, SONDERN ZEITLOS GUT: Der Doppeldecker mit echtem Vollkornbrot und knackig-frischem Belag.

2 Scheiben Vollkornbrot mit 10 g leichter Salatcreme, 1 Scheibe gekochtem Schinken (40 g), einem Salatblatt (5 g), ein paar frischen Paprikastreifen (40 g) und einigen Sprossen (10 g) ergeben 200 g. Das ist **GUT SÄTTIGEND** und spart fast die Hälfte der Kalorien, zwei Drittel der Fettmenge und viel Geld.

SELBSTGEMACHT IN 5 MINUTEN

HÄLT LÄNGER SATT

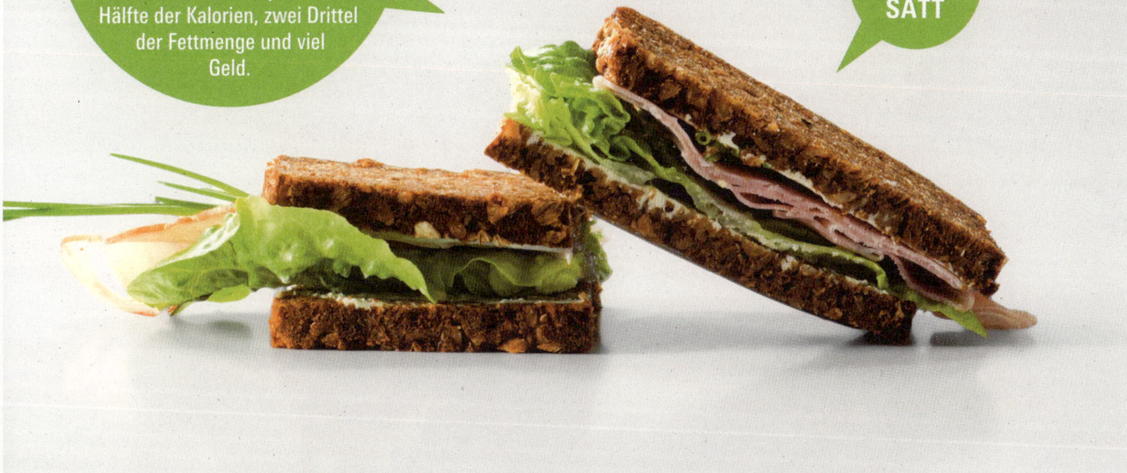

DAS GUTE ALTE BUTTERBROT bekommt fast „keine Schnitte" mehr, seit es immerzu und überall „frische" Brötchen gibt, auch wenn das meist nur aufgebackene Teiglinge sind. Dabei sind üppig belegte Brote mit hohem Vollkornanteil eine ausgezeichnete Mahlzeit. Und: Wer sich sein Brot selbst schmiert, weiß, was drauf ist und behält Fett- und Kalorienmenge leichter im Griff.

FAST-FOOD-EIER?

RESTAURANTKETTEN SERVIEREN vom „Fließband“, was bis vor Kurzem noch aus der eigenen Küche kam.

Fast-Food-Lokale verkaufen oft Wraps mit Ei, **RÜHREI MIT SPECK** oder Würstchen usw. Im Schnitt enthalten sie rund 40% mehr Kalorien als selbstgemachte Varianten. Die Portionen sind meist klein, aber der Fettgehalt enorm. Mit einem Fast-Food-Frühstück handelt man sich 30 bis 70% mehr Fett als nötig ein.

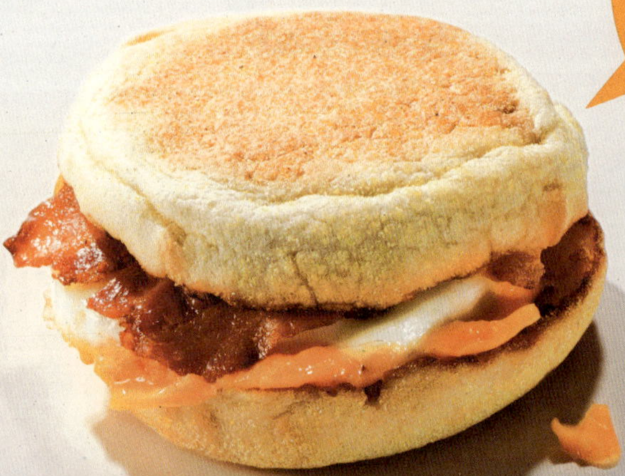

20 GRAMM PURES FETT!

So viel stecken meist schon in einer Portion. Eiergerichte kommen aber gut mit weniger Fett aus.

EIERGERICHTE EIGNEN SICH GUT zum Abnehmen. Allerdings nicht, wenn sie unterwegs als „Breakfast to go“ konsumiert werden. Wer unter Zeitdruck und im Vorübergehen isst, wird weniger gut satt als Menschen, die sich in Ruhe an den Frühstückstisch setzen. Im Angebot der Schnellimbisse fehlt außerdem das gesunde Vollkornbrot als magenfüllende Ergänzung.

EIER SELBSTGEMACHT!

OB HART GEKOCHT ODER WEICH, ALS OMELETTE oder Spiegelei, Eier sind ein erstklassiges Frühstück – nachhaltig sättigend und voller wichtiger Nährstoffe.

Top-
quelle für
VITAMINE

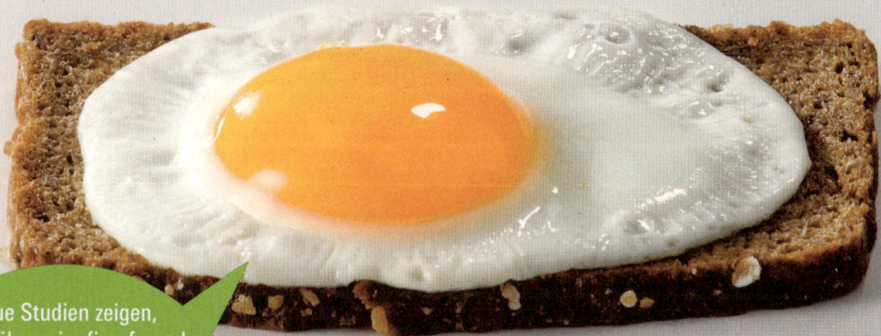

Neue Studien zeigen, dass Hühnereier figurfreundlich sein können. Nach einem Frühstück mit Ei isst man in den folgenden 24 Stunden weniger, als wenn man die gleichen Kalorien als Weißbrot zu sich nimmt. **EI UND VOLLKORNBROT** – wer den Hunger möglichst lange in Schach halten will, wählt diese Kombination.

PERFEKT!

Eigelb liefert viel von den augenschützenden Bioaktivstoffen Lutein und Zeaxanthin.

WER NICHT MAL EIN EI KOCHEN KANN, kauft sich eben einen Eierkocher. Oder brät sich schnell ein Rührei in einer beschichteten Pfanne, die er vorher mit etwas Fett ausgepinselt hat. Anstelle von Speck magere Schinkelwürfel untermischen. Spiegeleier gelingen ohne Fett, wenn man ein, zwei Esslöffel Wasser in der Pfanne aufkocht und die Eier darin aufschlägt. Sie garen auf einem „Wasserbett".

Das Mittagessen

Auf eine warme Mahlzeit pro Tag mag kaum jemand gern verzichten. Sie gehört für die meisten zum gesunden Lebensstil. Ob man sie jedoch mittags genießt oder erst abends, wenn der Stress des Tages nachlässt und einem Zeit für eine entspannte Tischrunde lässt, ist eine Frage der Umstände.

KOCHEN FÜR DIE FIGUR

Es ist kein Zufall, dass wir alle dicker werden, seit wir seltener selbst einen Braten zubereiten und stattdessen in die TV-Röhre gucken, wie andere es tun. Amerikaner nennen den hektischen Kochzauber im Fernsehen „Dumpshows“: Essen reinschmeißen, reden, umrühren, reden. Die Starköche der Unterhaltungsindustrie propagieren elitäre Zubereitungsarten und blitzschnelle Resultate, aber sie vermitteln niemals die Sorte von Befriedigung – körperlicher und seelischer –, die uns in einer echten Küche erfüllt.

Vertraute Kochgeräusche und verlockende Düfte bilden das unentbehrliche Vorspiel einer guten Mahlzeit. Noch wichtiger: Küchen sind Orte inniger Gefühle. Sie stehen für Geborgenheit, Fürsorge, Erinnerung, Erwartung und Heimat. Das mag rührselig klingen, aber diese Bedürfnisse sind tief in uns angelegt. Die Menschen hatten sie schon, als sie noch um das steinzeitliche Feuer saßen, die Sehnsucht danach steckt in unseren Genen.

Wer seine überschüssigen Pfunde loswerden möchte, muss das Kochen wieder lieben lernen. Nur wer sich selbst die Küchenschürze umbindet, weiß auch genau, wie viel Fett auf seinem Teller landet.

TIPP 1: FETTARM BRATEN

Beschichtete Bratpfannen und Töpfe bräunen gleichmäßig, wenn man den Boden mit einigen Tropfen Öl einpinselt. Bei ohnehin fetthaltigen Lebensmitteln kann man darauf verzichten. Die Zutaten einfach kalt aufsetzen und langsam erhitzen, bis genügend Fett herausgetröpfelt ist. Dann erst auf Brattemperatur hochschalten. Die Methode ist gut für Koteletts, Frikadellen und Steaks mit Fettrand. Auch Hähnchenkeulen werden auf diese Weise knusprig. Beim Wenden immer wieder mit einer Gabel in die Haut stechen, damit viel Fett austreten kann.

TIPP 2: IM BACKOFEN GAREN

Im Tontopf, in Bratfolie oder in einer mit Alufolie zugedeckten ofenfesten Form gelingen auch magere Gerichte wunderbar – ohne zusätzliches Fett, einfach im eigenen Saft. Ideal für Berufstätige: Fleisch oder Fisch mit klein geschnittenem Gemüse und Gewürzen am Vorabend oder am Morgen vorbereiten, im Kühlschrank aufheben und beim Heimkommen in den Ofen schieben. Die Garzeit richtet sich nach der Zutat, die am längsten braucht. In der Zwischenzeit kann man etwas erledigen oder sich ausruhen. Zum Schluss den Tontopf zum Bräunen öffnen oder die Alufolie entfernen, und den Backofen noch für ein paar Minuten hochschalten. Bei Bratfolie erübrigt sich das.

TIPP 3: ERST VORKOCHEN
Marmorierte und von Fettadern durchzogene Stücke vom Schwein und Rind oder fettes Geflügel wie Gans und Ente geraten relativ fettarm, wenn man sie in leise kochendem Wasser vorgart. Dabei sickert ein Gutteil des Fetts heraus und geht ins Wasser über. Die Temperatur so niedrig einstellen, dass sich die Brühe wenig bewegt und nur kleine Luftblasen aufsteigen. Ist das Fleisch gar, mit Küchenpapier abtrocknen und zum Bräunen in den Backofen schieben. Eventuell den Grill dazuschalten.

TIPP 4: FETT ABSCHÖPFEN
Von kalten Brühen lässt sich das erstarrte Fett leicht abheben. Heiße Brühen und Fonds sind besser mit einer Spezialkanne (Fetttrenner) zu entfetten. Weil Fett oben schwimmt, ist der Ausguss am Boden angebracht. Der fettfreie Sud fließt von unten ab, und das Fett bleibt in der Kanne zurück.

Fett zum Kochen und Braten

Ohne Fett keine schöne Haut, kein geregelter Blutdruck, keine gesunden Gefäße. Ganz weglassen geht also auch nicht. Ein, zwei Löffel Öl braucht der Körper, um gesunde Biostoffe aus dem Gemüse zu nutzen. Bei den Vitaminen A, D und E ist es ebenso: Der Organismus benötigt ein wenig Fett, um sie aufzunehmen. Auch wegen der lebenswichtigen ungesättigten Fettsäuren darf man Öle nicht komplett aus der Küche verbannen. Schließlich ist es wie überall: Die Menge macht's. Zum Braten eignen sich hitzebeständige Sorten wie **Raps-, Soja-, Sonnenblumen- oder Olivenöl**.

Als Lieferanten für hoch ungesättigte Fettsäuren im Wechsel **Leinöl, Kürbiskern- oder Nussöle** in kleinen Mengen einkaufen. Diese empfindlichen Produkte besser nicht lange lagern und nicht stark erhitzen. Sie eignen sich für Dressings und Dips. Sehr lecker: Ein aromatisches Öl wie ein Gewürz am Schluss über ein fertig gekochtes Gericht träufeln.

ABMESSEN UND SPAREN!
Wer mit Kalorien haushaltet, begrenzt die tägliche Fettmenge. Ein gutes Budget: **2 bis 3 Teelöffel (10–15 g) kaltgepresstes Öl** einplanen und höchstens noch einmal so viel an hitzestabilen Ölen zum Dünsten und zum Anbraten nehmen.

VINAIGRETTE?

KLASSISCHE SALATSAUCEN sind meist lecker, aber manchmal eine richtig fette Angelegenheit.

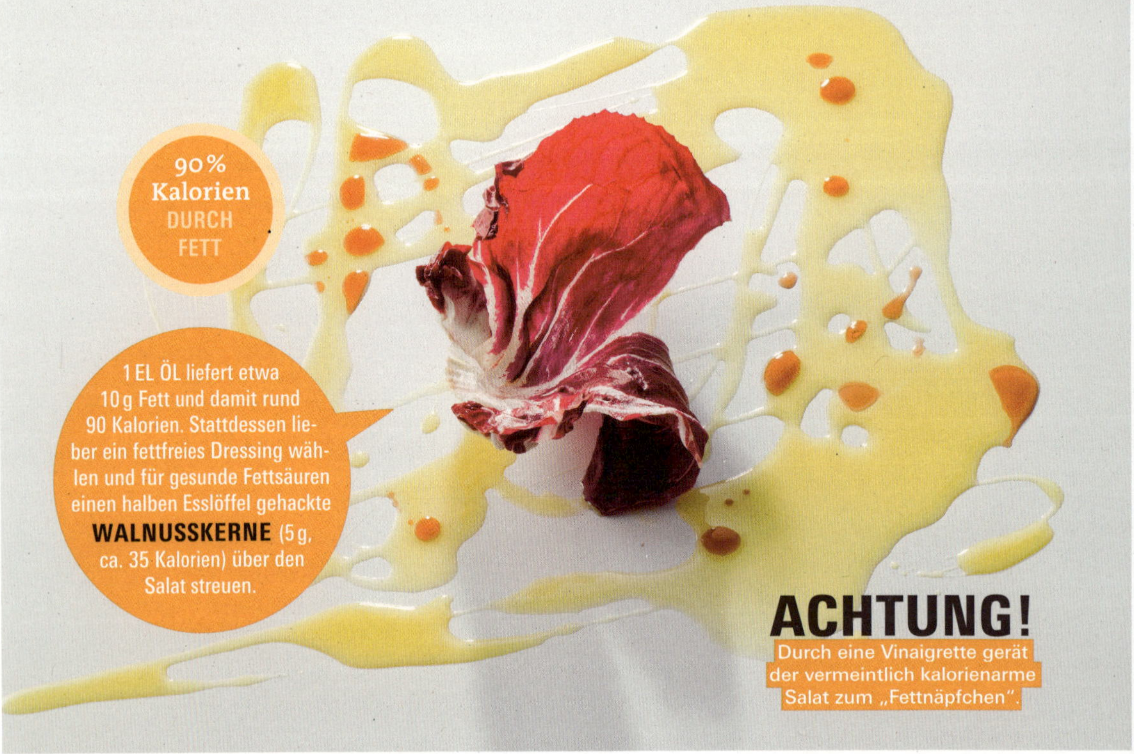

90 % Kalorien DURCH FETT
1 EL ÖL liefert etwa 10 g Fett und damit rund 90 Kalorien. Stattdessen lieber ein fettfreies Dressing wählen und für gesunde Fettsäuren einen halben Esslöffel gehackte **WALNUSSKERNE** (5 g, ca. 35 Kalorien) über den Salat streuen.
ACHTUNG!
Durch eine Vinaigrette gerät der vermeintlich kalorienarme Salat zum „Fettnäpfchen".

DAS REZEPT FÜR DIE KLARE FRANZÖSISCHE Sauce ist bekanntlich einfach: Man nehme Essig wie ein Geiziger und Öl wie ein Verschwender. Wer große Salatteller liebt, weil man davon gut satt wird, ist mit den altbewährten ölgetränkten Rezepten schlecht bedient. Schließlich stecken in einem einzigen Esslöffel Öl mehr als dreimal so viele Kalorien als in einer ganzen Schüssel mit grünem Salat.

FETTFREIES DRESSING!

EIN UNBESCHWERTER SALATGENUSS mit selbstgemachter Sauce ist praktisch: gut gekühlt, hält sie sich rund eine Woche frisch.

Die fettfreie Salatsauce zum Verfeinern mit ein, zwei TL Nuss-, Kürbiskern- oder **RAPSÖL** verrühren. Nur wenige Kalorien, aber hoch ungesättigte Fettsäuren und Vitamin E kommen damit auf den Salatteller.

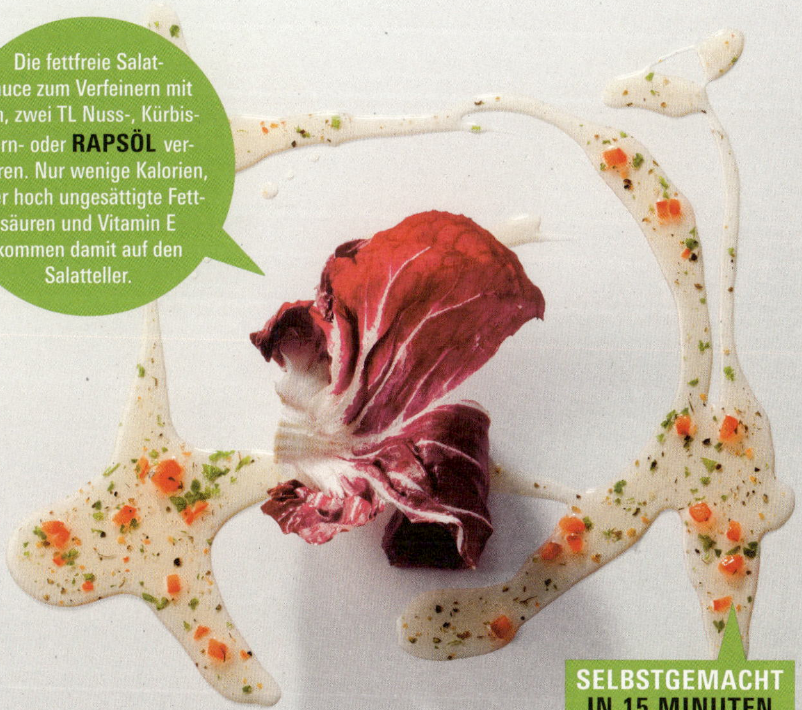

SELBSTGEMACHT IN 15 MINUTEN

GRUNDREZEPT FÜR FETTFREIE SALATSAUCE

Für 8 Portionen

1 Zwiebel und 1 Knoblauchzehe fein würfeln und in 400 ml Brühe kurz garen. 2 TL Speisestärke mit etwas Wasser vermengen, zur Brühe geben und unter Rühren aufkochen. Vom Herd nehmen und abkühlen lassen. Mit 3 bis 4 EL Essig, 1 EL Tomatenmark, Salz, Pfeffer und 1 Prise Zucker würzen.

Die Grundsauce als Vorrat in ein Schraubdeckelglas füllen und kalt stellen. Direkt vor dem Servieren mit Kräutern oder Gewürzen nach Wunsch abwandeln. Vor Gebrauch gut schütteln.

Eine Portion Sauce enthält:

FETT	0 G
EIWEISS	1 G
KALORIEN	13

DER KALORIENSPARENDE TRICK: Als Basis anstelle von Öl eine Brühe mit etwas Stärke leicht andicken. So verbinden sich die Zutaten, und die Sauce rutscht später nicht von den Salatblättern. Tomatenmark oder Senf geben der Mischung Substanz. Frisch gehackte Kräuter, Gewürze oder Kapern erst vor dem Servieren hinzufügen, denn dadurch verliert die Sauce an Haltbarkeit.

FLASCHENDRESSING?

TISCHFERTIGE SALATSAUCEN SIND SEHR BELIEBT. Sie profitieren vom gesunden Image des Salats – und verwandeln ihn oft in eine Kalorienbombe.

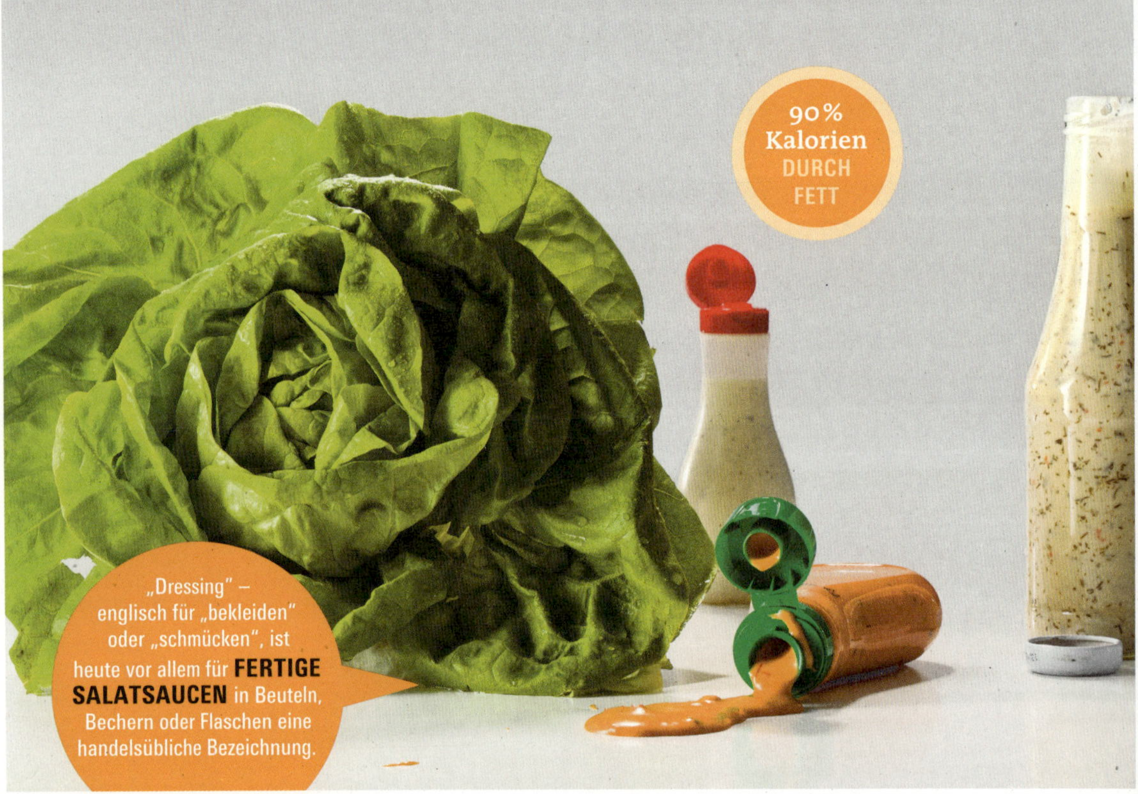
90 % Kalorien DURCH FETT
„Dressing" – englisch für „bekleiden" oder „schmücken", ist heute vor allem für **FERTIGE SALATSAUCEN** in Beuteln, Bechern oder Flaschen eine handelsübliche Bezeichnung.

SIE HEISSEN THOUSAND ISLAND, French, American oder klassisch Vinaigrette. Ihr Vorteil für Kochlaien: Sie stehen griffbereit im Kühlschrank und misslingen nicht. Der Nachteil für Kalorienbewusste: Die Dressings aus Essig, Öl und Stabilisatoren können unbemerkt gewaltige Mengen Fett unter den Salat mischen – selbst wenn sie Buttermilch enthalten oder sich „light" nennen.

TÜTENDRESSING!

KEINE ZEIT, SICH LANGE IN DIE KÜCHE ZU STELLEN? Wer trotzdem Kalorien sparen möchte, ist mit einem Salatsaucenpulver gut bedient.

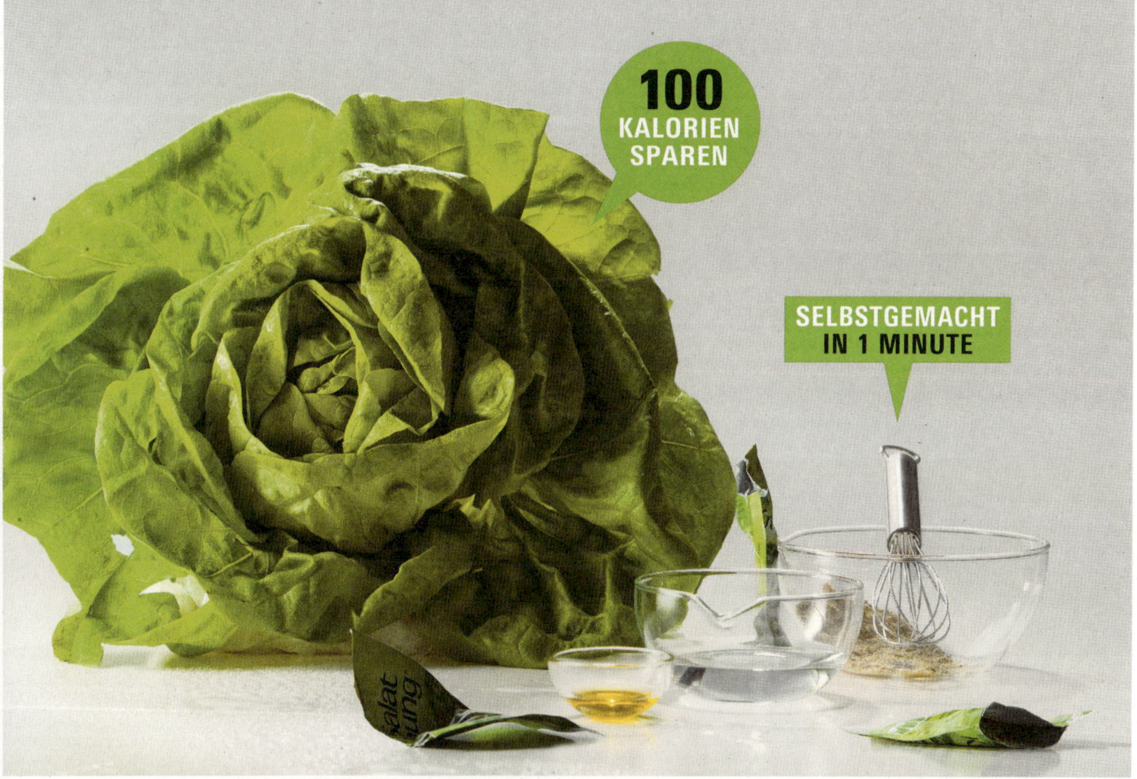

DER INHALT DER KLEINEN TÜTEN lässt Spielraum für die Zugabe eigener Zutaten. Zwar empfehlen Hersteller zum Anrühren 3 Esslöffel Wasser und 3 Esslöffel Öl, aber die Saucen gelingen auch mit der doppelten Menge Wasser und nur ein, zwei Teelöffel Öl. Zur Abwechslung das Wasser durch Fruchtsaft ersetzen, frisch gehackte Kräuter zufügen und intensiv schmeckende Öle verwenden.

CHILISCHARFE GEWÜRZE

Beim ersten Probieren fließen manchmal Tränen, so scharf kann Chili sein. Reizend wirkt der Stoff Capsaicin, der in allen schärferen Vertretern der großen Paprika- und Chilifamilie steckt. In 100 Gramm Paprikapulver sind – je nachdem, ob es sich um milden Delikatess-Paprika oder scharfen Rosenpaprika handelt – 5 bis 250 Milligramm Capsaicin enthalten. Chilischoten dagegen können auch die 100-fache Menge des scharfen Stoffs aufweisen, der im Übermaß genossen zu regelrechten Verbrennungen führen kann. In fein abgestimmter Dosis jedoch regt er das Geschmacksempfinden an. Capsaicin macht also die Zunge keineswegs taub, sondern besonders sensibel.

Der Chiliwirkstoff brennt nicht nur auf den Mundschleimhäuten wie Feuer, er leistet vielleicht auch einen kleinen Beitrag zur Gewichtsabnahme. Das vermuten jedenfalls einige Wissenschaftler. Denn Capsaicin erhöht die Körpertemperatur und die Herzfrequenz. Experten schätzen, dass der Körper dadurch bis zu 5 Prozent mehr Kalorien verbrauchen kann. Das ist zwar nicht die Welt, könnte aber, wenn man sich angewöhnt, sehr scharf zu essen, auf lange Sicht dazu beitragen, überflüssige Pfunde zu verlieren. Darüber hinaus haben Studien gezeigt, dass Menschen von stark gewürzten Speisen kleinere Portionen essen, also auf diese Weise weniger Kalorien verzehren. Groß angelegte Untersuchungen am Menschen fehlen allerdings bisher. Allein auf den scharfen Stoff sollte man sich jedenfalls nicht verlassen, wenn man sein Gewicht reduzieren möchte.

SCHARFE SAUCEN

Nicht ohne Grund wandern die meisten Chilischoten weltweit in Saucen und Pasten, die getrennt zum Gericht serviert

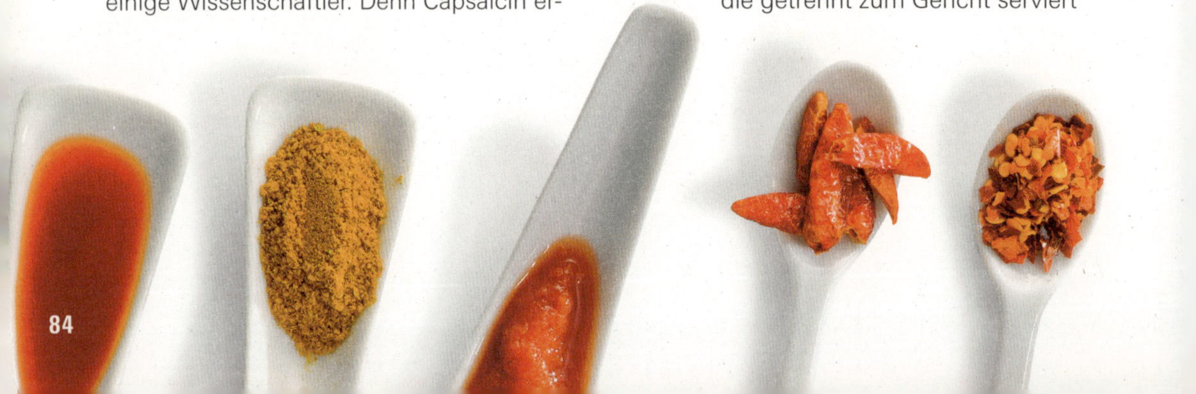

werden und von denen sich jeder selbst bedient. Schärfe ist eben Geschmackssache.

SAMBAL OELEK
Rote fernöstliche Paste aus scharfen Chilischoten. Es gibt auch milde braune Sambals aus gerösteten Chilischoten mit Zwiebeln, Garnelen und anderen Zutaten.

HARISSA
In allen nordafrikanischen Küchen gilt die Gewürzpaste aus Chilischoten, Knoblauch, diversen Gewürzen und Olivenöl als Allzweckgewürz. Bei uns findet man Fertigmischungen in Dosen, Tuben und Gläsern.

AMERIKANISCHE CHILISAUCEN
Die mehr oder weniger dickflüssigen Mischungen aus Tomatenpüree, Essig, Chili und weiteren Gewürzen variieren in Geschmack und Schärfe. Einige sind dem Ketchup sehr ähnlich.

ASIATISCHE CHILISAUCEN
Sie basieren meist auf einer Mischung aus Chilischoten, Essig und Knoblauch. Oft mit deutlich süßem Geschmack und entsprechend mit hohem Zuckergehalt.

TABASCO
Die dünnflüssige Sauce aus Chilischoten, Essig und Salz reift über Jahre. Sie ist extrem scharf und deshalb tropfenweise zu dosieren.

SCHARFE PULVER
Lichtgeschützt an einer kühlen Stelle der Küche aufgehoben, bleiben pulverisierte Chilischoten monate- oder sogar jahrelang frisch. Wärme und Sonnenstrahlen setzen ihnen dagegen schnell zu. Am besten nach dem Kauf mit einem Datum versehen.

CAYENNEPFEFFER
Das hellrote Pulver aus getrockneten roten Schoten trägt den Namen einer Chilisorte aus Mexiko. Werden Chilis aus anderen Regionen verarbeitet, heißt das Gewürz oft Hot Chili Powder. Es gibt Unterschiede in der Schärfe.

PUL BIBER
Die dekorative Würzmischung aus Chili- und Paprikaflocken, Salz und Öl steht in türkischen Restaurants häufig zum Nachwürzen auf dem Tisch. Die Schärfe variiert.

CHILIPULVER
Meist besteht diese Würzmischung aus bis zu zehn verschiedenen Gewürzen. Schärfe und Geschmacksrichtung sind je nach Erzeugnis verschieden.

CURRY
Im Durchschnitt gehören 10 bis 15 Gewürze in eine Currymischung. Kurkuma verleiht ihr die typisch gelbe Farbe. Und je mehr Chili darin enthalten ist, desto schärfer ist der Curry.

KLEINE KRÄUTERKUNDE

WER DIE BLÄTTCHEN täglich frisch zur Hand haben möchte, pflanzt gekaufte Kräuter in einen größeren Topf um. Gefällt es der Pflanze, liefert sie monate- oder sogar jahrelang frische Würze.

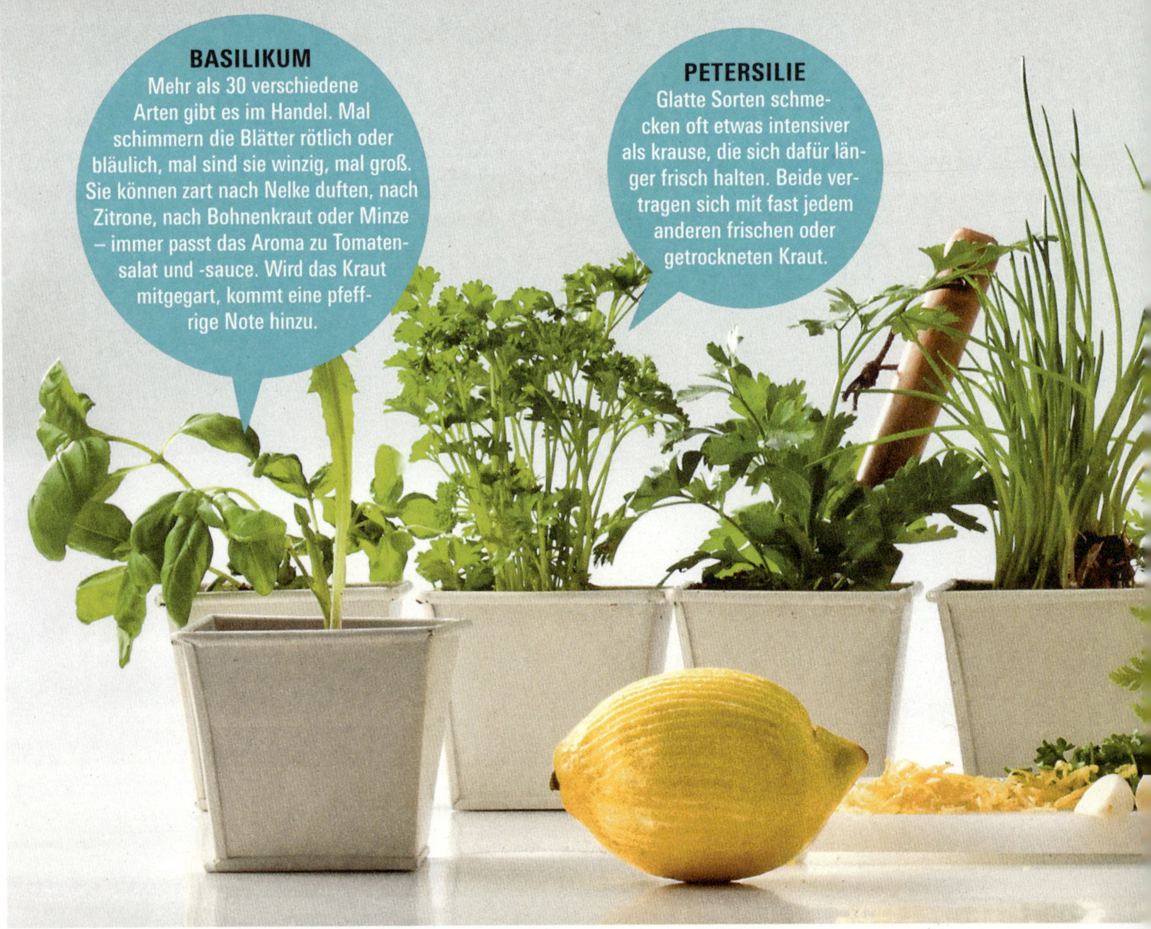

BASILIKUM

Mehr als 30 verschiedene Arten gibt es im Handel. Mal schimmern die Blätter rötlich oder bläulich, mal sind sie winzig, mal groß. Sie können zart nach Nelke duften, nach Zitrone, nach Bohnenkraut oder Minze – immer passt das Aroma zu Tomatensalat und -sauce. Wird das Kraut mitgegart, kommt eine pfeffrige Note hinzu.

PETERSILIE

Glatte Sorten schmecken oft etwas intensiver als krause, die sich dafür länger frisch halten. Beide vertragen sich mit fast jedem anderen frischen oder getrockneten Kraut.

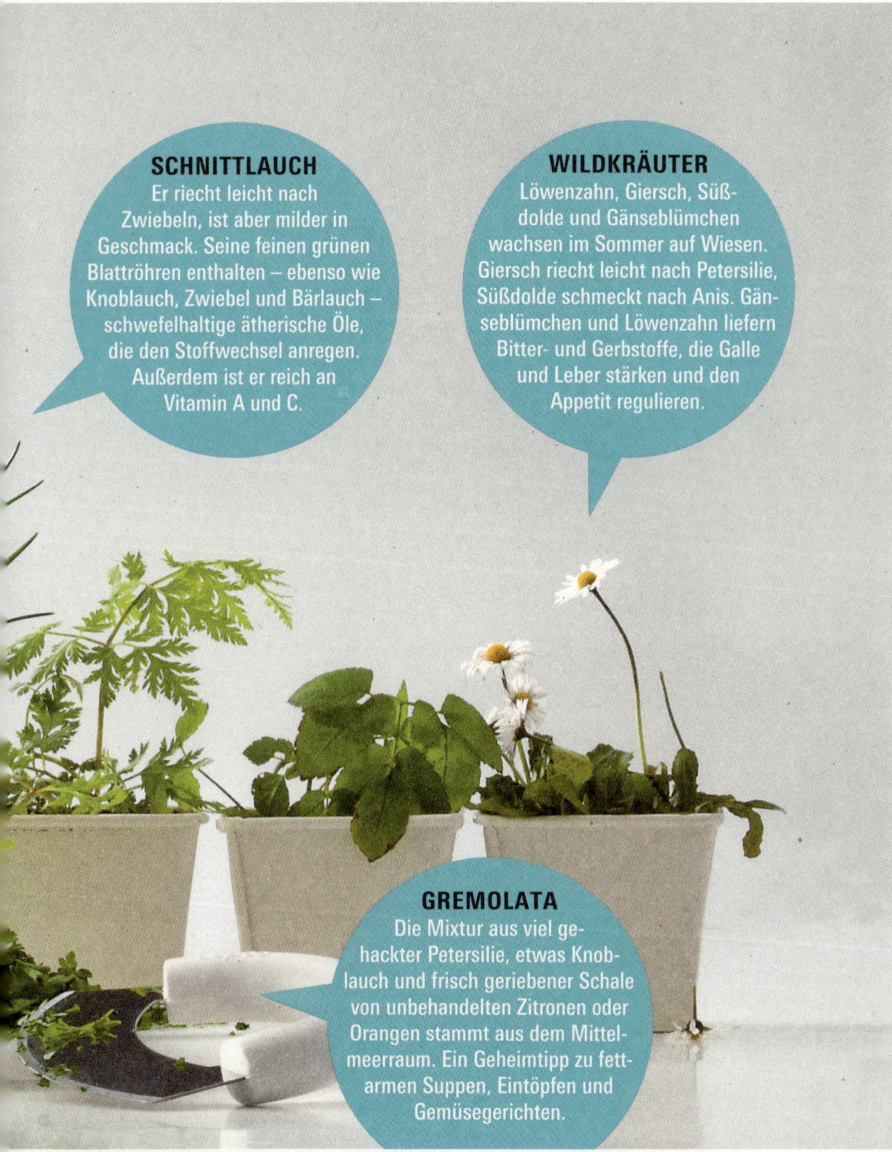
SCHNITTLAUCH
Er riecht leicht nach Zwiebeln, ist aber milder in Geschmack. Seine feinen grünen Blattröhren enthalten – ebenso wie Knoblauch, Zwiebel und Bärlauch – schwefelhaltige ätherische Öle, die den Stoffwechsel anregen. Außerdem ist er reich an Vitamin A und C.
WILDKRÄUTER
Löwenzahn, Giersch, Süßdolde und Gänseblümchen wachsen im Sommer auf Wiesen. Giersch riecht leicht nach Petersilie, Süßdolde schmeckt nach Anis. Gänseblümchen und Löwenzahn liefern Bitter- und Gerbstoffe, die Galle und Leber stärken und den Appetit regulieren.
GREMOLATA
Die Mixtur aus viel gehackter Petersilie, etwas Knoblauch und frisch geriebener Schale von unbehandelten Zitronen oder Orangen stammt aus dem Mittelmeerraum. Ein Geheimtipp zu fettarmen Suppen, Eintöpfen und Gemüsegerichten.

MIT EINER BEMERKENSWERTEN FÜLLE AN AROMEN machen Kräuter gerade einfache und kalorienarme Gerichte zum besonderen Erlebnis. Ihren Duft verdanken sie leicht flüchtigen ätherischen Ölen. Ihr heilpflanzlicher Wert beruht auf einer Vielzahl von Biostoffen, die auch in der Naturmedizin wichtig sind. Um Inhaltsstoffe, Aroma und Geschmack bestmöglich zu erhalten, frische Kräuter nach dem Zerkleinern nicht lange stehen lassen, sondern gleich verwenden.

GUTES FLEISCH

Pute und Hähnchen, diese Fleischsorten gelten wegen des extrem geringen Fettanteils als besonders diätgeeignet. Weil die Filets unglaublich günstig zu erwerben sind, greift man zu und isst reichlich davon. Wäre das auch noch so, wenn sich wie bei Eiern auf der Verpackung ein Hinweis auf die Lebensbedingungen der Schlachttiere fände? Schließlich verbringen 99 Prozent der Nutzvögel ihr kurzes Leben in der Massentierhaltung. Bisher engagieren sich nur Bioanbieter für ihr Wohl.

Zwar ist Bio vielen zu teuer, doch für eine anständige Behandlung der Tiere würden sie etwas mehr Geld ausgeben. Naturschutzverbände und Wissenschaftler arbeiten an sachlichen Kriterien und wollen den Verbraucher bald mit einem Tierschutzsiegel über die Haltungsbedingungen informieren.

WILD: WÜRZIG UND MAGER

Fleisch vom Reh und Hirsch liefert – wie andere Fleischsorten auch – hochwertiges Eiweiß, dabei aber besseres Fett als Schwein oder Kuh und mehr vom blutbildenden Mineralstoff Eisen. Zum Schutz vor Tierkrankheiten und Parasiten im Fleisch sollte man selbst zarte Stücke nicht rosa braten, sondern durchgaren. Die beste Quelle für einwandfreie Ware ist das örtliche Forstamt. Einfach anrufen und fragen, wann und wo das amtlich erlegte Wild verkauft wird.

KLEINE MENGEN, GUTE QUALITÄT

Wer gern und oft ein Stück Fleisch isst, sollte sich auf figurfreundliche Portionen von etwa 100 Gramm beschränken. Wechselt man die Eiweißquellen täglich und bringt anstelle von Fleisch regelmäßig Fisch, Eier, Hülsenfrüchte oder Tofu auf den Tisch, darf die einzelne Fleischportion natürlich größer ausfallen. Das Gute: Wer insgesamt weniger Fleisch isst, kann sich für die eingesparte Ration bessere Qualität leisten. Die bekommt man eher im Fachgeschäft als beim Discounter.

VERDORBEN TROTZ VAKUUM

Abgepacktes Fleisch hat Nachteile. Man sieht nicht genau, was man kauft, und weiß nicht, ob die Ware vom Schlachter bis zum Laden sachgemäß behandelt wurde. Überdies kann verpacktes Fleisch trotz vorschriftsmäßiger Kühlung schon vor dem Verfallstag durch Bakterien verderben. Warnzeichen sind aufgeblähte Verpackungen und übler Geruch nach dem Öffnen.

HITLISTE

Die besten Fleischstücke nach Kalorien-, Eiweiß- und Fettgehalt. 100 Gramm enthalten:

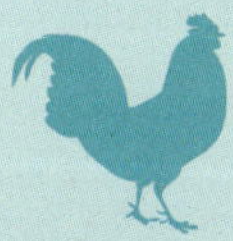

HÄHNCHENBRUSTFILET
102 Kalorien
24 g Eiweiß, 0,7 g Fett

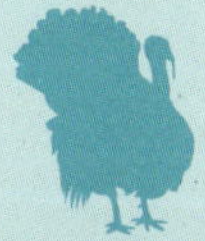

PUTENBRUSTFILET
107 Kalorien
24 g Eiweiß, 0,9 g Fett

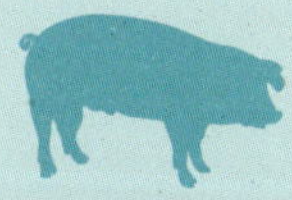

SCHWEINEFILET
107 Kalorien
22 g Eiweiß, 1,8 g Fett

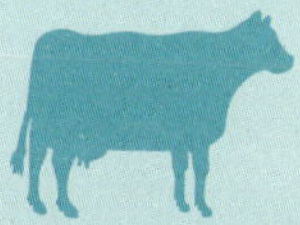

KALBSSCHNITZEL
102 Kalorien
21 g Eiweiß, 1,8 g Fett

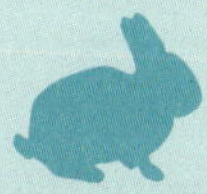

KANINCHENFLEISCH
109 Kalorien
22 g Eiweiß, 2,3 g Fett

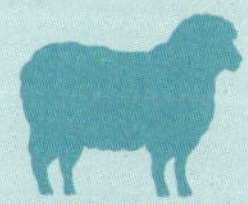

LAMMFILET
113 Kalorien
20 g Eiweiß, 3,4 g Fett

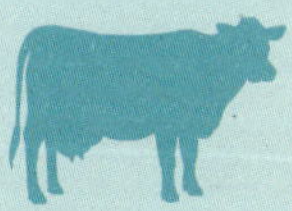

RINDERFILET
120 Kalorien
21 g Eiweiß, 4,0 g Fett

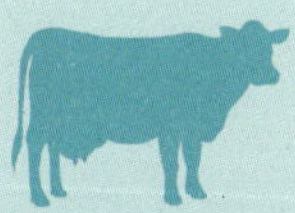

HÜFTSTEAK
122 Kalorien
21 g Eiweiß, 4,2 g Fett

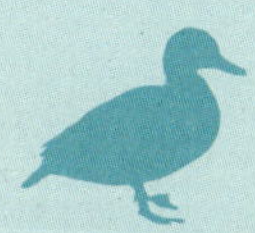

ENTENBRUST
ohne Haut: 120 Kalorien
18 g Eiweiß, 5,0 g Fett

TOFU?

DER WEISSE „QUARK" AUS DER SOJABOHNE wird als wunderbarer Schlankmacher geschätzt, weil er fettarm und eiweißreich ist. Gemessen am mageren Steak, spielt er in der zweiten Liga.

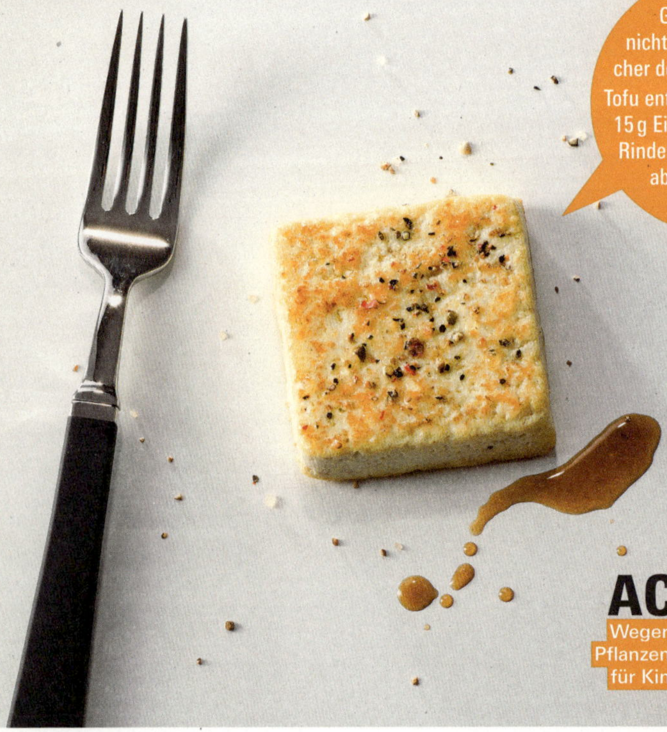

Gut, aber doch nicht so gut, wie mancher denkt. Ein Vergleich: Tofu enthält **8 G FETT** und 15 g Eiweiß pro 100 g, ein Rindersteak nur 4 g Fett, aber 22 g Eiweiß.

ACHTUNG!

Wegen des hohen Gehalts an Pflanzenhormonen Sojaprodukte für Kinder sparsam dosieren.

DAS URSPRÜNGLICH chinesische Lebensmittel wird aus eingeweichten Sojabohnen gewonnen. Tofu sieht aus wie Frischkäse und schmeckt neutral. Vegetarier mögen ihn pur oder als Brotbelag, verarbeitet zu patentem Fleischersatz als Tofuwürstchen oder -bolognese. Was Millionen Asiaten ernährt, reicht jedoch an mageres Fleisch nicht ganz heran, was unentbehrliche Nährstoffe angeht.

RINDERSTEAK!

FETTES FLEISCH MACHT DICK, aber ein mageres Steak hin und wieder tut der Figur gut. Denn Rindfleisch hat weniger Kalorien und mehr Nährstoffe, als man denkt.

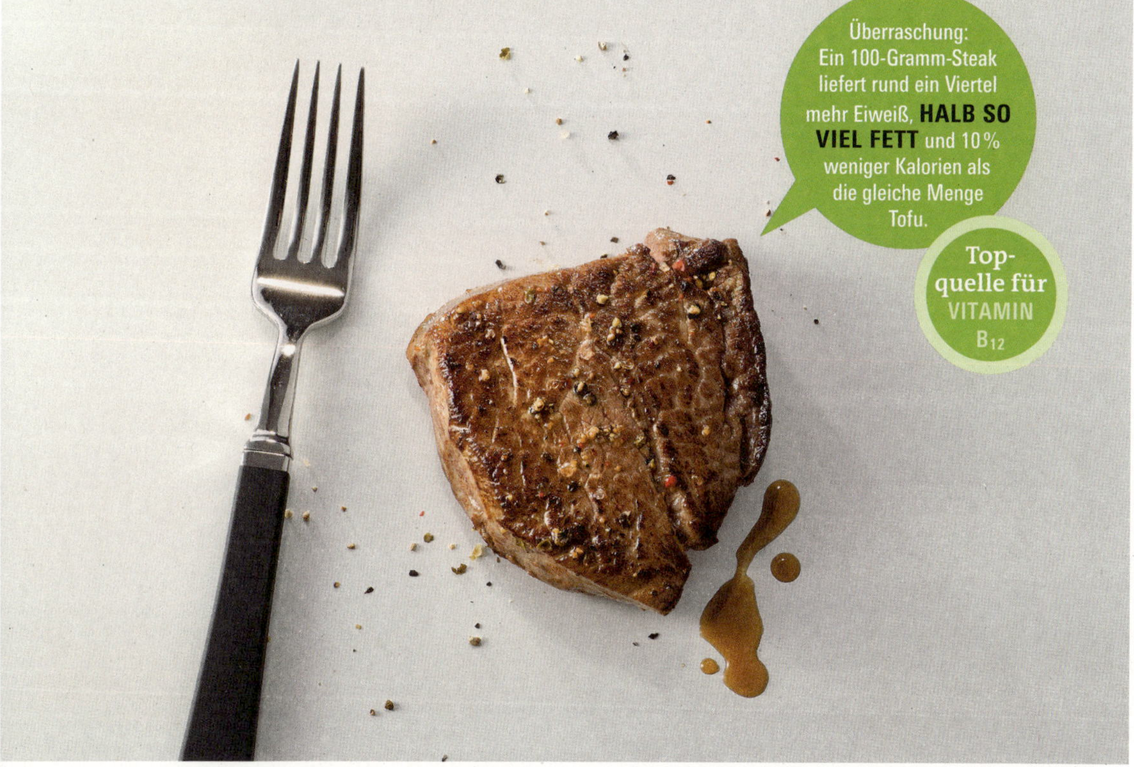
Überraschung: Ein 100-Gramm-Steak liefert rund ein Viertel mehr Eiweiß, **HALB SO VIEL FETT** und 10 % weniger Kalorien als die gleiche Menge Tofu.
Top-quelle für VITAMIN B_{12}

WER GERN FLEISCH ISST UND SICH sonntags ein Filetsteak in der Pfanne brät, hat womöglich ein schlechtes Gewissen, aber beim Abnehmen bessere Karten als mancher Tofufreund. Denn Fleisch sättigt sehr gut und liefert Protein in Topqualität – enorm wichtig für diejenigen, die ihre Muskeln beim Training kräftig trimmen. Es steigert den Energiebedarf und verhindert einen Jo-Jo-Effekt.

STEAK MARINIERT?

MITTELMÄSSIGES FLEISCH wird durch Fertigmarinaden würzig, zart und fett. Wer ein Drittel der Kalorien sparen will, kauft Steak natur.

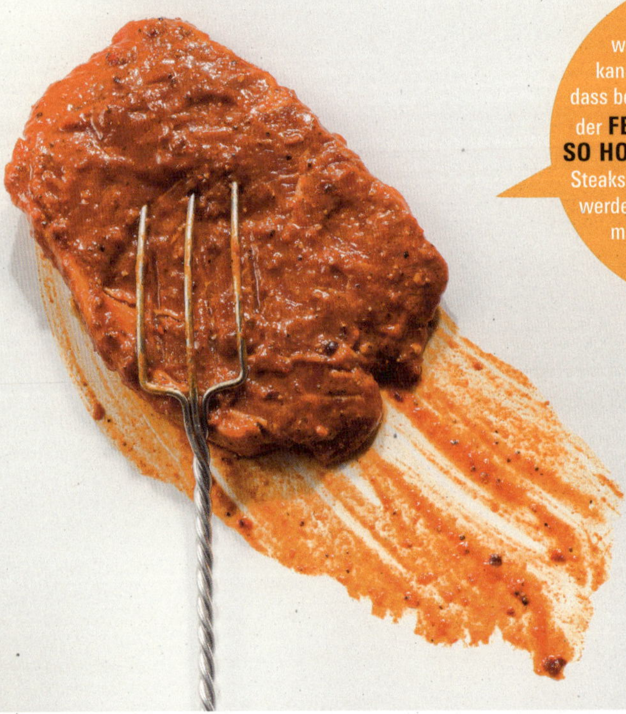

Ist keine Nährwertangabe vorhanden, kann man davon ausgehen, dass bei einem eingelegten Steak der **FETTGEHALT DOPPELT SO HOCH** ist wie der eines puren Steaks. Die meisten Fleischereien werden heute von der Industrie mit vorgefertigten Marinaden beliefert.

ACHTUNG!

Durch die Marinade bringt es ein einziges Steak von 180 g oft auf mehr als 2 g Salz.

WOZU BRAUCHT EIN STEAK EINE MARINADE? Die öligen oder cremigen Mischungen aus Gewürzen, Säure und Fett sollen zähe Fleischstücke optisch aufwerten, zarter und haltbarer machen. In Großbetrieben werden Fertigmarinaden im Tumbler, einer Art Knetmaschine, ins Fleisch einmassiert. Qualität und Fettanteil kann man beim Kauf dieser marinierten Steaks nicht beurteilen.

STEAK PUR!

EIN GUTES RINDERSTEAK sollte vor allem eines sein: richtig abgehangen. So gereift, braucht es keine Marinade, sondern lässt sich in einer guten Pfanne fast ohne Fettzugabe braten.

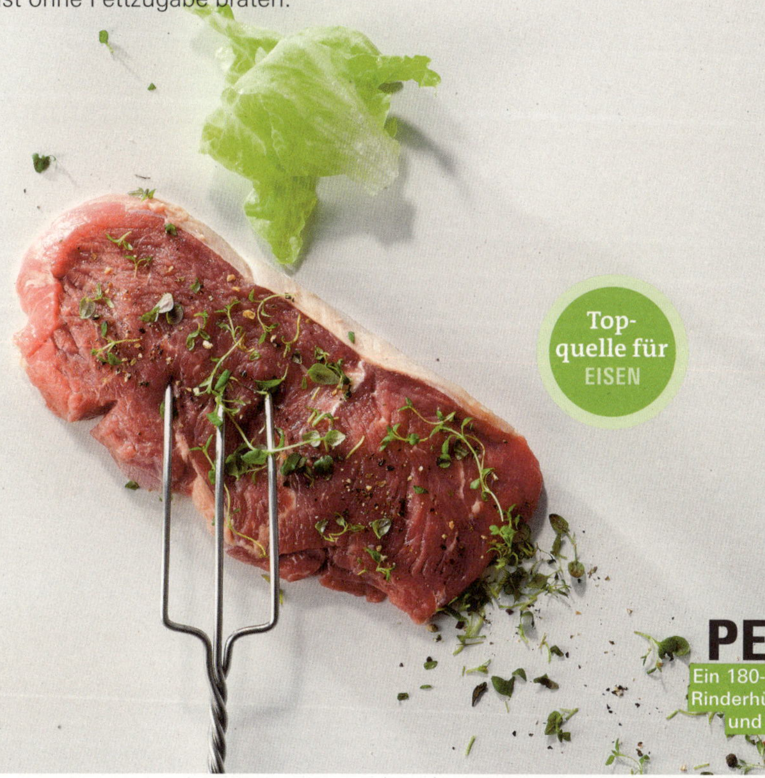

Top-quelle für EISEN

PERFEKT!

Ein 180-Gramm-Steak aus der Rinderhüfte liefert 37 g Eiweiß und nur 220 Kalorien.

FILETSTEAKS LIEFERN NUR 2 Gramm Fett, Rumpsteaks 6 Gramm und Steaks aus der Rinderhüfte 8 Gramm – die meisten Käse sind erheblich fettreicher. Kleine Fettränder tragen zum typischen Geschmack bei, also nicht gleich entfernen. Zum Kaloriensparen das sichtbare Fett nach dem Braten auf dem Teller abschneiden. Einen Salat dazu essen und auf fettige Saucen verzichten.

FERTIGFRIKADELLE?

FRÜHER GAB ES SIE NUR BEIM METZGER, IN DER KNEIPE und am Imbissstand, heute herrscht ein großes Angebot an Fertigbouletten aus Schweine-, Rind- oder Geflügelfleisch.

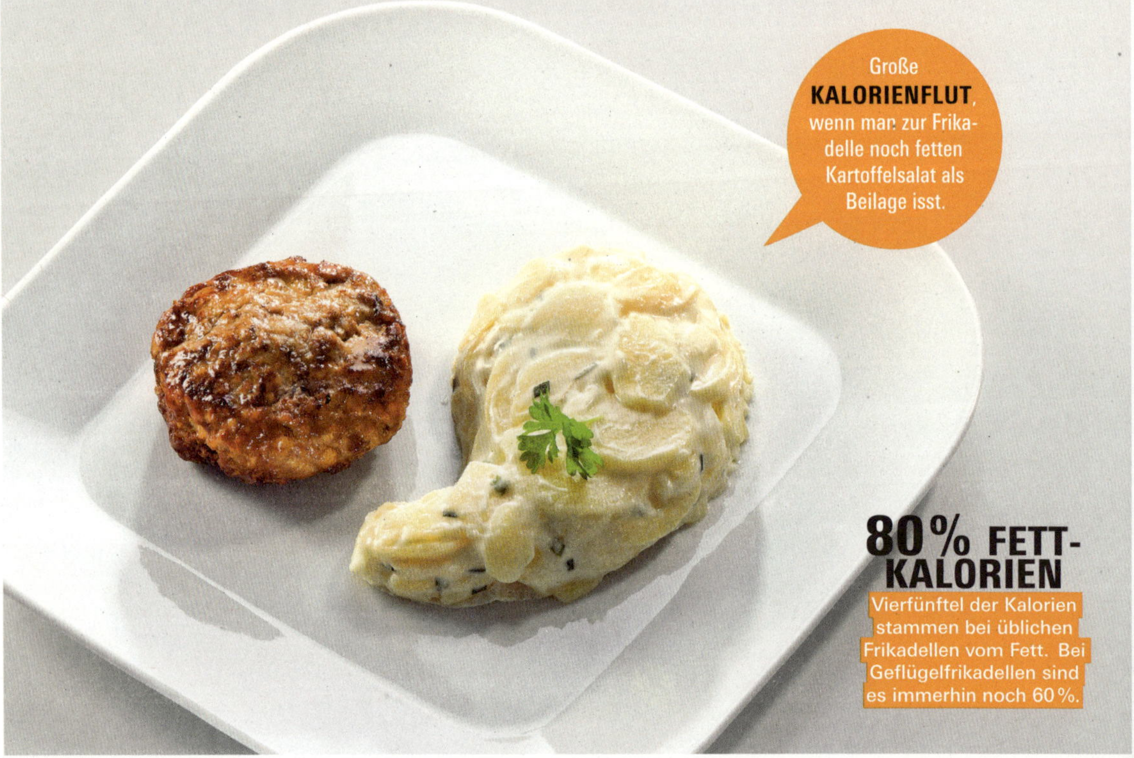
Große **KALORIENFLUT**, wenn man zur Frikadelle noch fetten Kartoffelsalat als Beilage isst.
80 % FETT-KALORIEN
Vierfünftel der Kalorien stammen bei üblichen Frikadellen vom Fett. Bei Geflügelfrikadellen sind es immerhin noch 60 %.

OB SELBSTGEMACHT, KÖTTBULLAR vom Möbelhändler oder abgepackt aus dem Kühlregal, im Durchschnitt enthält die gehackte Mischung aus Fleisch, Fett, Brot und Gewürzen zwischen 15 und 30 Prozent Fett – gleichgültig, ob auf der Packung „fettreduziert" steht oder nicht. Geflügelfrikadellen sind nur wenig figurfreundlicher als Produkte aus gemischtem Hackfleisch.

KOTELETT!

VON WEGEN FETTES SCHWEIN, DAS WAR EINMAL. Der Fettgehalt im Fleischanteil liegt nur noch bei 1 bis 1,5 Prozent. Die magerste Frikadelle bringt es dagegen auf 13 Prozent.

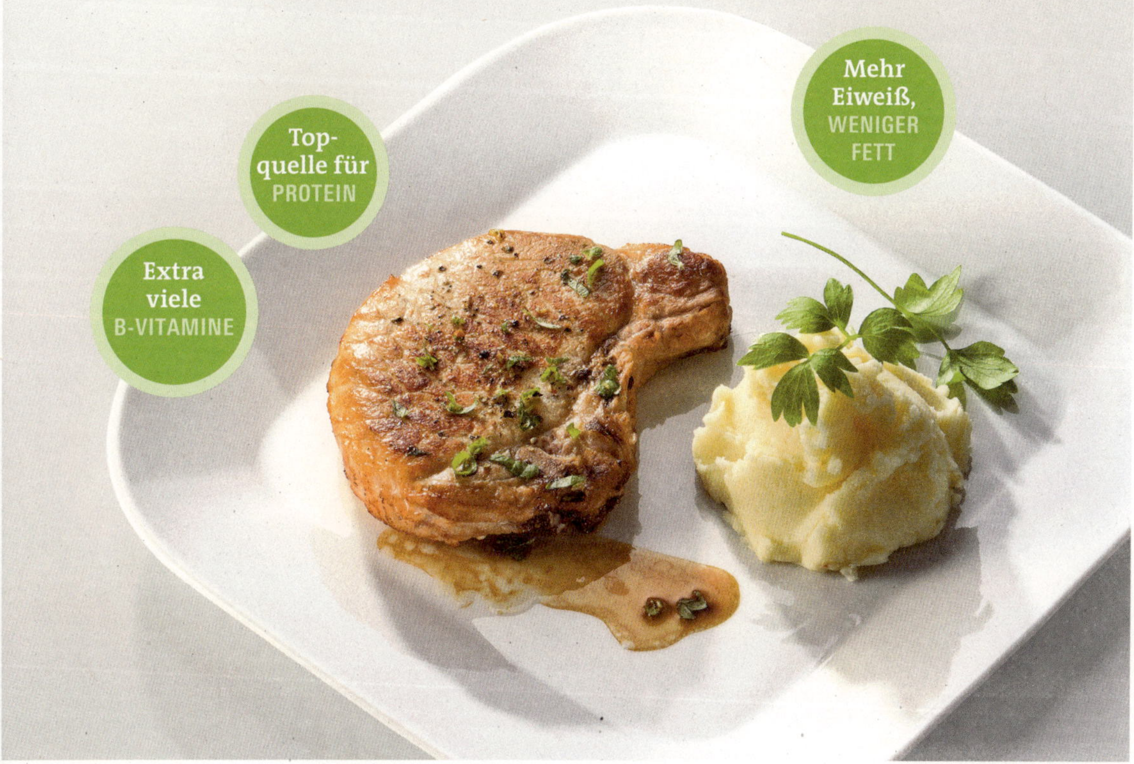

Top-quelle für PROTEIN
Extra viele B-VITAMINE
Mehr Eiweiß, WENIGER FETT

BRÄT MAN EIN mageres Stielkotelett ohne zusätzliches Fett und schneidet später auf dem Teller das sichtbare Fett weg, hat man vollen Fleischgenuss bei wenig Kalorien. Selbst wer den Fettrand mitisst, nimmt bei einem Kotelett von 180 Gramm weniger als 10 Gramm Fett zu sich. Und damit mindestens 100 Kalorien weniger als bei den magersten Geflügelfrikadellen.

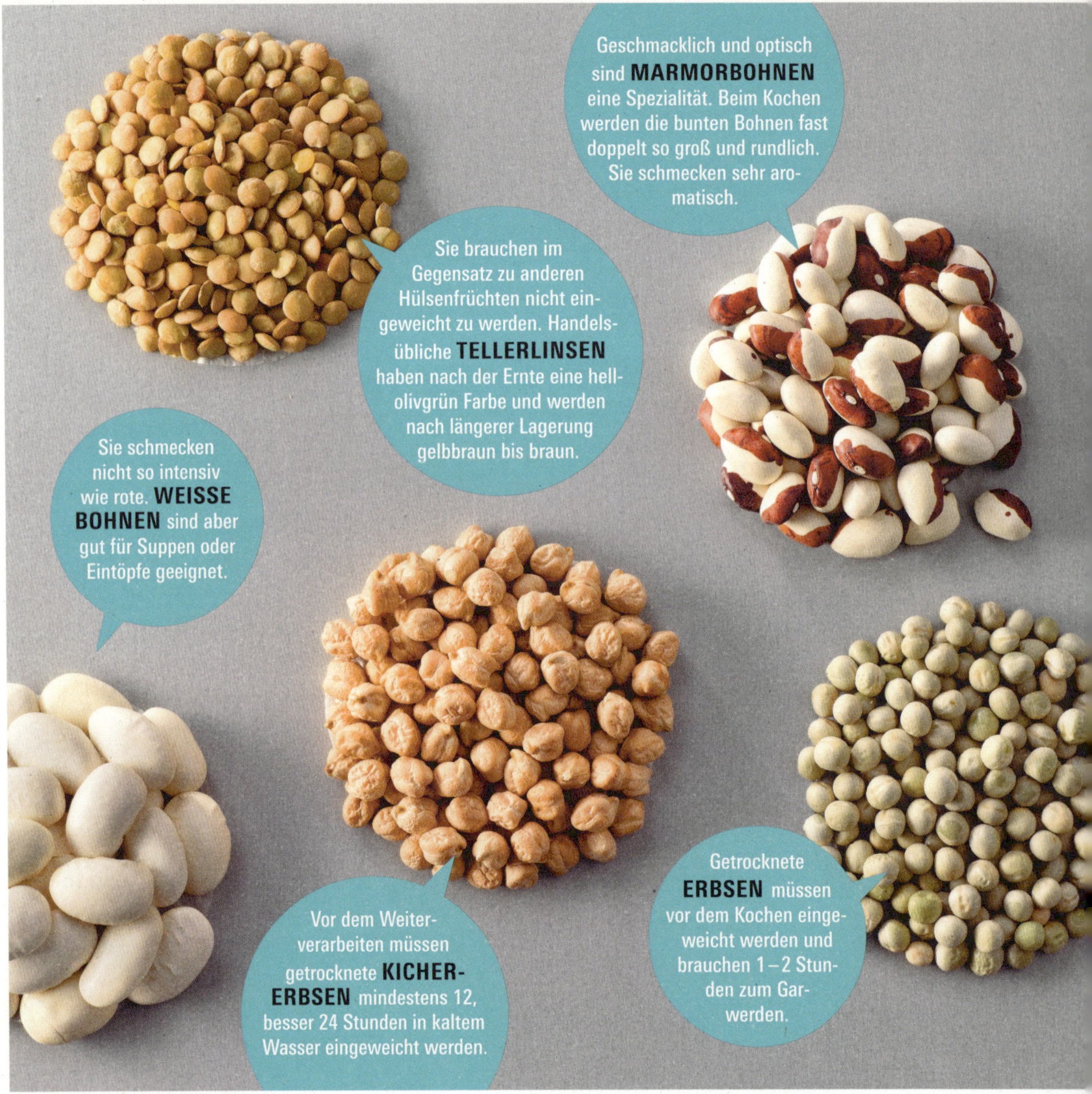
Geschmacklich und optisch sind **MARMORBOHNEN** eine Spezialität. Beim Kochen werden die bunten Bohnen fast doppelt so groß und rundlich. Sie schmecken sehr aromatisch.
Sie brauchen im Gegensatz zu anderen Hülsenfrüchten nicht eingeweicht zu werden. Handelsübliche **TELLERLINSEN** haben nach der Ernte eine hellolivgrün Farbe und werden nach längerer Lagerung gelbbraun bis braun.
Sie schmecken nicht so intensiv wie rote. **WEISSE BOHNEN** sind aber gut für Suppen oder Eintöpfe geeignet.
Vor dem Weiterverarbeiten müssen getrocknete **KICHERERBSEN** mindestens 12, besser 24 Stunden in kaltem Wasser eingeweicht werden.
Getrocknete **ERBSEN** müssen vor dem Kochen eingeweicht werden und brauchen 1–2 Stunden zum Garwerden.

HÜLSENFRÜCHTE

APPETITHEMMER

Vorhin erst gegessen und nun schon wieder hungrig? Dann nützt es, regelmäßig ein paar Kichererbsen, Bohnen, Linsen und Erbsen in den Speisezettel einzubauen. Denn die „langsamen" Kohlenhydrate der Hülsenfrüchte sind ideal für alle, die zwar abnehmen, aber nicht hungern wollen. Weil die Stärke der preiswerten Samenkerne langsam und gleichmäßig verdaut wird, fühlt man sich über viele Stunden angenehm satt. Extra figurfördernd: Untersuchungen zeigen, dass ein Teil der Hülsenfrüchte den Körper ungenutzt wieder verlässt. **Konserven sind praktisch** und enthalten nicht weniger Nährstoffe als selbstgekochte Bohnen, Erbsen oder Linsen. Allerdings gibt es nur gängige Sorten in der Dose. Wer edlere Varianten bevorzugt, der muss sie selbst kochen. **Richtig lagern:** Hülsenfrüchte trocknen leicht aus. Liegen sie zu lange offen herum, nehmen sie nicht mehr genügend Flüssigkeit auf. Lieber in verschließbare Gefäße füllen, die vor Licht und Trockenheit schützen.

LINSEN

309 Kalorien
17 g Ballaststoffe
23 g Eiweiß

Sie erleben gerade eine Renaissance. Täglich treffen neue Arten in den Läden ein. Je kleiner die Linsen, desto sättigender und gesünder sind sie. Und desto schneller werden sie gar. Ganz gleich, welche Sorte man liebt, es lohnt, regelmäßig kleine Mengen unter seine Lieblingsgerichte zu mischen.

DICKE BOHNEN

84 Kalorien
3 g Ballaststoffe
7 g Eiweiß

Frisch geerntet kommen sie im Juni für kurze Zeit auf den Markt. Im Glas oder tiefgekühlt sind die großen Bohnenkerne immer zu haben. Sie besitzen eine feste hellgrüne oder braune Haut und einen cremigen Kern, der schön nussig schmeckt.

BOHNEN

263 Kalorien
17 g Ballaststoffe
21 g Eiweiß

Es gibt die proteinreichen Kerne getrocknet in vielen Größen, Farben und Formen. Auch in Dosen kann man sie in guter Qualität kaufen. Beim Zubereiten kräftig würzen, weil sie Aromen gut aufnehmen und so leichter verdaulich sind.

ERBSEN

287 Kalorien
18 g Ballaststoffe
23 g Eiweiß

Seit man jederzeit zarte grüne Erbsen tiefgekühlt kaufen kann, haben getrocknete Markerbsen ein wenig an Popularität verloren. Zu Unrecht, denn sie verleihen Eintöpfen Aroma und Substanz.

KICHERERBSEN

325 Kalorien
12 g Ballaststoffe
18 g Eiweiß

Sie sehen aus wie Haselnusskerne, schmecken aber eher neutral. Das macht sie wunderbar wandelbar. In Ragouts, Suppen, Dips und Eintöpfen schaffen sie einen milden Kontrast zu scharfen und würzigen Zutaten.

GESUNDE FISCHE

Welche Nährstoffe die Flossentiere liefern, hängt nicht nur von der Art, sondern auch vom Fanggebiet und vom Lebenszyklus der Fische ab. Vor allem wegen der gesunden mehrfach ungesättigten Omega-3-Fettsäuren raten Experten zu zwei Fischmahlzeiten pro Woche. Die viel gelobten Fischfette unterstützen einen zwar nicht beim Abnehmen. Doch wer zu viel wiegt, für den ist eine gute Versorgung mit Omega-3-Fettsäuren wichtig. Denn sie helfen, den Stoffwechsel vor den Folgen des Übergewichts zu schützen. Wichtig beim Kauf: Auf das blaue MSC-Siegel des Marine Stewardship Council achten. Die Organisation vergibt das Logo an Fischfangbetriebe, die sich verantwortungsvoll und umweltgerecht verhalten.

LACHS

Über 90 Prozent aller atlantischen Lachse wachsen in Farmen heran, meist in Norwegen, Schottland und Irland. Die Zuchtbetriebe setzen dem Fischfutter für eine intensive Fleischfarbe Karotinoide wie Canthaxanthin zu. Wildlachse sind nur dann rötlich gefärbt, wenn sie große Mengen Garnelen gefressen haben, europäischen Wildlachs erkennt man am blassen Fleisch. Fetten Zuchtlachs vorzugsweise grillen, auf dem Backblech garen oder ohne Fettzugabe in einer beschichteten Pfanne braten.

Nährstoffe:
131 Kalorien, 6 g Fett
1,8 g Omega-3-Fettsäuren

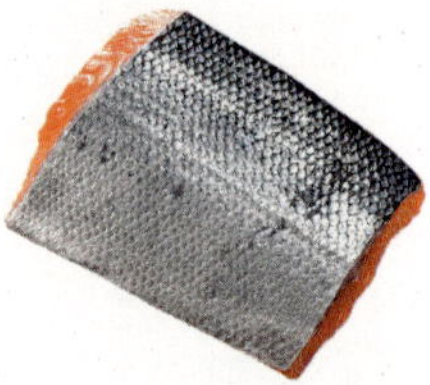

SEELACHS

Er ist mager, preiswert und wohlschmeckend, wohl deshalb gehört er zu den Top 10 der beliebtesten Speisefische. Unter seinem werblichen Namen Seelachs wird entweder der Köhler (Pollachius virens) oder der Pollack (Pollachius pollachius) verkauft. Beide sind nahe Verwandte des Kabeljaus. Das hellgrau schattierte Fleisch wird beim Garen heller. Seelachsfilet eignet sich zum Braten und Dünsten, schmeckt auch geräuchert. Wie groß die Bestände in den Meeren sind, ist unklar.

Nährstoffe:
82 Kalorien, 1 g Fett,
0,3 g Omega-3-Fettsäuren

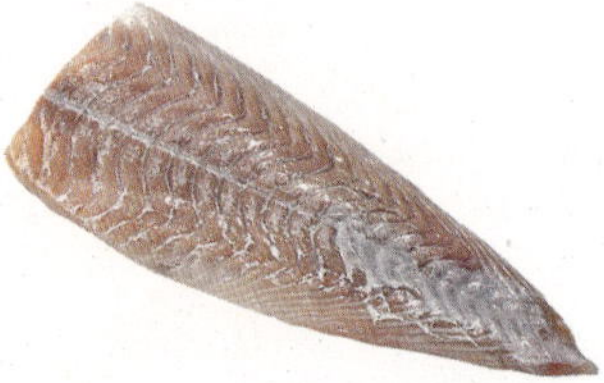

HERING

Jedes fünfte in Deutschland angebotene Kilo Fisch stammt vom Hering. Er schmeckt frisch gebraten, in Marinade oder Aspik, gebeizt als Matjes und geräuchert als Bückling. Beim Kauf frischer Heringe die kleinsten Exemplare wählen, sie sind am schmackhaftesten. Auf fette Zubereitungsarten verzichten, denn der kleine Lieblingsfisch der Deutschen ist selbst überaus gehaltvoll. Die Bestände sind nicht gefährdet.

Nährstoffe:
206 Kalorien, 1 g Fett
0,3 g Omega-3-Fettsäuren

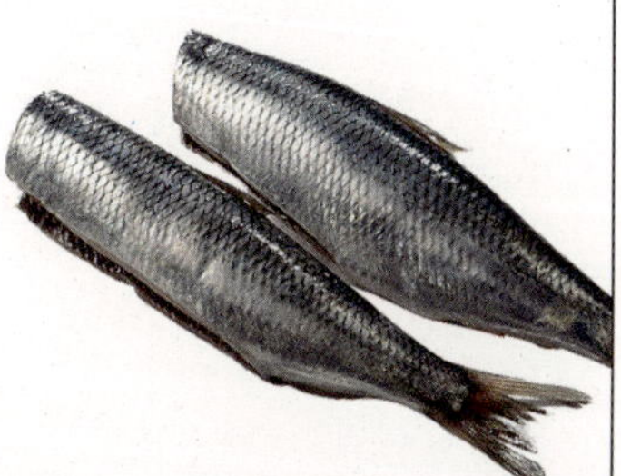

MAKRELE

Diese preiswerte Fischart aus der Familie der Thunfische besitzt ein intensives Aroma, das geräuchert besonders gut zur Geltung kommt. Ganze frische Fische am besten im Backofen garen und mit Kräutern und Senf oder Knoblauch, Chili und Tomaten sehr kräftig würzen. Räuchermakrelen gut gekühlt lagern. Folienverpackte Filets nicht mehr kaufen, wenn das Ende der Mindesthaltbarkeit fast erreicht ist.

Nährstoffe:
182 Kalorien, 12 g Fett
2,1 g Omega-3-Fettsäuren

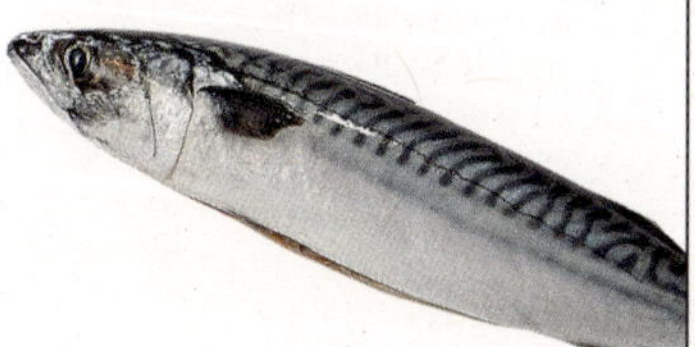

FORELLE

Bach- und Seeforellen leben wild in europäischen Gewässern, die überwiegend gezüchtete Regenbogenforelle stammt aus den USA. Ihr Fleisch ist ideal für kalorienarme Gerichte mit üppigem Proteingehalt. Forellen werden zu Lachsforellen, wenn sie mehr als 1500 Gramm wiegen und durch Farbpigmente im Futter eine lachsähnliche Farbe annehmen. Das grätenarme Fleisch schmeckt gebraten und „blau“ gekocht. Unübertroffen: frisch geräucherte Forelle.

Nährstoffe:
113 Kalorien, 3 g Fett
1,0 g Omega-3-Fettsäuren

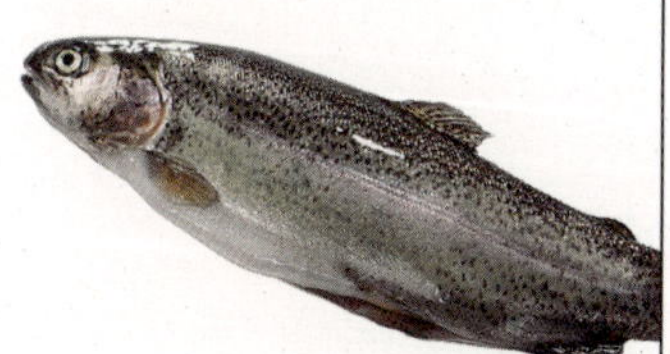

FISCHSTÄBCHEN?

AUSSEN FETT UND KNUSPRIG, INNEN WENIG FISCH. Bei paniertem Fisch aus der Kühltruhe saugen Mehl und Brösel viel Bratfett auf.

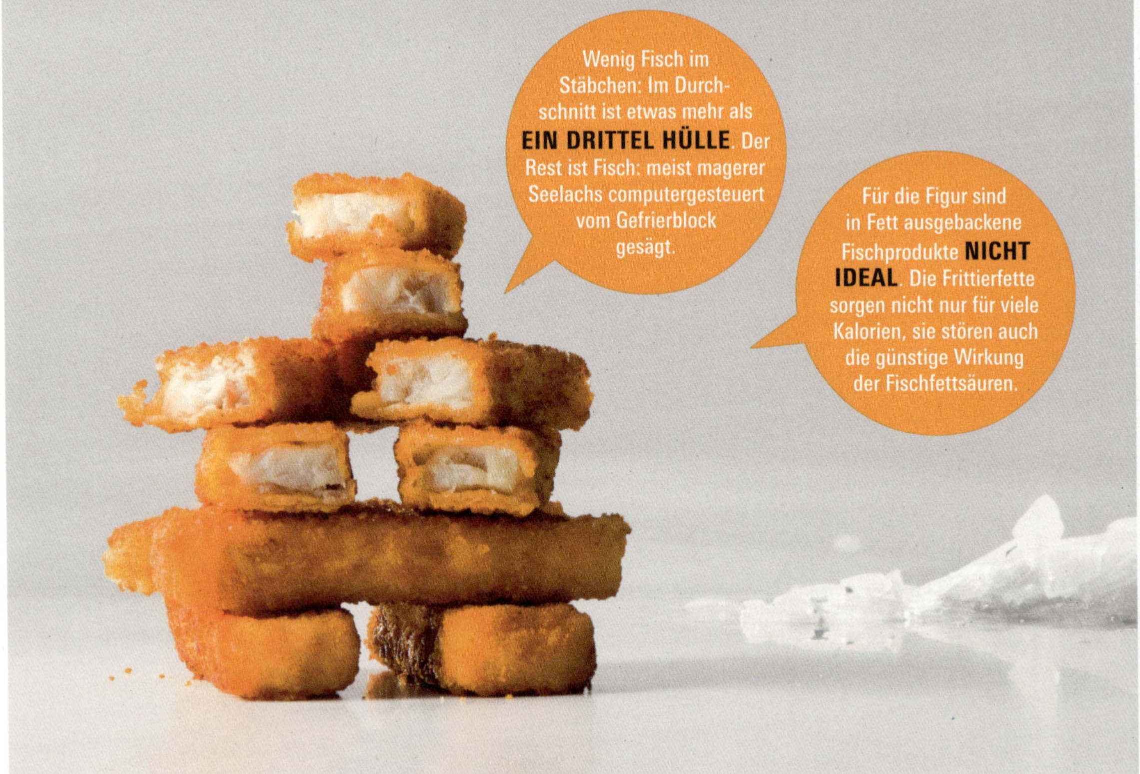
Wenig Fisch im Stäbchen: Im Durchschnitt ist etwas mehr als EIN DRITTEL HÜLLE. Der Rest ist Fisch: meist magerer Seelachs computergesteuert vom Gefrierblock gesägt.
Für die Figur sind in Fett ausgebackene Fischprodukte NICHT IDEAL. Die Frittierfette sorgen nicht nur für viele Kalorien, sie stören auch die günstige Wirkung der Fischfettsäuren.

WIRD EIN FISCH PANIERT wie ein Schnitzel, gehen seine figurfreundlichen Eigenschaften weitgehend verloren. Das gilt für Backfisch, Schlemmerfilet, Shrimps und Tintenfisch in der Teighülle – und natürlich für Fischstäbchen. Mütter finden die grätenlosen Vierkantstäbchen höchst bequem, Kinder lieben sie. Wer nicht darauf verzichten mag, backt sie im Ofen und brät sie nicht in der Pfanne.

PURER FISCH!

DAS IST DER BESTE FANG. Wer ihn regelmäßig genießt, nimmt leichter ab. Das zeigen neue Forschungsergebnisse.

Schon 100 g Hering decken den täglichen Bedarf an wichtigen Omega-3-Fettsäuren. **OPTIMAL**: Rollmöpse, Matjes und Bismarckheringe tun denselben Dienst.

Topquelle für JOD

100 KALORIEN SPAREN

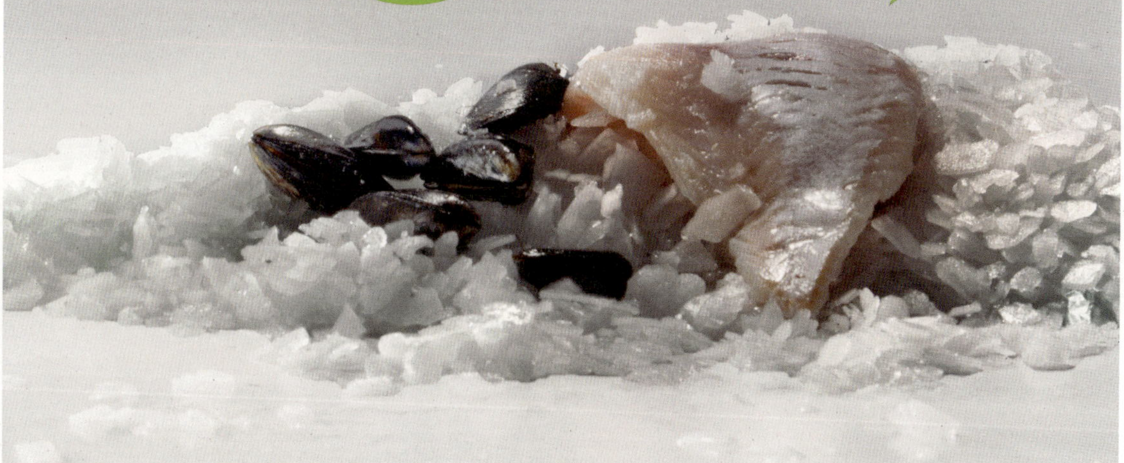

MUSCHELN, AUSTERN, Garnelen und Fischfilets bringen wenig Kalorien auf den Teller, dafür reichlich Eiweiß in Topqualität. Dazu sind sie reich an Selen, das dem Körper zum Schutz gegen schädliche Oxidationsvorgänge dient. Der durchschnittliche Tagesbedarf eines Erwachsenen kann mit einer Fischmahlzeit von 150 bis 200 Gramm Rotbarsch, Hering oder Karpfen gedeckt werden.

SCHNELLE KÖRNER

Mehr auf dem Teller, weniger Hunger! Wer öfter Mahlzeiten mit ballaststoffreichem Getreide einplant, wird schneller und nachhaltiger satt. Die angenehme Folge: Man nimmt langsam, aber sicher ab. Also häufiger mal Suppen, Eintöpfe und Gemüsegerichte mit Bulgur, Couscous und Co. kombinieren und damit in lecker-leichte Sattmacher verwandeln, die in der Küche kaum Mühe machen. Wer wenig Zeit hat, kocht immer gleich eine größere Portion. Der Vorrat bleibt im Kühlschrank vier bis fünf Tage frisch.

BULGUR

Die Getreidespezialität aus dem Orient ist fix zubereitet, weil die geschroteten Weizenkörner bereits vorgegart sind. Das Verfahren ist dem von Parboiled-Reis ähnlich, und die Vitamine bleiben zum großen Teil erhalten. Feiner heller Bulgur gart schneller als dunkle Vollkornsorten, die man am besten in Brühe 10 Minuten bei schwacher Hitze kocht und danach 15 Minuten auf der abgeschalteten Kochplatte ausquellen lässt.

Garzeit: 10–25 Minuten

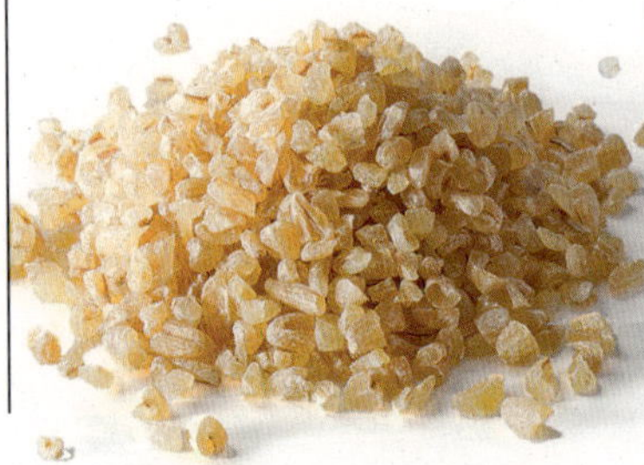

COUSCOUS

Im Unterschied zum Bulgur, der aus Weizengrütze besteht, ist die Basis für Couscous Weizengrieß. Die heute üblichen Instantvarianten stehen blitzschnell fertig auf dem Tisch, weil der vorgegarte, fein zerkleinerte Grieß nur noch in der gleichen Menge heißem Wasser kurz aufquellen muss. Denn für die schnelle Variante dieser ursprünglich nordafrikanischen Spezialität wird Hartweizen in Dampf vorgegart und wieder getrocknet.

Garzeit: 10 Minuten

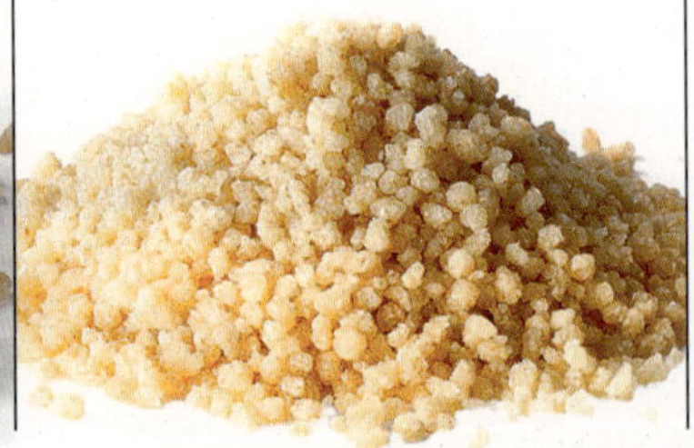

HIRSE

Diese uralte Getreideart gilt in vielen afrikanischen Ländern als wichtigstes Grundnahrungsmittel. Kein Wunder, denn Hirse enthält viele essenzielle Nährstoffe: Zwischen 5 und 15 Prozent Eiweiß, Vitamine der B-Gruppe, etwas Betakarotin und Vitamin C. Vor allem wird sie aber als Quelle für Mineralstoffe und Spurenelemente hoch geschätzt. Die winzigen goldgelben Körner werden in Brühe gegart. In Milch gekocht, ist Hirse auch süß zubereitet ein Gedicht.

Garzeit: 10 Minuten

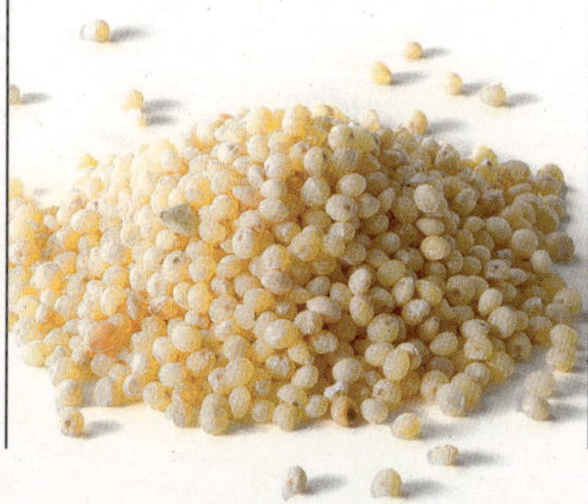

GRÜNKERNSCHROT

Dinkel und Grünkern sind Varianten des Weizens und bieten ähnliche Vorzüge: viele Ballaststoffe, wertvolles Eiweiß und reichlich Vitamine. Erntet der Bauer die alte Weizensorte Dinkel frühzeitig vor der eigentlichen Reife, sind die Körner noch grün und saftig. Schonend getrocknet, bleibt die Farbe erhalten, und das Korn entwickelt sein würziges Aroma. Grünkernschrot schmeckt sehr gut als Einlage in Gemüsesuppen. Einfach in die Brühe einstreuen und bei milder Hitze quellen lassen.

Garzeit: 20 Minuten

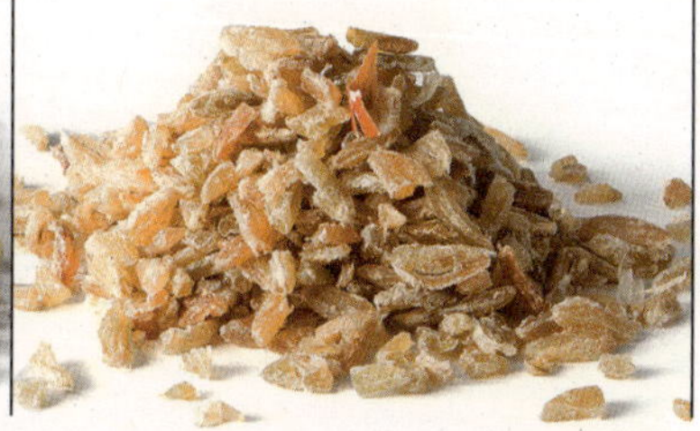

BUCHWEIZEN

Regelmäßig genossen, könnte er helfen, lästigen Bauchspeck besser loszuwerden. Dies liegt in den Inhaltsstoffen der kantigen hellen Körner. Sie liefern neben Vitamin E viel vom sonst oft knappen Spurenelement Chrom. Kanadische Forscher wiesen außerdem große Mengen eines Stoffs (Chiro-Inositol) nach, von dem sie annehmen, dass er den Blutzucker stabilisiert. Übrigens: Das würzige Aroma des Buchweizens kommt am besten zur Geltung, wenn man die Körnchen knapp gart, also al dente kocht und neben der Kochstelle ausquellen lässt.

Garzeit: 10–15 Minuten

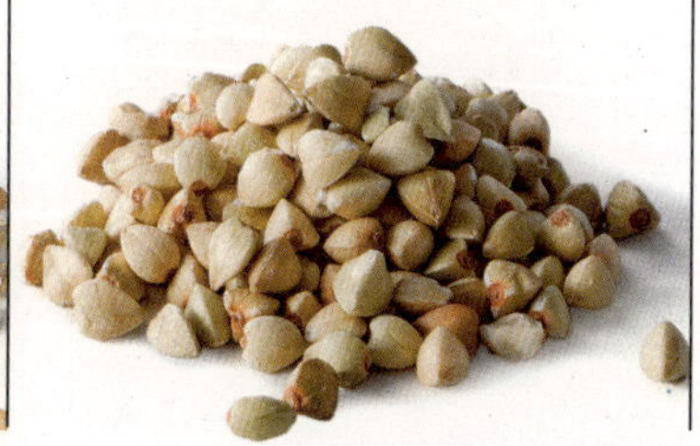

SUPPENEINLAGEN

GUT ENTFETTETE FLEISCH- UND GEFLÜGELBRÜHE stillt den Hunger auf leichte Art und liefert dennoch kaum Kalorien – die kommen erst durch manche Einlage in die Suppe.

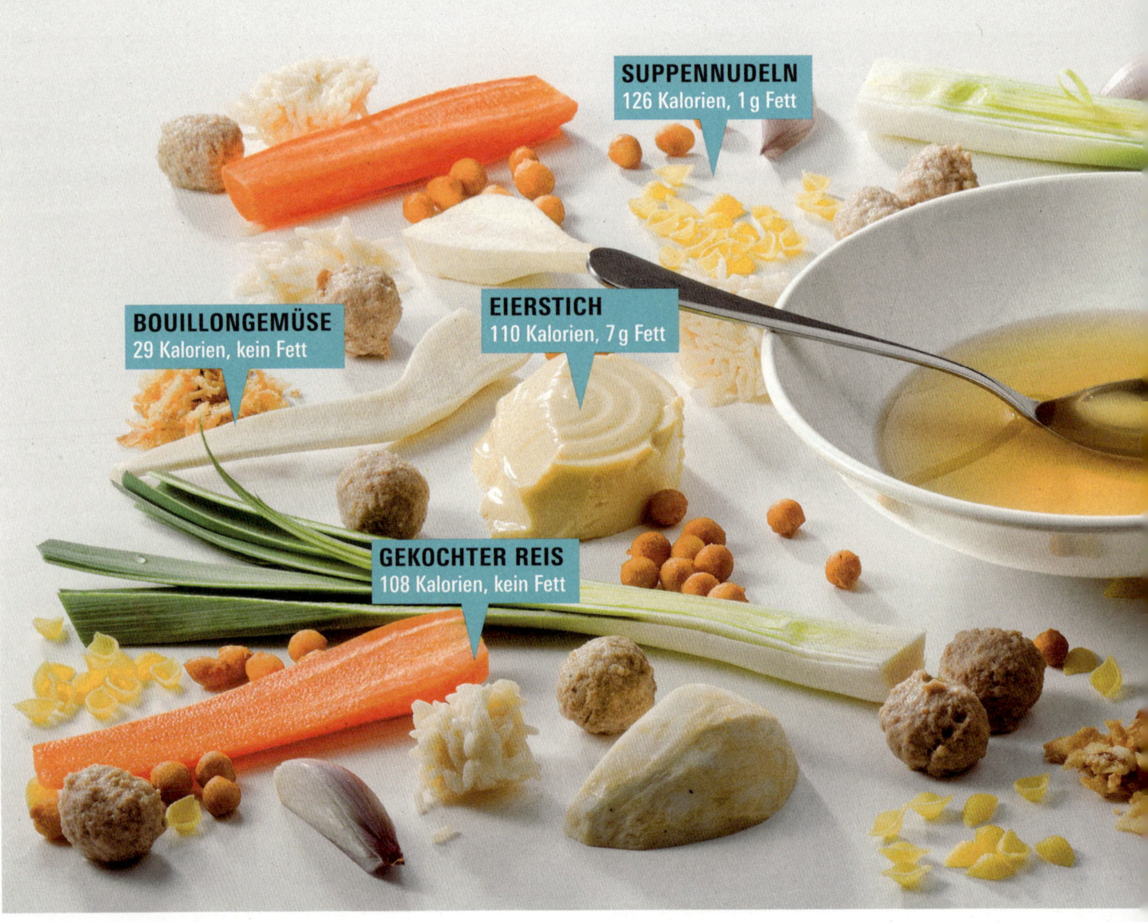
SUPPENNUDELN
126 Kalorien, 1 g Fett
BOUILLONGEMÜSE
29 Kalorien, kein Fett
EIERSTICH
110 Kalorien, 7 g Fett
GEKOCHTER REIS
108 Kalorien, kein Fett

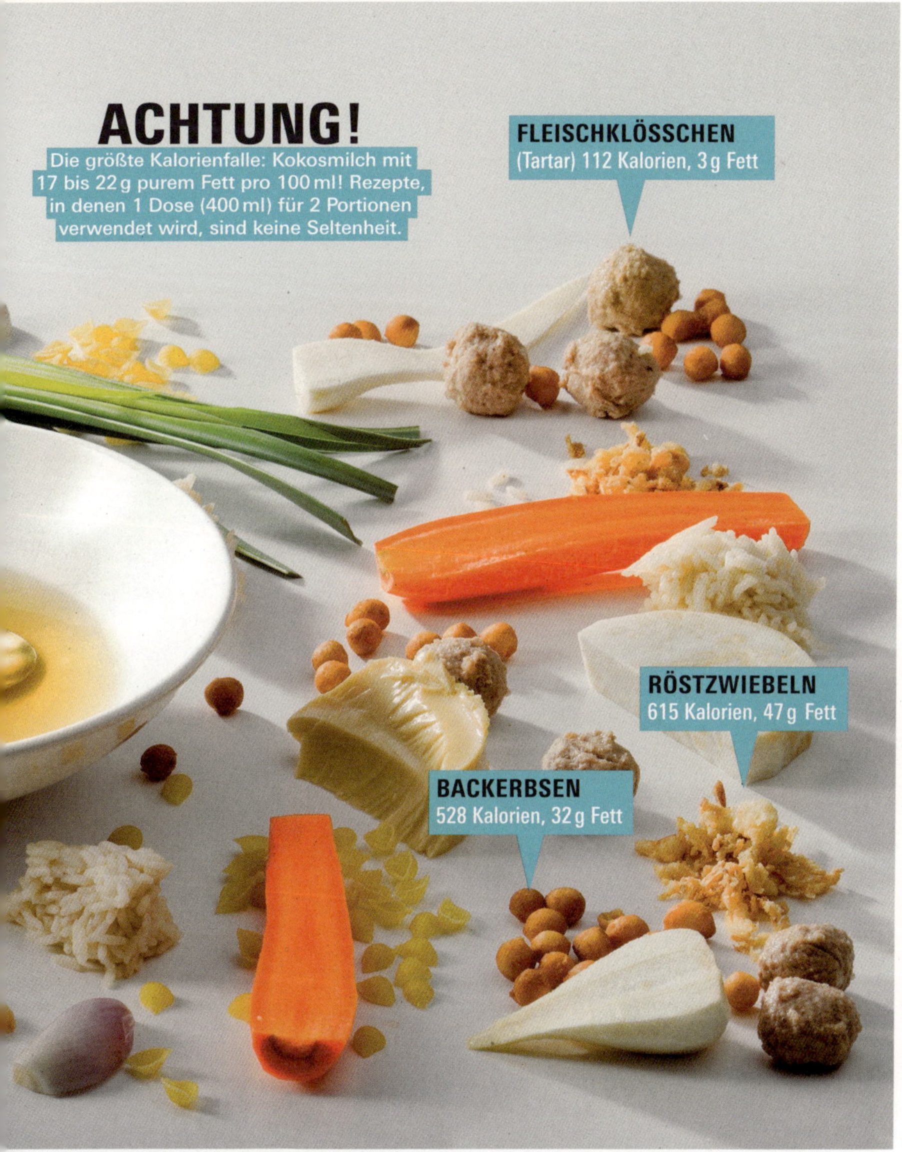
ACHTUNG!
Die größte Kalorienfalle: Kokosmilch mit 17 bis 22 g purem Fett pro 100 ml! Rezepte, in denen 1 Dose (400 ml) für 2 Portionen verwendet wird, sind keine Seltenheit.
FLEISCHKLÖSSCHEN
(Tartar) 112 Kalorien, 3 g Fett
RÖSTZWIEBELN
615 Kalorien, 47 g Fett
BACKERBSEN
528 Kalorien, 32 g Fett

SUPPEN SPENDEN WÄRME VON INNEN und sättigen auf bekömmliche Weise. Vorausgesetzt, die Zutaten stimmen. In jedem Fall eignen sie sich ausgezeichnet als Mineralstoffquelle. Denn alle Nährstoffe der Zutaten gehen beim Kochen in die Brühe über, bleiben im Topf und werden mitgegessen. Es gibt fast kein Lebensmittel, das nicht in eine Suppe passt. Gemüse füllt den Magen, Hülsenfrüchte liefern Proteine und Vollkornprodukte wie Grünkern und Graupen Langzeitenergie.

MEHLSCHWITZE?

ZUM GLÜCK: FEINE GEMÜSE, cremige Suppen, Ragouts und Pastasaucen werden immer seltener mit der einfachen Mehlsauce kalorienreich beschwert.

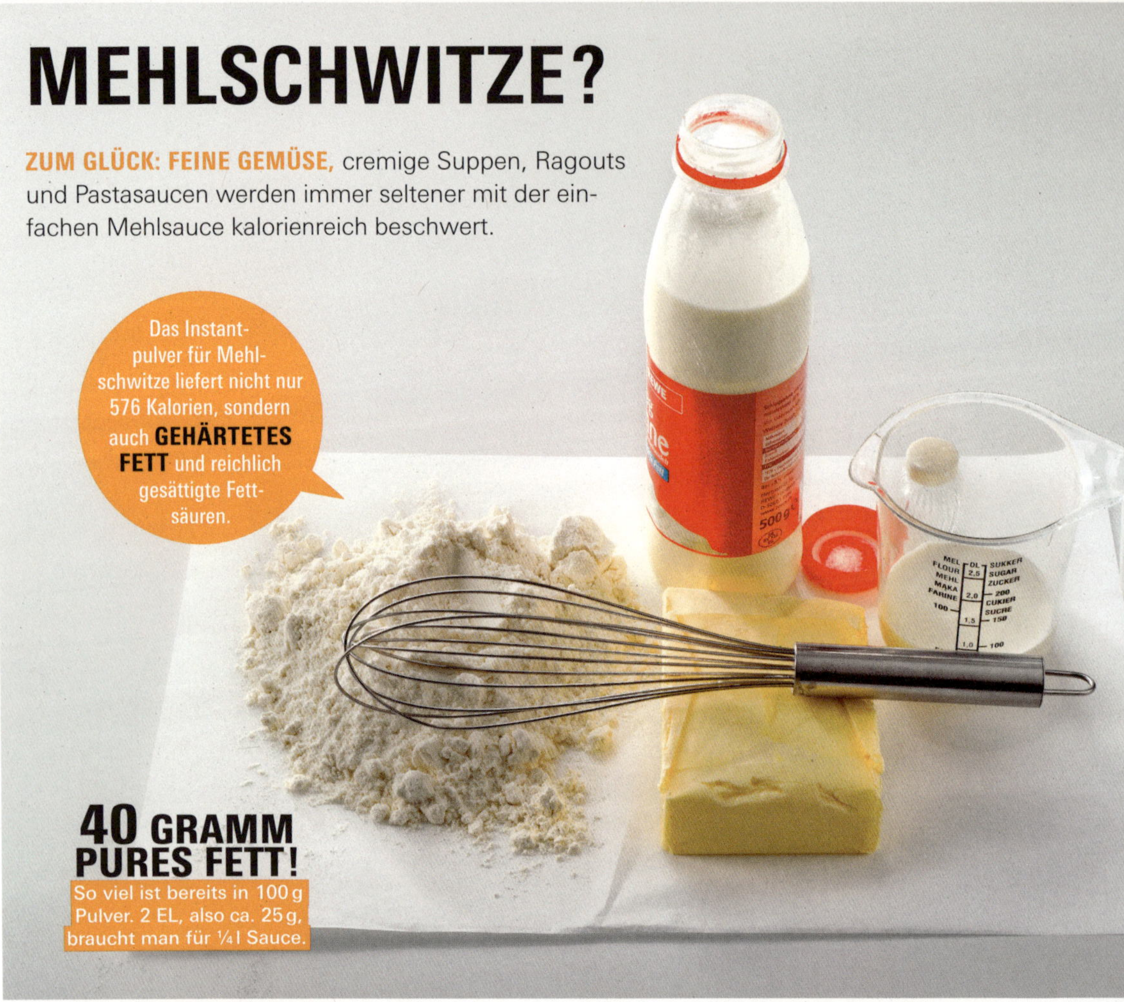

Das Instantpulver für Mehlschwitze liefert nicht nur 576 Kalorien, sondern auch **GEHÄRTETES FETT** und reichlich gesättigte Fettsäuren.

40 GRAMM PURES FETT!

So viel ist bereits in 100 g Pulver. 2 EL, also ca. 25 g, braucht man für ¼ l Sauce.

ALS FÜR KALORIEN NOCH DAS MOTTO „Je mehr, desto besser" galt, hielten Franzosen, Deutsche und Italiener die Béchamel oder Einbrenne für die unentbehrliche Basis bürgerlicher Küche. Heute verzichten Figurbewusste lieber auf die deckende Sauce – auch wenn sie in puncto Fettgehalt lange nicht so schlecht dasteht wie Saucen aus reiner Sahne oder Crème fraîche.

MIXSTAB FÜR SAUCE!

KEINE NEUE ZUTAT, SONDERN DIESES TECHNISCHE GERÄT macht die moderne Küche so figurfreundlich! Die schnellen Messerchen pürieren gekochtes Gemüse zu köstlich-leichten Vitalsaucen und -suppen.

Möhren, Pastinaken, Brokkoli oder Paprikaschoten eignen sich für die leichte Art, Suppen und Saucen zu binden. **BESONDERS CREMIG** werden sie, wenn man eine Kartoffel mitkocht, die pürierte Mischung durch ein Sieb streicht und vor dem Servieren noch einmal aufmixt.

Extra viele BIOAKTIVE PFLANZENSTOFFE

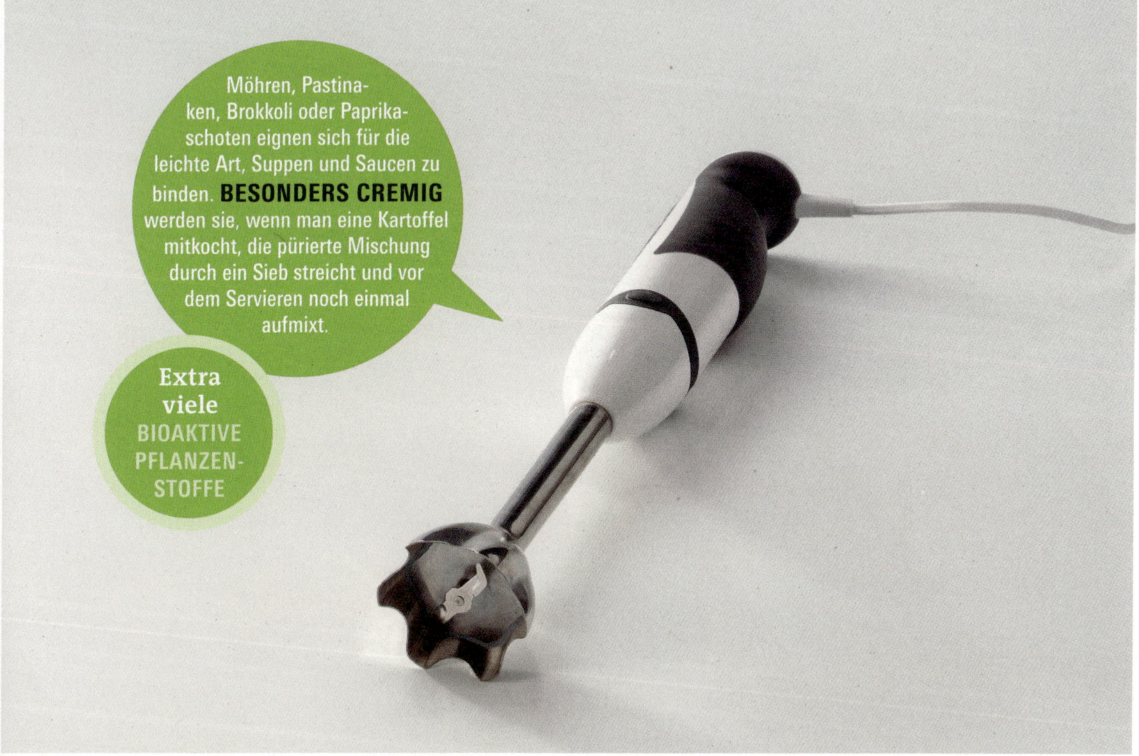

HELLES GEMÜSE STATT HELLER MEHLSCHWITZE: Kohlrabi, Blumenkohl oder Fenchel kleinschneiden, in etwas Brühe weichkochen, das Ganze mit dem Schneidstab pürieren und gut abschmecken. Gerät die Mischung zu dick, noch etwas Brühe zugeben. Die cremige Sauce passt zu Geflügel und Fisch. Für dunkle Bratensaucen einfach viel Zwiebeln und Suppengrün mitschmoren und durchmixen.

ECHTE HOLLANDAISE?

NEHMEN SIE EINE EINLADUNG ZUM ESSEN lieber gar nicht erst an, wenn der Menüplan die berühmte Buttersauce vorsieht. Sie werden nicht widerstehen können.

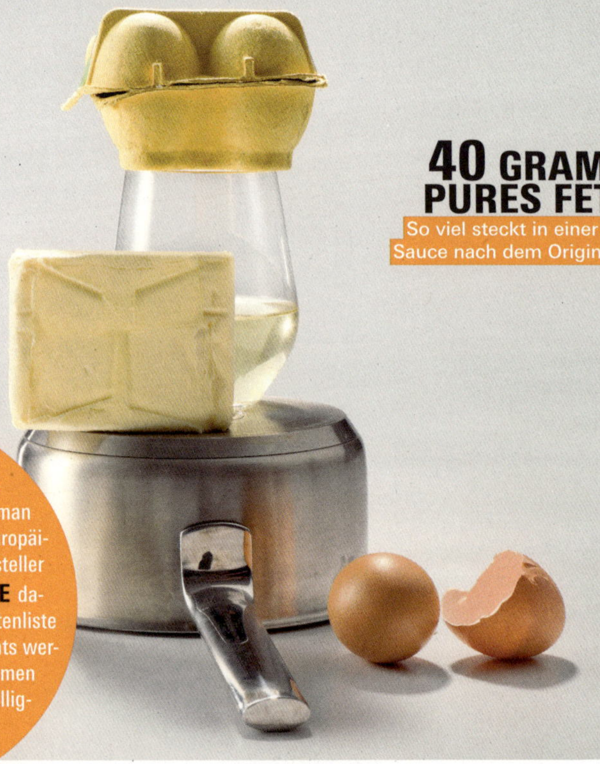

40 GRAMM PURES FETT!

So viel steckt in einer Portion Sauce nach dem Originalrezept!

Wo Sauce Hollandaise draufsteht, müsste auch welche drin sein, sollte man meinen. Doch laut Urteil des Europäischen Gerichtshofs dürfen Hersteller ähnliche **FERTIGPRODUKTE** danach benennen, wenn eine Zutatenliste vorhanden ist. Auch in Restaurants werden unter dem guten alten Namen überwiegend aufgewärmte Billigkopien aufgetischt.

DER KÖSTLICHE, KALORIENREICHE KLASSIKER besteht aus purer geschmolzener Butter, viel Eigelb, Schalottenwürfeln und etwas Wein. Mehl oder Stärke sind für die cremige Emulsion nicht nötig – nur ein Wasserbad und ein Schneebesen zum Aufschlagen. Fertigprodukte haben mit dem Original wenig gemein, statt Butter enthalten sie meist Pflanzenöl und der Anteil an Eigelb ist geringer.

FALSCHE HOLLANDAISE!

WER PFUNDE VERLIEREN WILL, ist hoffentlich zu Kompromissen bereit und wählt die Kopie.

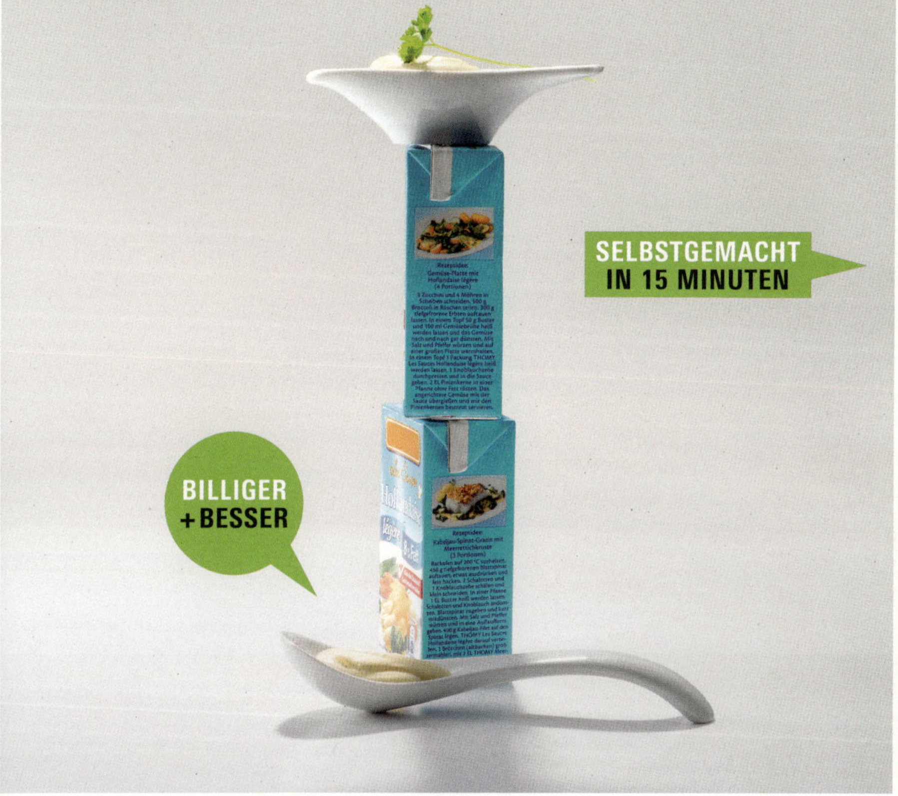

LEICHTE HOLLANDAISE

Für 4 Portionen

¼ l gute Brühe mit 20 g Speisestärke in einen kleinen hohen Topf geben und unter ständigem Rühren aufkochen.

Die dick gekochte Sauce von der Kochplatte ziehen.

2 Eigelb und 50 g eiskalte, gewürfelte Butter zufügen. Dabei die Sauce mit dem Pürierstab kräftig aufmixen.

Zum Erwärmen den Topf noch einmal kurz auf die abgeschaltete oder ganz niedrig eingestellte Kochplatte stellen.

Unter Rühren mit Zitronensaft, Zucker, Pfeffer und Salz abschmecken. Sofort servieren.

FETT	14 G
EIWEISS	2 G
KALORIEN	157

LEICHTE HOLLANDAISE-SAUCEN, die als Fertigprodukt verkauft werden, enthalten im Gegensatz zum Original Wasser, reichlich Stärke, Mehl und Verdickungsmittel. Ist viel angedicktes Wasser in der Packung, wird mit Begriffen wie „légère" geworben. Pulversaucen werben oft mit dem geringen Fettgehalt („unter x Prozent Fett"), dabei stimmt das nur, wenn man die Butter weglässt.

CARBONARA?

IN DIE RÖMISCHE PASTASAUCE „nach Köhlerart“ kommen nur Zutaten, die sich so richtig auf die Hüften legen. Ein echter Kalorienbrummer.

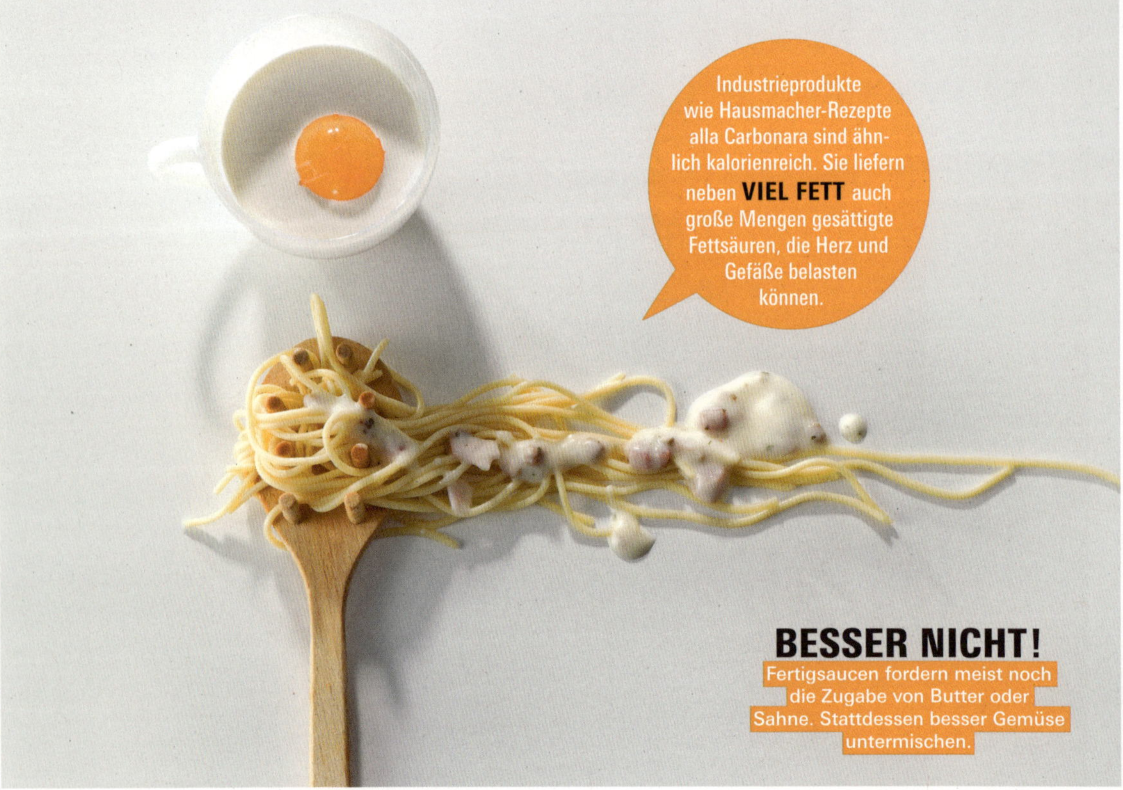

Industrieprodukte wie Hausmacher-Rezepte alla Carbonara sind ähnlich kalorienreich. Sie liefern neben **VIEL FETT** auch große Mengen gesättigte Fettsäuren, die Herz und Gefäße belasten können.

BESSER NICHT!

Fertigsaucen fordern meist noch die Zugabe von Butter oder Sahne. Stattdessen besser Gemüse untermischen.

NUDELN PLUS SPECK, OLIVENÖL, EIER UND KÄSE, dichter kann es Kalorien in einer Mahlzeit kaum hageln. So simpel sie zuzubereiten ist, so füllt die Carbonara als Fertigprodukt ganze Supermarktregale. In hausgemachten Rezepten wird gern noch Sahne, Wein und pures Eidotter hinzugefügt – also wirklich keine Mahlzeit für Leute, die abnehmen wollen.

AL POMODORO!

DIE TOMATENSAUCE ZUR NUDEL IST ZWAR ein Italo-Klassiker, aber bei uns so vollkommen integriert, dass es unendlich viele deutsche Varianten gibt.

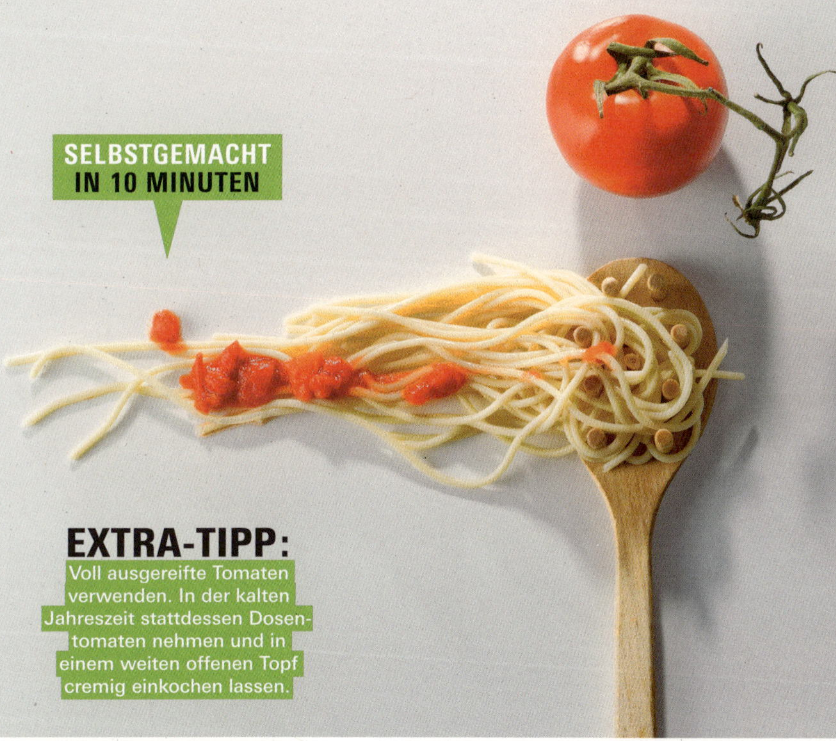

SELBSTGEMACHT IN 10 MINUTEN

EXTRA-TIPP:

Voll ausgereifte Tomaten verwenden. In der kalten Jahreszeit stattdessen Dosentomaten nehmen und in einem weiten offenen Topf cremig einkochen lassen.

FRISCHE TOMATENSAUCE

Für 4 Portionen

700 g aromatische Fleischtomaten waschen und grob zerkleinern. Mit 1 EL Olivenöl, 1 gehackten Knoblauchzehe, 2 EL Tomatenmark, ½ TL Salz und ¼ TL Pfeffer in einen Mixer geben und pürieren. Fein geschnittenes Basilikum untermischen.

Nudeln al dente kochen, abgießen, zurück in den heißen Topf geben und auf der Kochstelle kurz abdampfen lassen.

Die Tomatensauce zufügen und gut vermischen. Tipp: Mit Parmesan bestreut servieren!

Eine Portion Sauce enthält:

FETT	2 G
EIWEISS	2 G
KALORIEN	59

INDUSTRIEPRODUKTE BESTEHEN meist aus Tomatenpulver oder Tomatenmark und ein paar Gewürzen. Ihr Vorteil: Sie liefern im Vergleich zu hellen Pastasaucen auf Sahne- oder Käsebasis nur etwa ein Drittel so viel Kalorien. Wer Dosentomaten oder Tomatenmark im Vorrat hat, kann die Kultsauce jederzeit leicht selbst machen. Kalorienarme Versionen gelingen auch ohne viel Öl.

WEISSER REIS?

WER EINEN TAG LANG nichts als Reis isst – ganz ohne Salz in Wasser gekocht –, verliert blitzschnell ein paar Pfunde. Leider kein Fett, nur Wasser.

Gegen üppige Rundungen helfen eingeschobene Reistage kaum. Auch in Bezug auf Nährstoffe ist Reis deutlich **WENIGER WERTVOLL** als einheimisches Getreide. Mineralstoffe, Vitamine und sekundäre Pflanzenstoffe sind in Weizen, Roggen und Gerste reichhaltiger vertreten.

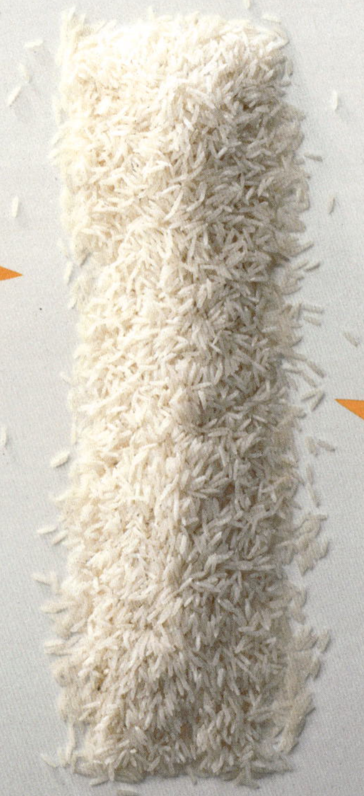

Weißer Reis bringt noch weniger wichtige Nährstoffe auf den Teller als Weißbrot. Er ist auch **KEIN TOLLER SATTMACHER**. Denn es fehlt ihm an Ballaststoffen, die den Magen füllen und den Blutzuckerspiegel stabilisieren.

DER ERFOLG IST SCHWINDELERREGEND! Aber nur, weil purer Reis aufgrund seines hohen Kaliumgehaltes viel Wasser ausschwemmt und deshalb der Blutdruck absacken kann. Wegen des stark entwässernden Effekts zeigt die Waage einige Pfunde weniger an, doch ist das nur Flüssigkeit, die der Körper beim nächsten normal gesalzenen Essen sofort wieder einlagert.

NUDELN!

BEIM SCHNELLEN WECHSEL der Diätmoden stehen Makkaroni, Spaghetti und Rigatoni immer wieder mal im Ruf des Dickmachers. Zu Unrecht.

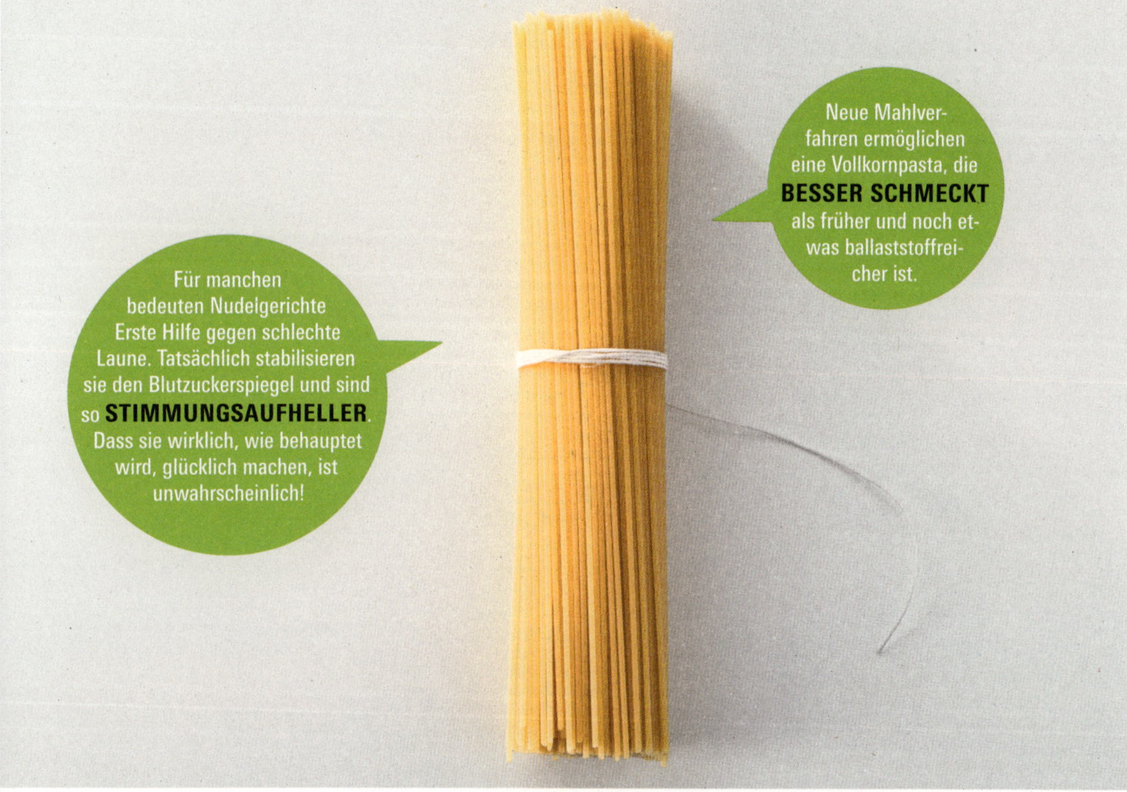

Neue Mahlverfahren ermöglichen eine Vollkornpasta, die **BESSER SCHMECKT** als früher und noch etwas ballaststoffreicher ist.

Für manchen bedeuten Nudelgerichte Erste Hilfe gegen schlechte Laune. Tatsächlich stabilisieren sie den Blutzuckerspiegel und sind so **STIMMUNGSAUFHELLER**. Dass sie wirklich, wie behauptet wird, glücklich machen, ist unwahrscheinlich!

HELLE NUDELN LIEFERN mit rund 5 Gramm Ballaststoffen fünf Mal mehr von den gesunden Sattmachern als weißer Reis. Und mit 12 Prozent haben sie auch noch fast doppelt so viel Eiweiß zu bieten. Wer sein knappes Kalorienbudget perfekt investieren möchte, setzt mit al dente gekochter Pasta auf einen preiswerten und gesunden Lieferanten für Langzeitenergie.

VOLLKORNREIS?

DER UNGESCHÄLTE REIS GILT als besonders gesund und sättigend. Im Vergleich zur Kartoffel schneidet er schlechter ab!

Die enthaltenen Mineralstoffe, vor allem das Eisen, sind **NICHT OPTIMAL** für den Körper zu verwerten.

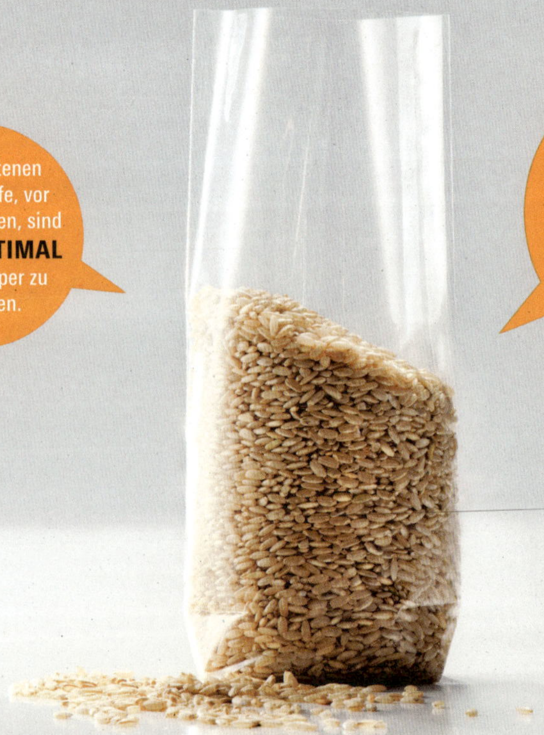

Eine typische Portion Vollkornreis wiegt etwa 60 g, liefert rund 210 Kalorien und nur **EIN EINZIGES GRAMM BALLASTSTOFFE**. Lieber öfter Pellkartoffeln kochen, die sättigen besser und liefern weniger Energie.

KALORIEN BESSER ANLEGEN!

Einheimische Getreidesorten sättigen nachhaltiger und bieten mehr nützliche Inhaltstoffe.

ALS NATUR- ODER VOLLKORNREIS kommen die Körner in den Handel, wenn der Reismüller nur die Spelzen entfernt, den Keimling und das umgebende Silberhäutchen aber erhält. Obwohl brauner Reis im Gegensatz zu weißem als „vollwertig" gelobt wird, ist er weit nährstoffarmer als die Kartoffel. Reis liefert nur Minimengen vom knappen B-Vitamin Folsäure und Null Vitamin C.

KARTOFFELN!

DICKMACHER? WEIT GEFEHLT! Schaut man genauer hin, erweisen sich die preiswerten Knollen als natürliche Lightprodukte mit hohem Nährwert.

Extra viel KALIUM

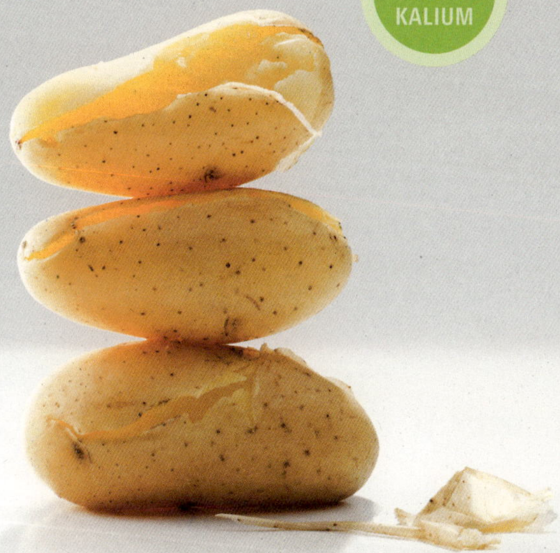

PERFEKT!

Eine übliche Portion Kartoffeln (200 g) liefert mit 114 Kalorien im Vergleich zum Vollkornreis nur gut die Hälfte der Kalorien, aber vier Mal so viel Ballaststoffe.

OB SIE NUN SIEGLINDE, LINDA, Gala oder Belana heißen: Schlicht in der Schale gekocht, haben alle Kartoffelsorten wenig Kalorien, praktisch kein Fett und sättigen trotzdem angenehm und anhaltend.

Wichtig für Vegetarier: Das enthaltene Kartoffelprotein ist so hochwertig, dass es in Kombination mit Milch oder Eiern den Wert von Fleischprotein bei weitem übersteigt.

KARTOFFELPUFFER?

DIE KLASSIKER DER DEUTSCHEN KÜCHE sind sehr beliebt, bringen aber unweigerlich jede Menge Fett auf den Teller.

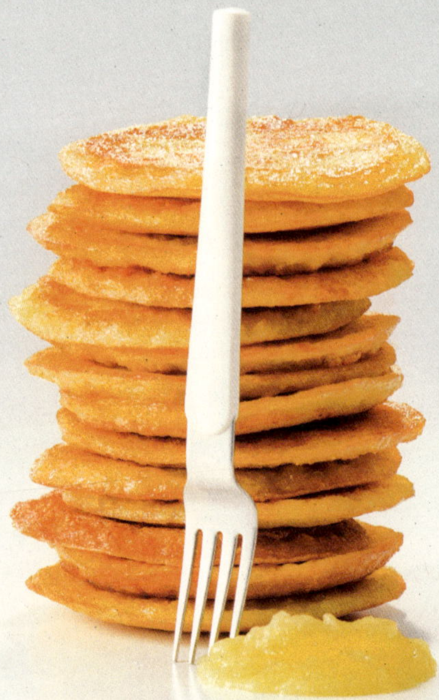

Reibekuchen geraten erst durch das Braten in heißem Öl zur **FETTFALLE**. Sie nehmen pro Stück 5 bis 10 g Fett auf. Am Bratfett zu sparen hat wenig Sinn. Selbst vorgegarte Tiefkühlpuffer werden labberig und zäh, wenn man sie ohne Fett auf dem Backblech zubereitet.

OB AN DER IMBISSBUDE genossen oder aus frisch geriebenen Kartoffeln in der eigenen Küche hergestellt, knusprig gebratene Kartoffelpfannkuchen sind zwar preiswert und lecker, aber fatalerweise echtes Hüftgold. Getrocknete Fertigmischungen und tiefgekühlte Pufferprodukte enthalten meist nicht mehr Fett als traditionell hergestellter Kartoffelteig nach Hausmacherart.

FOLIENKARTOFFELN!

SAMT DER SCHALE IN ALUFOLIE eingepackt und in den Ofen geschoben, treten die besten Eigenschaften der Knolle hervor: geschmacksintensiv, angenehm sättigend und kalorienarm.

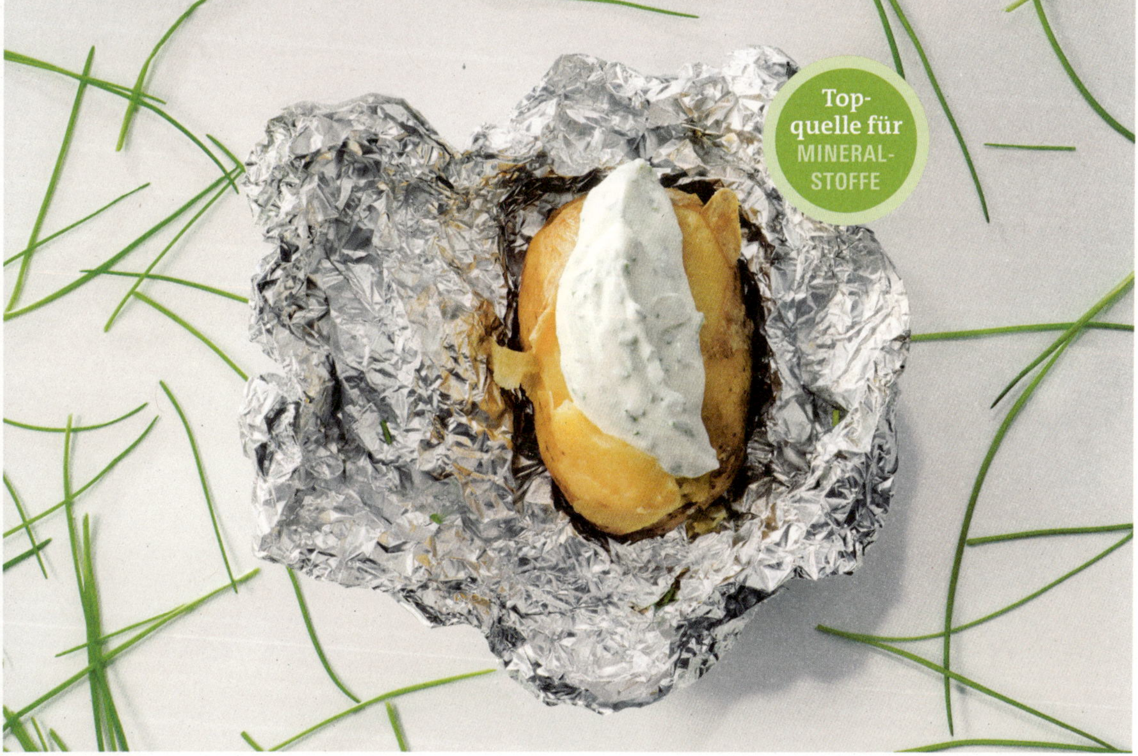

EINE MITTELGROSSE BACKKARTOFFEL wiegt etwa 200 Gramm und liefert nur etwa 115 Kalorien. Als natürliches Lightprodukt bringt sie sogar mehr Vitamine und Mineralstoffe mit als gekochte Salzkartoffeln oder gebratene Kartoffeln, weil Schale und Folie während des Garens die wichtigen Nährstoffe schützen. Wer als Topping anstelle von fettem Schmand Kräuterquark nimmt, macht alles richtig.

POMMES FRITES?

HEISS GELIEBT, ABER schlecht für die Taille: Im brodelnden Fettbad verwandeln sich kalorienarme Kartoffeln in kultige, aber gehaltvolle Genussmittel.

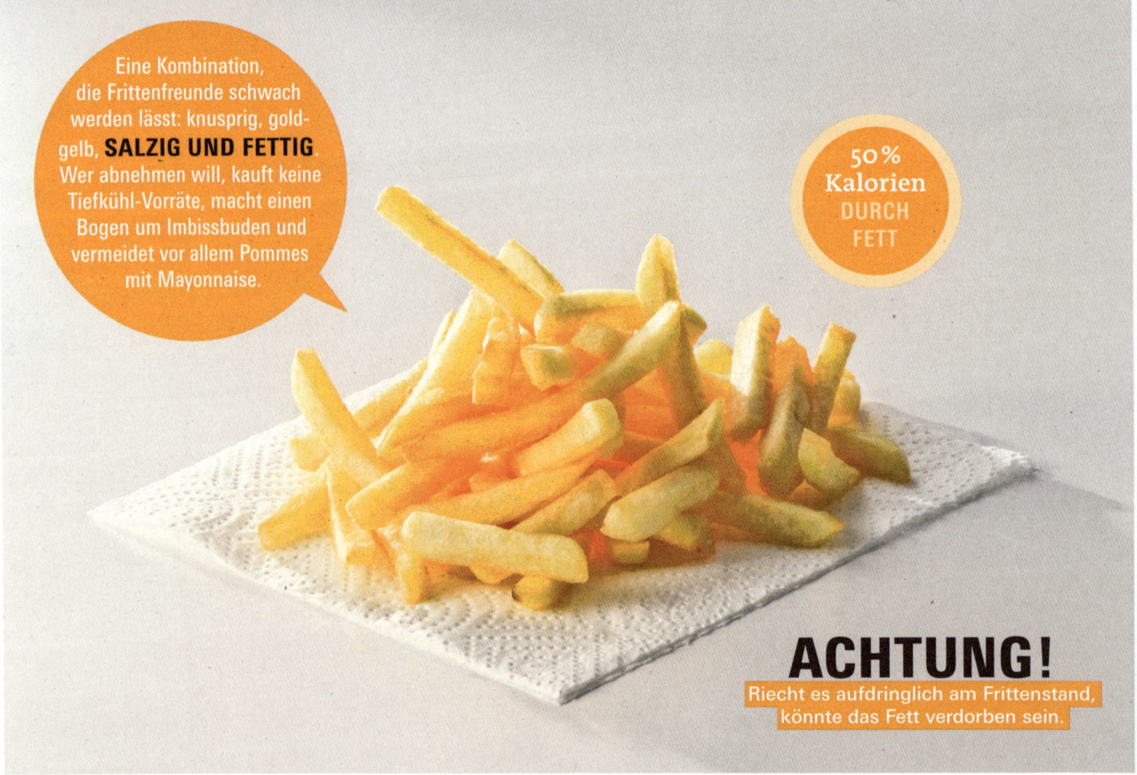
Eine Kombination, die Frittenfreunde schwach werden lässt: knusprig, goldgelb, SALZIG UND FETTIG. Wer abnehmen will, kauft keine Tiefkühl-Vorräte, macht einen Bogen um Imbissbuden und vermeidet vor allem Pommes mit Mayonnaise.
50 % Kalorien DURCH FETT
ACHTUNG!
Riecht es aufdringlich am Frittenstand, könnte das Fett verdorben sein.

FRITTIERTE KARTOFFELSTÄBCHEN und -spalten, Röstis und Kroketten sprengen jedes knapp kalkulierte Kalorienbudget. Je nach Form und Dicke nehmen die vorgegarten Kartoffelprodukte unterschiedlich viel Fett auf. Pommes aus der Fritteuse sind natürlich fettiger als aus dem Backofen, das zweifache Bad im heißen Fett kann den Energiegehalt der Kartoffel vervierfachen.

KLOSS UND KLÖSSCHEN!

AUF DEM TELLER MACHEN KNÖDEL ganz schön viel her. Schaut man auf die Kalorien, gehören sie zu den Leichtgewichten.

Fertige Kartoffelklöße, Gnocchi und Schupfnudeln sind **VORZÜGLICHE SATTMACHER**. Denn beim Vorgaren und wieder Abkühlen verändert sich ein Teil der enthaltenen Stärke so, dass unsere Verdauungssäfte sie nicht kleinkriegen. Die Stärke wird „resistent" und damit zu einem Ballaststoff.

HÄLT LÄNGER SATT

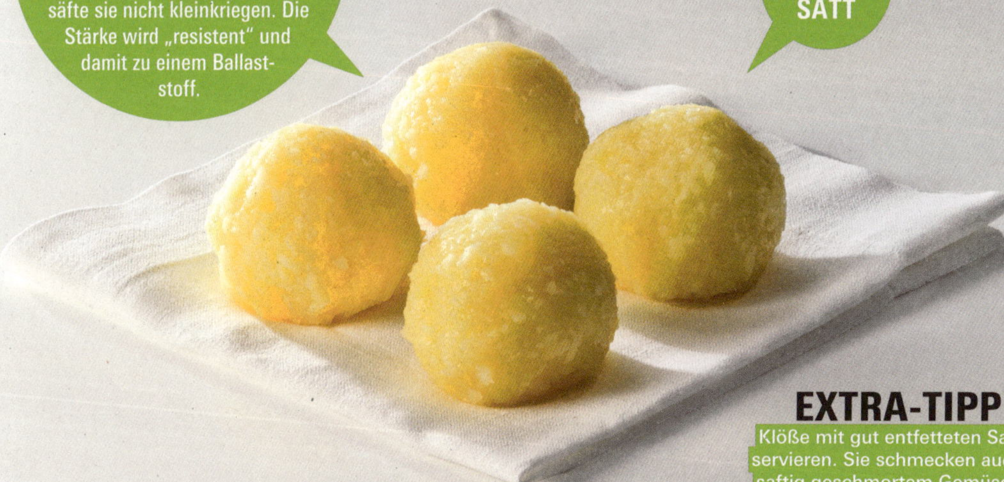

EXTRA-TIPP:

Klöße mit gut entfetteten Saucen servieren. Sie schmecken auch mit saftig geschmortem Gemüse gut.

WAS DIE NÄHRSTOFFE angeht, passiert es nicht oft, dass Tütenware ähnlich zusammengesetzt ist wie Hausmacherkost. Der fertige Kloßteig aus der Kühltheke und einige Trockenprodukte im Kochbeutel gehören dazu. Sie alle liegen mit etwas über 100 Kalorien pro 100 Gramm gleichauf mit selbstgemachten Klößen (halb und halb). Pellkartoffeln sind mit 70 Kalorien nur wenig günstiger.

RAHMGEMÜSE MIT KÄSE?

„ABER BITTE MIT SAHNE?" In der cremigen Tiefkühlvariante verbergen sich oft viele Kalorien.

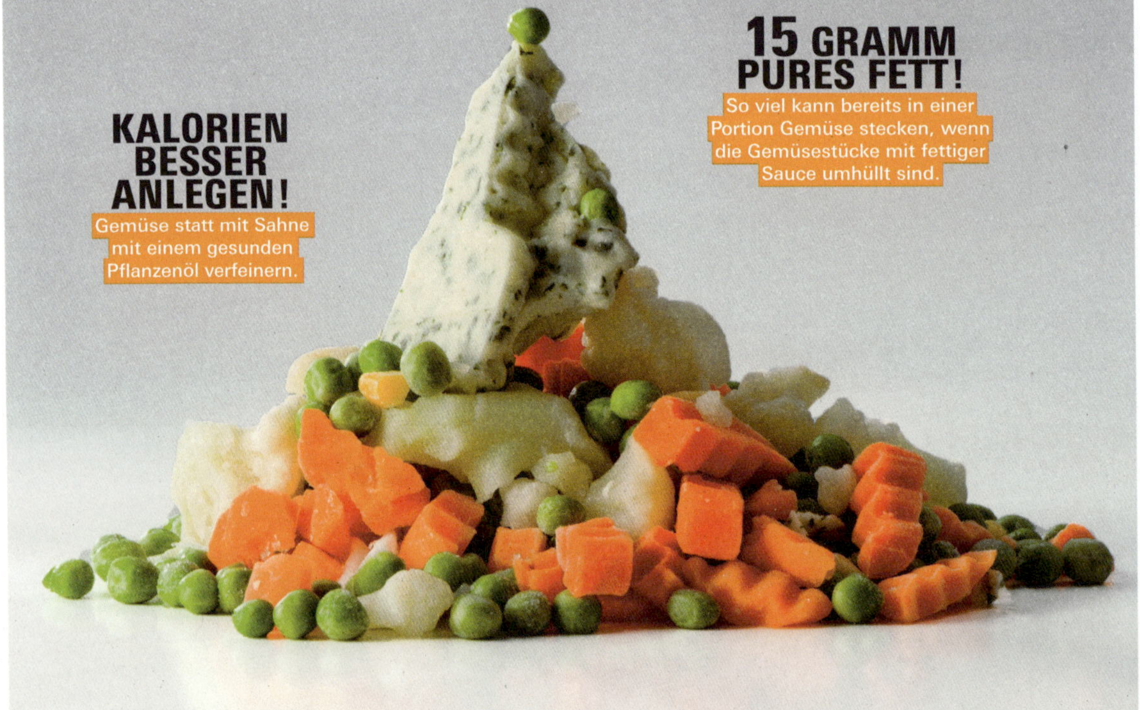

KALORIEN BESSER ANLEGEN!

Gemüse statt mit Sahne mit einem gesunden Pflanzenöl verfeinern.

15 GRAMM PURES FETT!

So viel kann bereits in einer Portion Gemüse stecken, wenn die Gemüsestücke mit fettiger Sauce umhüllt sind.

TÄGLICH ETWA 400 GRAMM GEMÜSE sollen es sein, wenn man der Empfehlung der Deutschen Gesellschaft für Ernährung folgt. Gerade für Eilige ist Tiefkühlgemüse eine gute Wahl. Wird jedoch auf der Verpackung Rahm, Crème fraîche oder Sahne ausgelobt, stecken im Innern mitunter große Mengen an Fett, die die vielen Vorzüge des puren Gemüses relativieren.

PURES TIEFKÜHLGEMÜSE!

GANZ OHNE SAUCEN ist Gemüse aus der Gefriertruhe der ideale Schlankmacher.

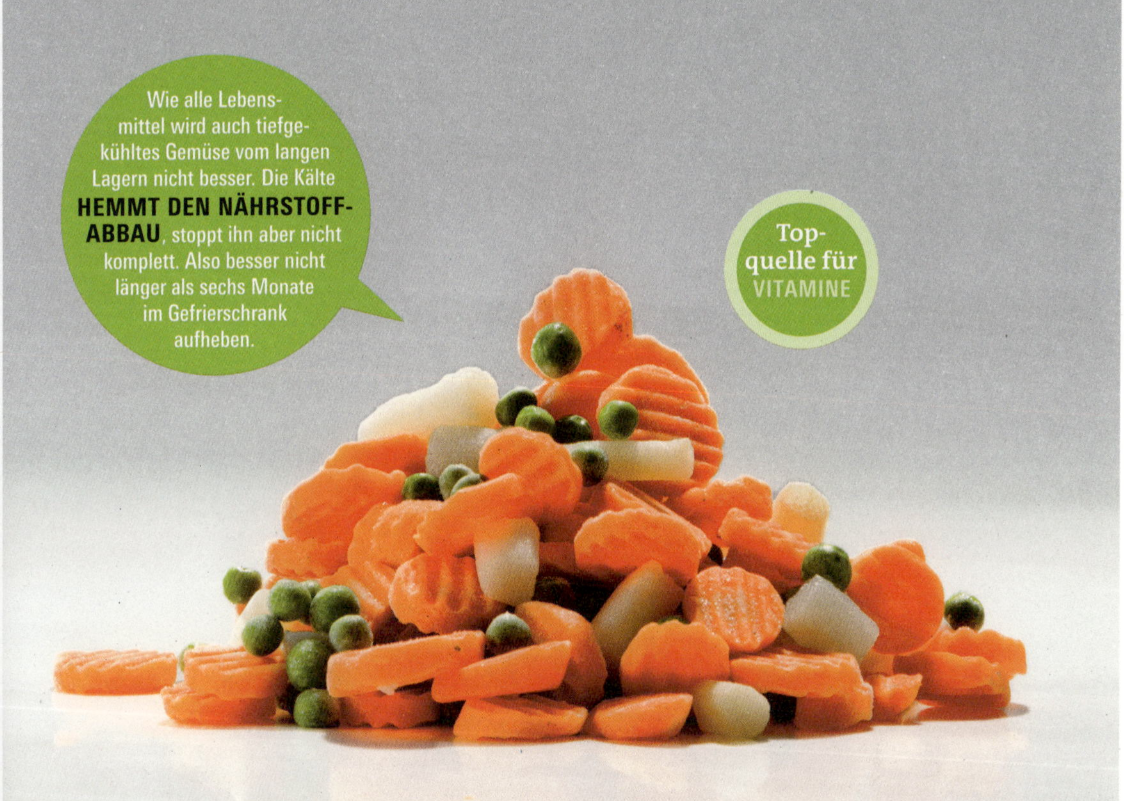

Wie alle Lebensmittel wird auch tiefgekühltes Gemüse vom langen Lagern nicht besser. Die Kälte **HEMMT DEN NÄHRSTOFFABBAU**, stoppt ihn aber nicht komplett. Also besser nicht länger als sechs Monate im Gefrierschrank aufheben.
Top-quelle für VITAMINE

DIE HERSTELLER VON Tiefkühlgemüse arbeiten in der Regel so eng mit ihren Vertragsbauern zusammen, dass die Verarbeitung – Waschen, Putzen, Blanchieren und Einfrieren – unmittelbar einsetzt, wenn die erste Fuhre Gemüse vom Feld in der Fabrik eintrifft. So wird taufrische Ware ohne Verzug eingefroren. Vitamine und die meisten bioaktiven Pflanzenstoffe bleiben erhalten.

TIEFKÜHLPIZZA?

DER „ITALO-FLADEN“ aus der Truhe ist ein Renner: lecker, preiswert, schnell gemacht. Und leider oft überaus fett.

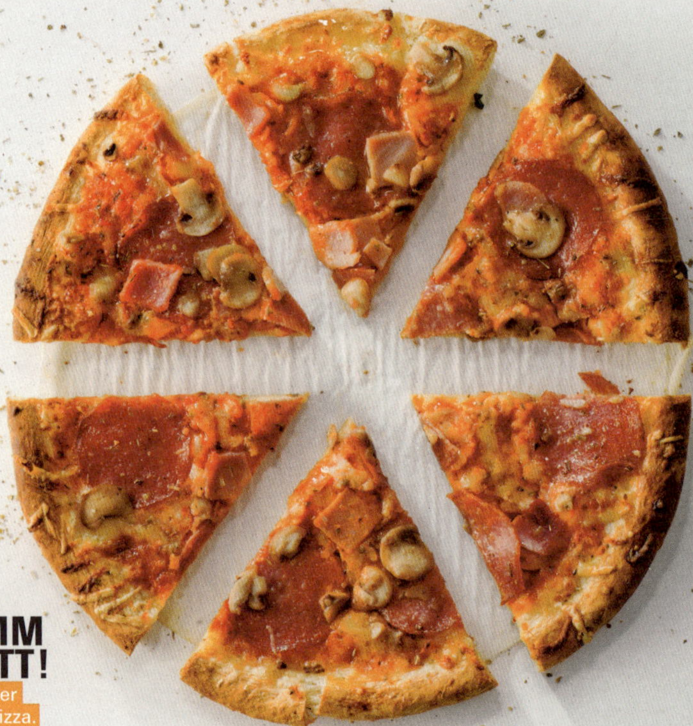

40 GRAMM PURES FETT!

So viel ist in einer einzigen Tiefkühlpizza.

DIE GEHALTVOLLSTE DEUTSCHE Tiefkühlpizza gibt sich amerikanisch und bringt es mit ihrem dicken Boden auf über 1200 Kalorien. Davon stammen allein 44 Prozent vom Fett. Kein Wunder, dass sich bei Fans dieser Sorte schnell die Taille wölbt. Aber auch leichtere Pizzen mit durchschnittlich rund 800 Kalorien pro Stück können ein schmales Kalorienbudget sehr belasten.

SELBSTBELEGTE PIZZA!

DIE MÜHE LOHNT! Ein hausgemachter oder gekaufter Teig mit fettarmen Zutaten belegt, spart Hunderte Kalorien und schmeckt doppelt gut.

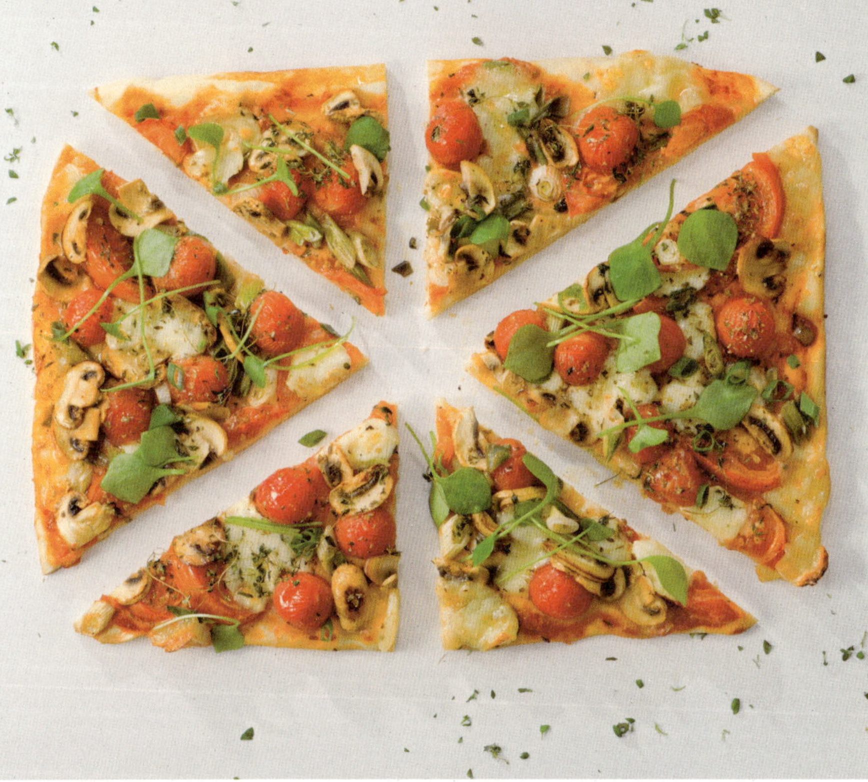

PIZZATEIG
Für 1 Backblech

½ Würfel Hefe in 225 ml lauwarmem Wasser auflösen.

350 g Mehl Type 550, 1 TL Salz und 3 EL Rapsöl in eine Schüssel geben.

Hefe-Wasser-Gemisch zufügen und alles zu einem elastischen Teig verkneten.

Zugedeckt bei Zimmertemperatur so lange aufgehen lassen, bis sich der Teig etwa verdoppelt hat.

Auf der bemehlten Arbeitsplatte gut durchkneten, ausrollen und belegen.

100 Gramm enthalten:

FETT	5 G
KALORIEN	233

SELBST BACKEN UND DIE KONTROLLE behalten. Wichtig bei gekauftem Teig: Fett- und Kalorienangabe beachten. Denn die Bandbreite ist groß. Je nach Hersteller schwankt der Fettgehalt zwischen 4 und 21 Gramm und die Kalorienmenge zwischen 130 und 390. Der ideale Belag: Pizzatomaten, Kräuter, Thunfisch, Shrimps, Zwiebeln, Paprikaschoten, Rucola und fettarmer Käse.

CREMEDESSERT?

NACH DEM ESSEN NOCH WAS SÜSSES? Crème brûlée und Schokopuddings lassen oft die besten Vorsätze vergessen. Spätestens auf der Waage ist das Bedauern jedoch groß.

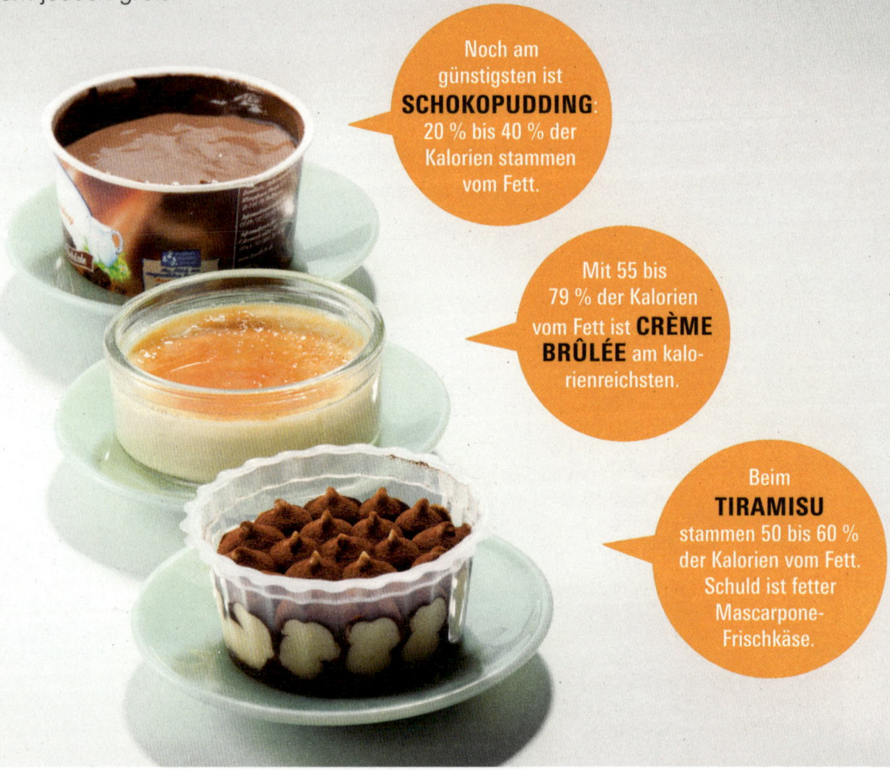
Noch am günstigsten ist **SCHOKOPUDDING**: 20 % bis 40 % der Kalorien stammen vom Fett.
Mit 55 bis 79 % der Kalorien vom Fett ist **CRÈME BRÛLÉE** am kalorienreichsten.
Beim **TIRAMISU** stammen 50 bis 60 % der Kalorien vom Fett. Schuld ist fetter Mascarpone-Frischkäse.

GLEICHT DIE LUXUSKOMBINATION AUS ZUCKER und Fett einer Droge? Nein. Die Sucht nach dem süßen Kick ist, wie Experten sagen, „gebahnt", das heißt so etwas wie eine schlechte Angewohnheit. Aber alles, was wir uns angewöhnt haben, können wir auch wieder ablegen. Zum Beispiel indem wir langsam darauf hinarbeiten und die Dessert-Rationen nach und nach kürzen.

FRISCHES OBST!

WER BEIM NACHTISCH KRAFTVOLL ZUBEISST, statt gehaltvolle Desserts zu löffeln, stillt sein Verlangen nach Süßem ohne Folgen für die Figur.

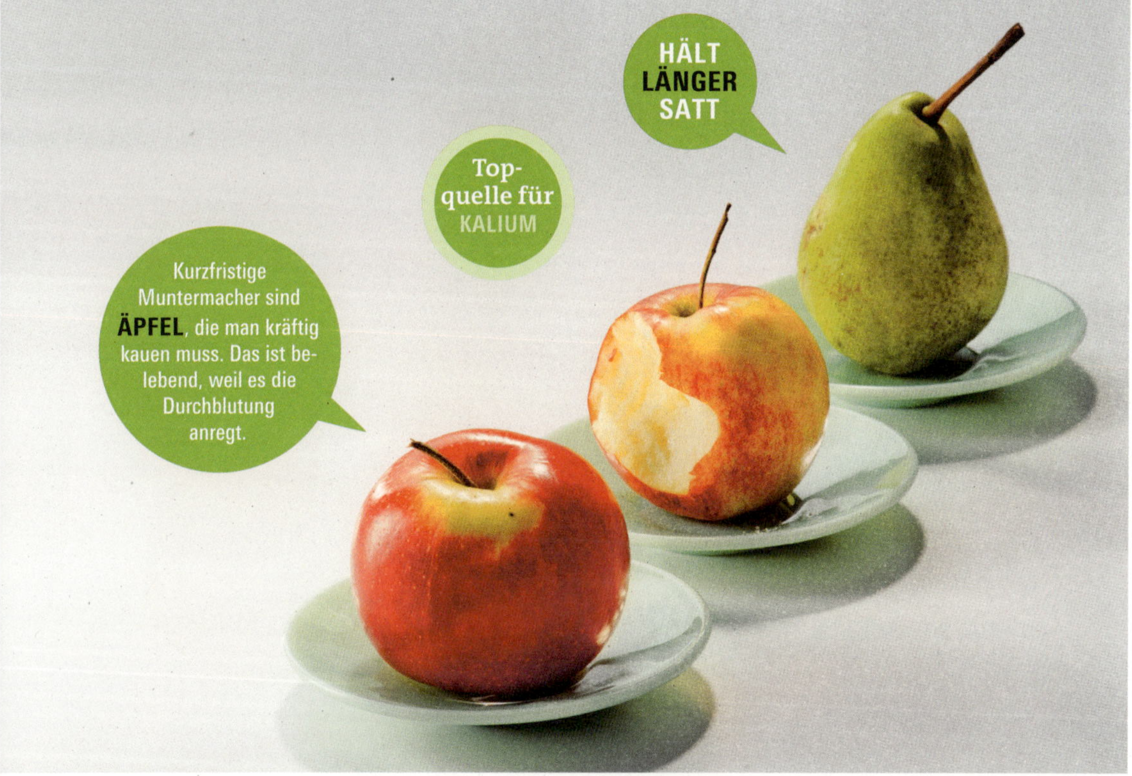
HÄLT LÄNGER SATT
Top-quelle für KALIUM
Kurzfristige Muntermacher sind ÄPFEL, die man kräftig kauen muss. Das ist belebend, weil es die Durchblutung anregt.

AUSGEREIFTE FRÜCHTE DER SAISON wählen und einfach mit Schale im Ganzen aus der Hand essen. So stoppt Obst den Hunger am effektivsten. Denn die feste Struktur der frischen intakten Frucht wirkt wie eine Barriere und bremst den Zucker, damit er nicht zu flink ins Blut geht. Die Nährstoffe tröpfeln langsamer ins Blut als aus geschältem, zerkleinertem Obst, Kompott oder Saft.

WACKELPUDDING?

ER BESTEHT NUR AUS Zuckerwasser und Gelatine. Und gilt als kalorienarm, weil er frei von Fett ist. Doch Vorsicht ...

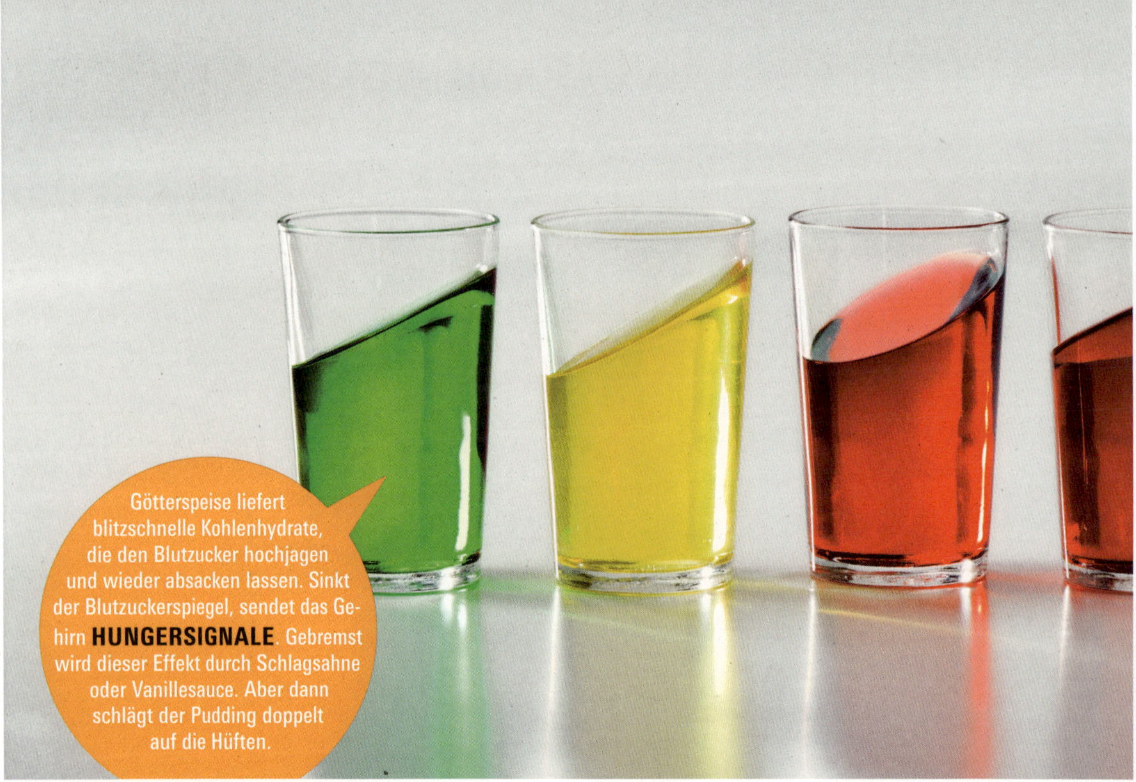

Götterspeise liefert blitzschnelle Kohlenhydrate, die den Blutzucker hochjagen und wieder absacken lassen. Sinkt der Blutzuckerspiegel, sendet das Gehirn **HUNGERSIGNALE**. Gebremst wird dieser Effekt durch Schlagsahne oder Vanillesauce. Aber dann schlägt der Pudding doppelt auf die Hüften.

DER ROTE, GRÜNE ODER GELBE GELEEPUDDING schmilzt verführerisch süß im Mund. Den Magen füllt er jedoch nicht. Auch verlocken bunte Farben und Aromastoffe, mehr zu essen als beabsichtigt. Denn die Sättigungssensoren des Körpers nehmen kaum Notiz von der glibberigen Götterspeise. Pur gegessen, macht sie also nicht satt, sondern bald wieder hungrig.

ROTE GRÜTZE!

DAS LEUCHTEND ROTE BEERENDESSERT aus dem Norden hat zwar ein paar Kalorien mehr als Wackelpeter, macht aber auf gesunde Art satt.

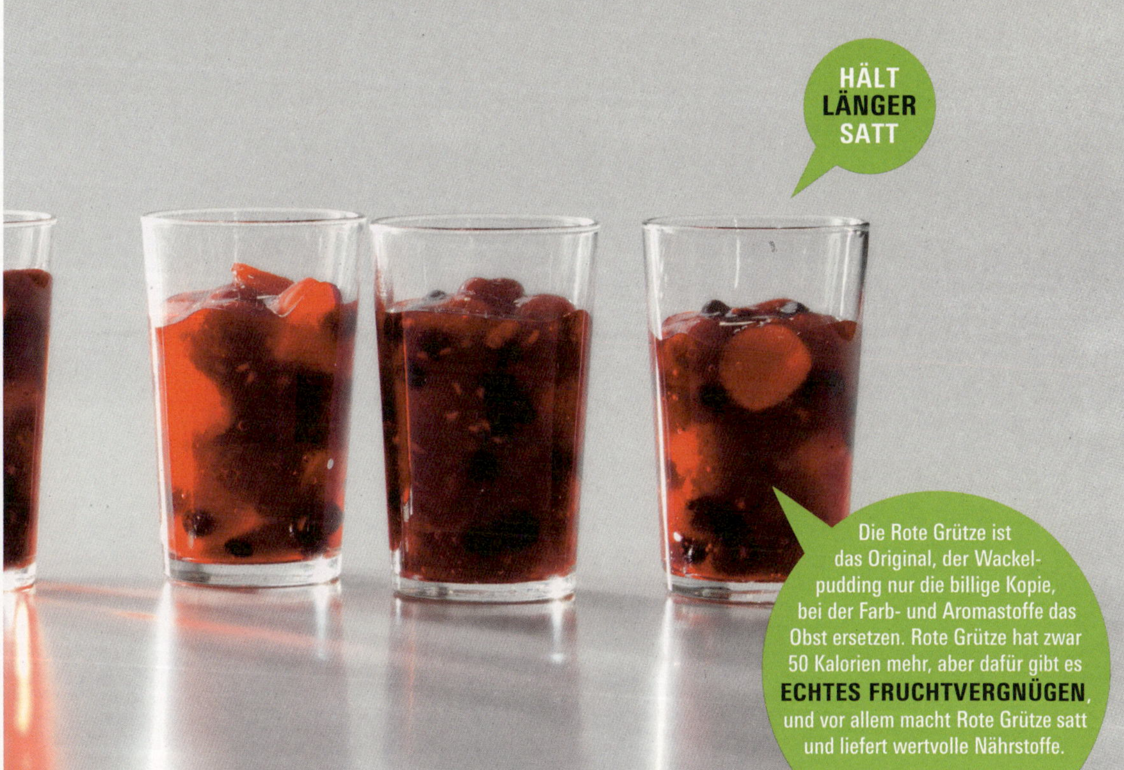

HÄLT LÄNGER SATT

Die Rote Grütze ist das Original, der Wackelpudding nur die billige Kopie, bei der Farb- und Aromastoffe das Obst ersetzen. Rote Grütze hat zwar 50 Kalorien mehr, aber dafür gibt es **ECHTES FRUCHTVERGNÜGEN**, und vor allem macht Rote Grütze satt und liefert wertvolle Nährstoffe.

IN DEN KLASSIKER GEHÖREN JOHANNISBEEREN und Himbeeren, aber jede andere Beerenfrucht, die gerade Saison hat, passt auch hinein. Die kleinen aromatischen Früchte schmecken nicht nur, sie enthalten auch eine gute Portion Ballaststoffe, die Magen und Darm füllen und auf diese Weise nachhaltig sättigen. Die Folge: Wir essen automatisch weniger und sparen letztlich Kalorien.

Das Abendessen

Bleibt die Küche kalt, besteht die letzte Mahlzeit des Tages meist aus belegten Broten und Feinkost aus dem Kühlregal. Doch gerade hier verstecken sich oft unvermutet viel Fett und reichlich Kalorien. Wer es schafft, den verborgenen Dickmachern auszuweichen, nimmt leichter ab.

KLUG ESSEN AM ABEND

Verfechter populärer Diäten behaupten, man könne mühelos im Schlaf schlank werden, wenn man einfach nur abends die Kohlenhydrate weglasse. Der Gedanke dahinter: Kohlenhydrate locken das Hormon Insulin hervor, was den Körper veranlasst, Fett einzulagern. Wer wenig von dem Botenstoff abruft, bleibt schlanker. Doch was ist dran an dieser Idee?

ÜBER NACHT ABNEHMEN?

Die meisten von uns verbinden das Hormon Insulin mit dem gestörten Zuckerstoffwechsel der Diabetiker. Doch findet es sich auch beim Gesündesten nach jeder Mahlzeit im Blut. Unzählige stärke- und zuckerhaltige Lebensmittel lassen den Blutzuckerspiegel ansteigen und regen die Insulinproduktion an. Das Hormon schöpft den Zucker, also die Glukose, ab und sorgt dafür, dass der Energielieferant in jede Zelle einströmt.

Ist mehr Energie da, als der Körper verbrennt, kommt sie ins Depot, also in die Fettpolster. Insulin macht diesen Weg frei, es fördert die Einlagerung von Fett. Gibt es dagegen für eine Weile nichts zu essen, fällt der Blutzuckerspiegel, und die Gegenspieler des Insulins treten auf. Zu ihnen gehört auch das Wachstumshormon Somatostatin, das Muskeln fördert und die Energie aus den Fettreserven wieder herausholt. All dies geschieht Tag für Tag, vor allem aber nachts, wenn wir stundenlang nichts essen und tief schlafen.

LOW CARB NÜTZT NICHT JEDEM

Je länger die nächtliche Fastenpause dauert, desto vorteilhafter. Um diesen figurfreundlichen Prozess zu beflügeln, gibt es, das glauben jedenfalls die amerikanischen Anhänger des „Dinner Cancelling", keine bessere Methode, als ohne Abendbrot ins Bett zu gehen und 12 bis 14 Stunden bis zum Frühstück zu fasten.

Wie bedeutsam diese Zusammenhänge für das Abnehmen eines gesunden Erwachsenen sind, weiß noch niemand so genau. Wahrscheinlich profitieren vor allem Übergewichtige, deren Zuckerstoffwechsel bereits gestört ist, vom Einsparen abendlicher Kohlenhydrate und eiweißreicher Kost.

Für alle übrigen gilt: Wichtiger, als ab und zu abends mit knurrendem Magen ins Bett zu gehen, ist es wahrscheinlich, auch tagsüber Kalorien zu zählen und den Blutzuckerspiegel möglichst weit unten zu halten. Das gelingt am besten durch viel Bewegung, vor allem durch Muskeltraining, und durch eine

FLOPLISTE

Fette Abend-Snacks können den besten Abnehmplan torpedieren. Besser geht man ihnen aus dem Weg.

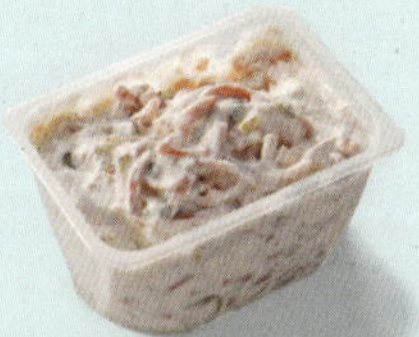

WURSTSALAT (200 G)
610 Kalorien
57 g Fett

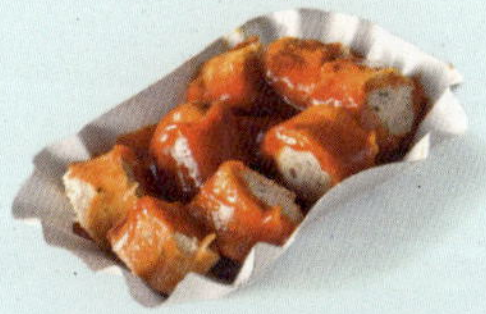

CURRYWURST XL (400 G)
840 Kalorien
56 g Fett

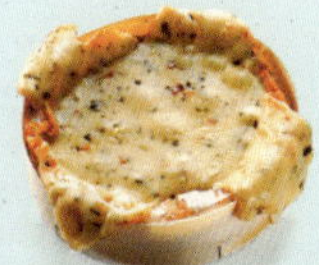

OFENKÄSE (160 G)
560 Kalorien
51 g Fett

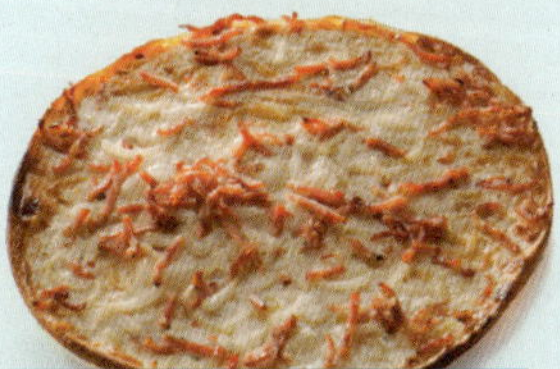

FLAMMKUCHEN (280 G)
722 Kalorien
42 g Fett

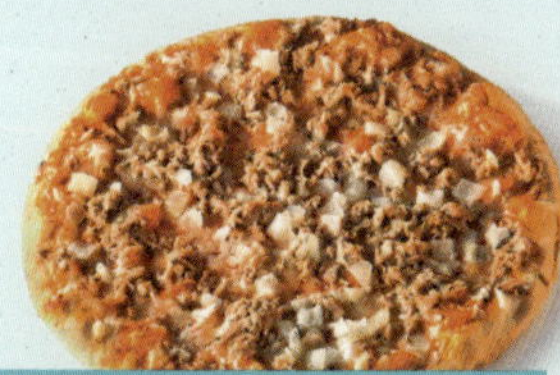

THUNFISCHPIZZA (360 G)
846 Kalorien
40 g Fett

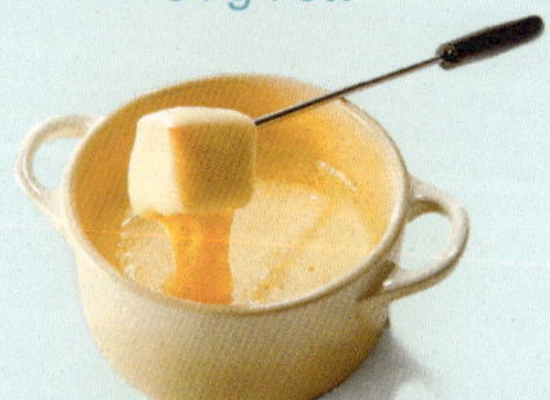

KÄSEFONDUE (200 G)
440 Kalorien
34 g Fett

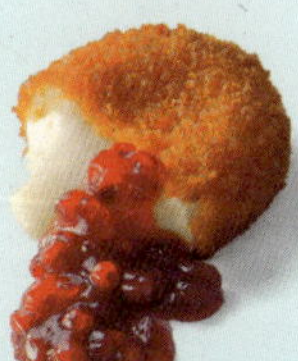

BACKCAMEMBERT MIT PREISELBEEREN (150 G)
489 Kalorien
33 g Fett

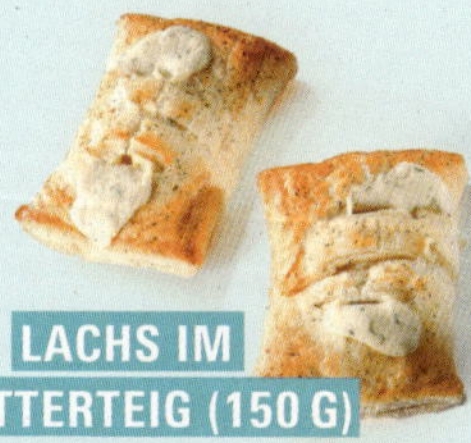

LACHS IM BLÄTTERTEIG (150 G)
378 Kalorien
21 g Fett

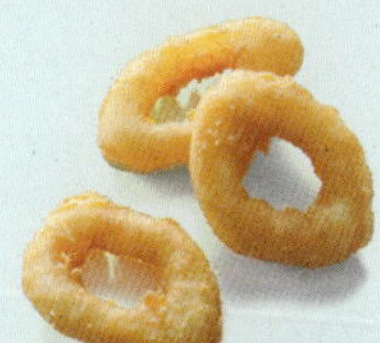

CALAMARES IM BACKTEIG (125 G)
271 Kalorien
15 g Fett

MIT EIWEISS INS BETT?

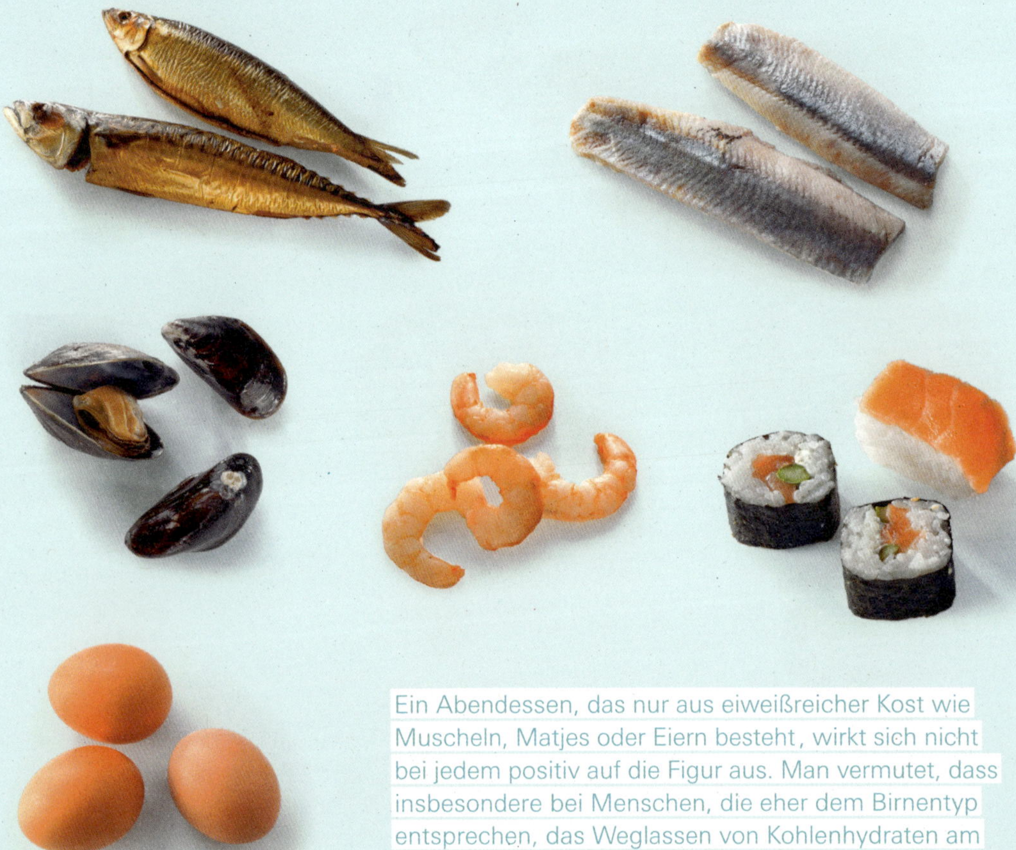

Ein Abendessen, das nur aus eiweißreicher Kost wie Muscheln, Matjes oder Eiern besteht, wirkt sich nicht bei jedem positiv auf die Figur aus. Man vermutet, dass insbesondere bei Menschen, die eher dem Birnentyp entsprechen, das Weglassen von Kohlenhydraten am Abend zu nächtlichen Heißhungerattacken führen kann.

Ernährung mit langsamen Kohlenhydraten, also mit Vollkorn, Hülsenfrüchten und viel Gemüse.

NÄCHTLICHE HUNGERATTACKEN

Manche erwachen in der Nacht vor Hunger, wenn sie abends auf Kohlenhydrate verzichten oder insgesamt zu wenig essen. Experten schätzen, dass 5 bis 10 Prozent aller Abnehmwilligen zum Opfer dieser Essstörung werden und dem „Night-Eating-Syndrom" verfallen.

Wenn es dunkel wird, schaltet der Verdauungstrakt eigentlich auf Nachtbetrieb, und der Schlaf hemmt den Hunger bis zum nächsten Morgen. Anders ist es bei Menschen, die schon lange mit ihrem Gewicht kämpfen, die gestresst sind und nicht tief genug schlafen. Sie werden mitten in der Nacht wach und haben das Gefühl, sie müssten etwas essen, um weiterschlafen zu können. Einige erinnern sich morgens nicht einmal mehr daran.

Nächtlicher Heißhunger entsteht aber auch durch zu starke Kontrolle von außen. Dann fühlt sich der Betroffene durch die vorwurfsvollen Blicke seiner Umgebung so eingeschränkt, dass er beginnt, heimlich an den Kühlschrank zu gehen.

Andere wiederum machen sich selbst zu viel Druck und übertreiben es bei der Kalorienknauserei. So kann es passieren, dass die „hungrigen" grauen Zellen die Betroffenen nachts aufwecken, um etwas zu essen. Denn der Wille ist dann zu schläfrig, um Kalorien zu zählen.

RUHIG IN DEN SCHLAF

Eiweißbetonte Gerichte am Abend tun vermutlich Menschen gut, die schlanke Arme und Beine, aber einen runden Bauch haben. All diejenigen sollten einmal ausprobieren, ob sie weniger Hunger verspüren und leichter abnehmen, wenn sie nur Fisch, Tofu oder mageres Fleisch mit einer üppigen Portion Gemüse und Salat essen und dafür Kartoffeln, Brot oder Nudeln weglassen.

Doch nicht jeder kommt mit dieser Essweise zurecht. Bei einigen löst der Mangel an Kohlenhydraten spätabends oder nachts Heißhungeranfälle aus. Diese Menschen brauchen eine kleine Portion langsamer Kohlenhydrate, um sich wohlzufühlen. Meist reicht es schon, eine halbe Scheibe Vollkornbrot als Beilage zu wählen oder einen Löffel Kichererbsen, Linsen oder Bohnen über den Salat zu streuen. Solche Zutaten werden aufgrund ihrer festen Zellstruktur, die wie eine Barriere wirkt, verzögert verdaut. Die Nährstoffe gelangen langsam tröpfelnd in die Blutbahn und halten den Blutzuckerspiegel für Stunden auf dem gleichen Level. Das verhindert Heißhunger, aber auch Blutzuckerspitzen. Und gerade die Ausschläge nach oben sind es, die zu einem Gewichtsanstieg führen.

AUFSTRICH-ALTERNATIVEN

PIKANT AUFGEPEPPT ODER SAFTIG AROMATISIERT: Für das Bestreichen einer Scheibe Brot reichen jeweils etwa 10 Gramm.

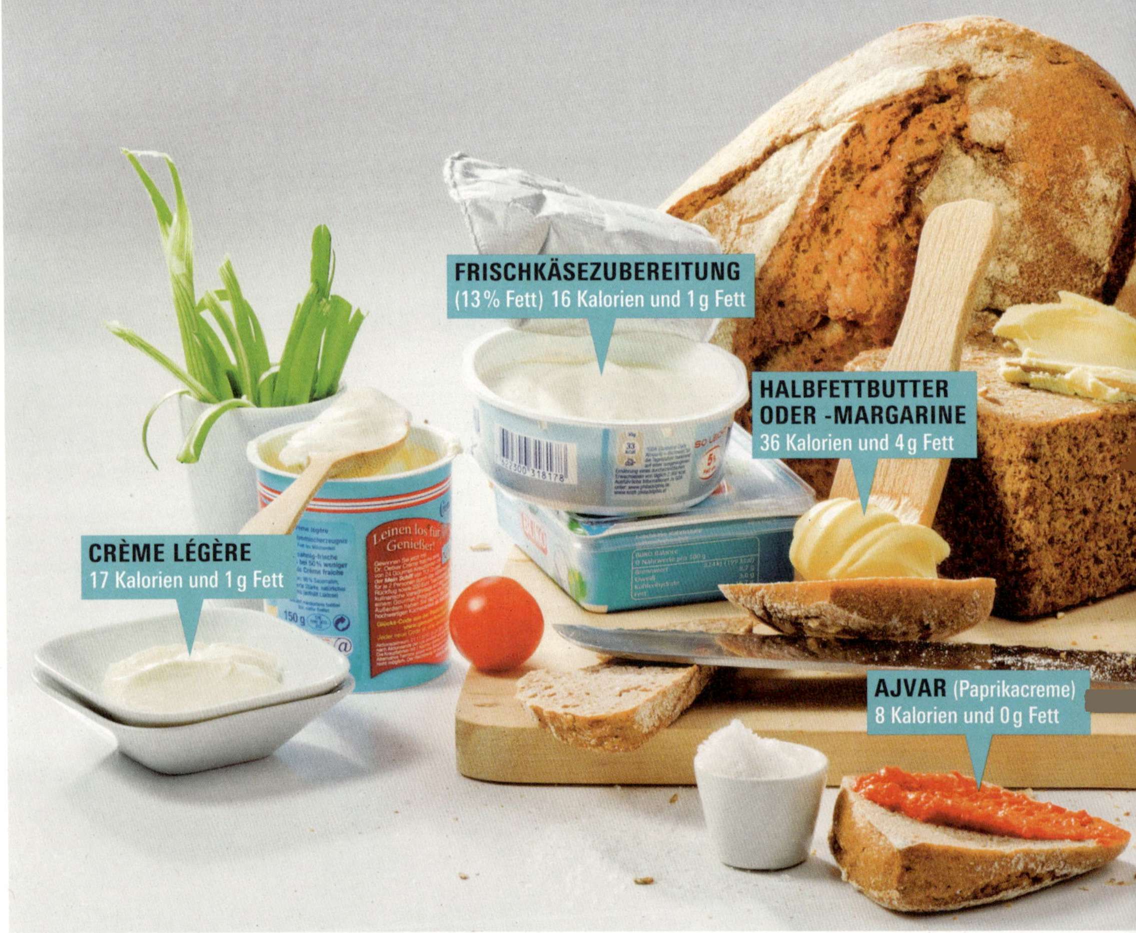

FRISCHKÄSEZUBEREITUNG
(13 % Fett) 16 Kalorien und 1 g Fett
HALBFETTBUTTER ODER -MARGARINE
36 Kalorien und 4 g Fett
CRÈME LÉGÈRE
17 Kalorien und 1 g Fett
AJVAR (Paprikacreme)
8 Kalorien und 0 g Fett

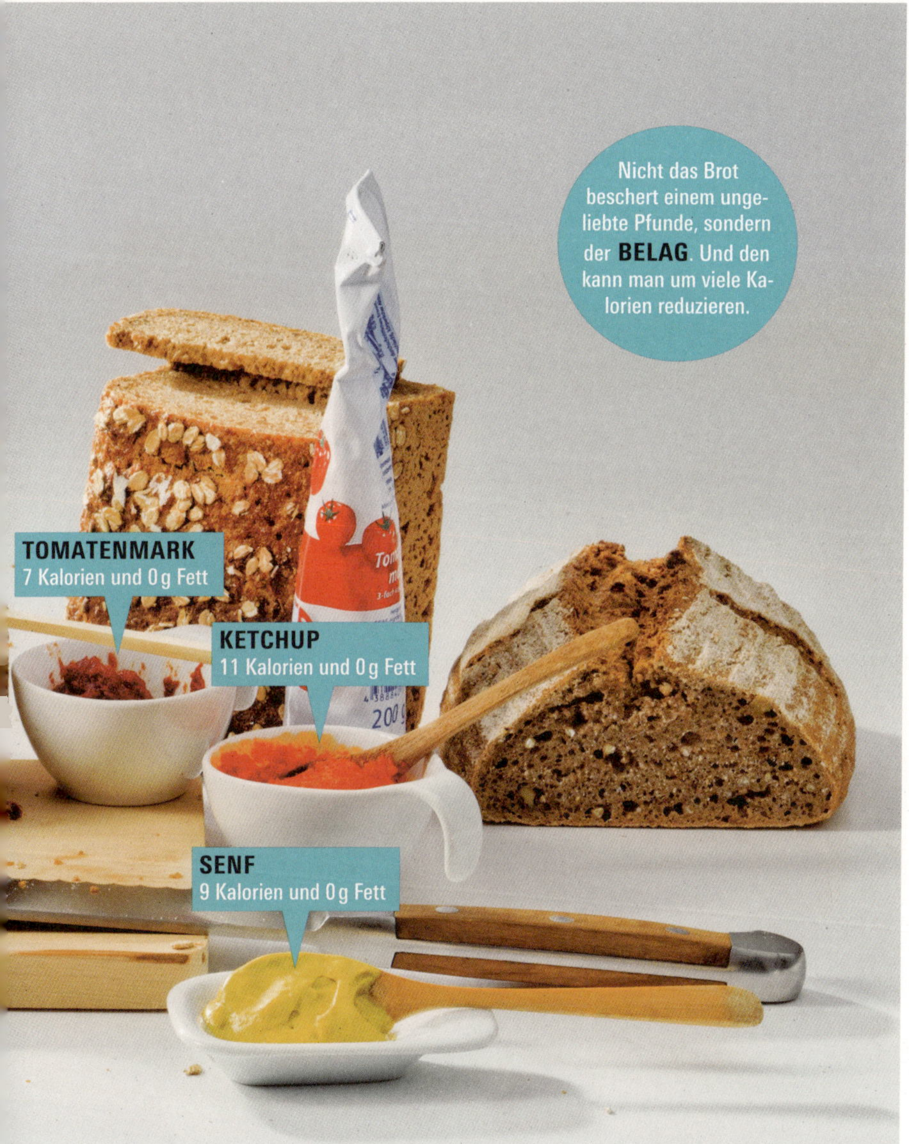
Nicht das Brot beschert einem ungeliebte Pfunde, sondern der BELAG. Und den kann man um viele Kalorien reduzieren.
TOMATENMARK
7 Kalorien und 0 g Fett
KETCHUP
11 Kalorien und 0 g Fett
SENF
9 Kalorien und 0 g Fett

KLEINE VERÄNDERUNGEN – GROSSE ERFOLGE. Schon allein 100 Kalorien, die man beim Bestreichen von Broten einzusparen vermag, können sich innerhalb eines Jahres zu einem Gewichtsverlust von 5 bis 6 Kilo addieren. Einfach anstelle von 10 Gramm Butter oder Margarine (75 Kalorien) fettfreien oder fettarmen Aufstrich verwenden und damit pro Scheibe etwa 50 Kalorien weniger aufs Brot bringen. Das alles mit mehr Geschmack, mehr Abwechslung – und ganz nebenbei.

PESTO?

DIE ITALIENISCHE WÜRZSAUCE ist schnell gekauft, vielseitig verwendbar, sehr beliebt – aber nicht figurfreundlich.

92% Kalorien DURCH FETT

Vollkommen gleich, ob tomatenrot oder kräutergrün: Mit **400–480 KALORIEN** und 40 bis 50 g Fett gehört Pesto zu den sehr gehaltvollen Versuchungen.

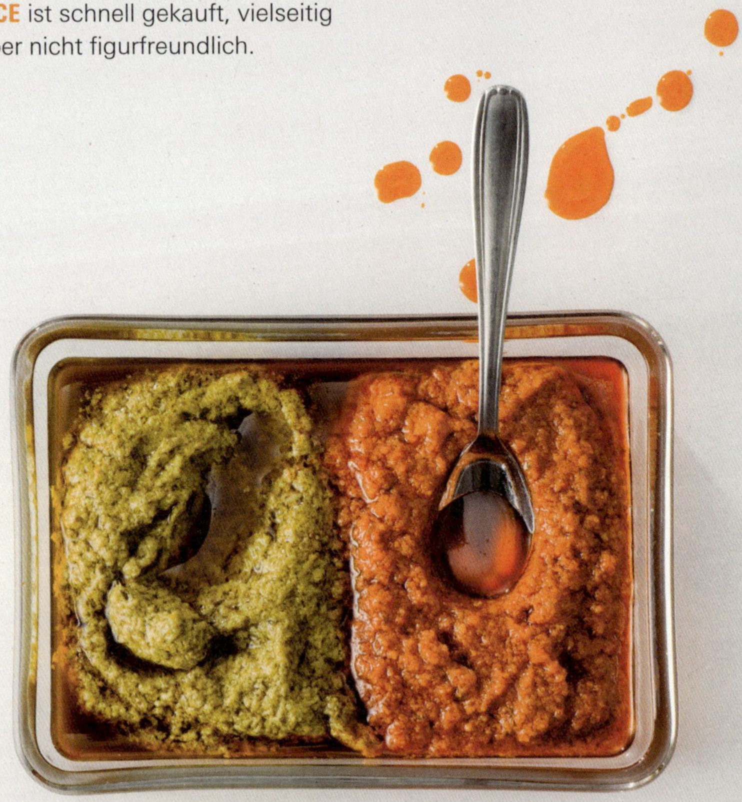

URSPRÜNGLICH WURDE FÜR die Genueser Spezialität viel frisches Basilikum mit Pinienkernen, Öl, Parmesan und Knoblauch fein zerkleinert und roh zu Nudeln serviert. Heute verkauft der Handel zahllose moderne Sorten pasteurisiert als Konserven. Die Qualität frischer Kräuter bleibt dabei oft auf der Strecke, die Kalorien jedoch leider nicht. Vor allem Pesto auf Weißbrot hat es in sich.

CHUTNEY, MISO + AJVAR!

DIE PRAKTISCHEN PASTEN aus Gemüse, Obst und Soja bringen intensiven Geschmack und Abwechslung in die fettarme Küche.

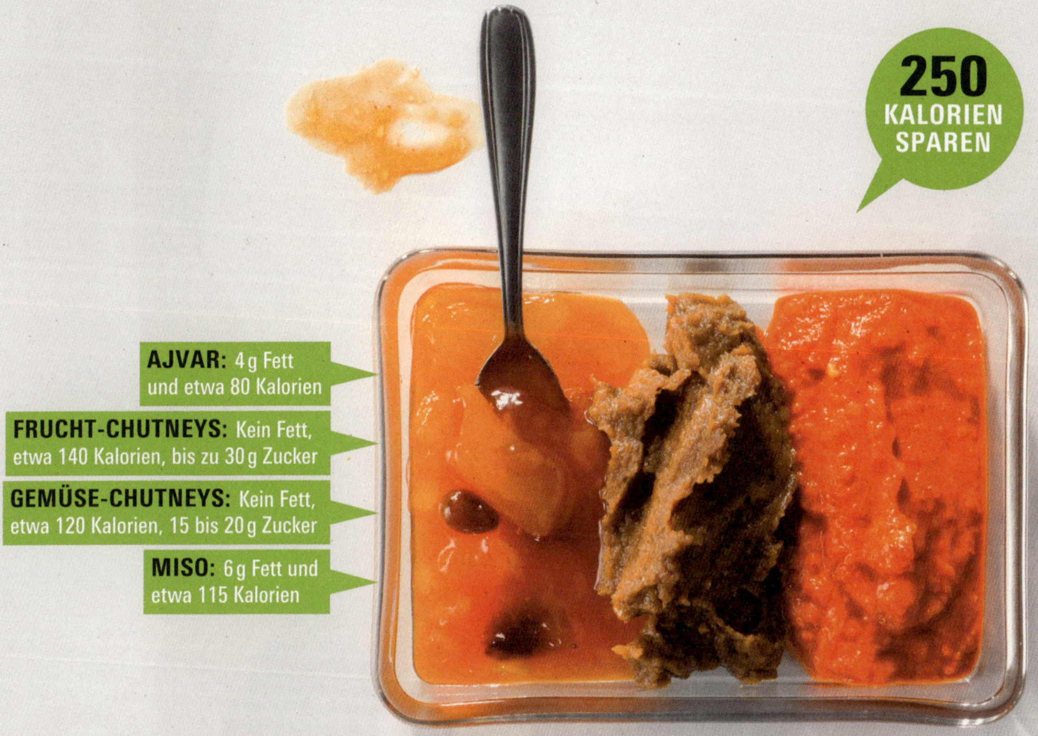
250 KALORIEN SPAREN
AJVAR: 4 g Fett und etwa 80 Kalorien
FRUCHT-CHUTNEYS: Kein Fett, etwa 140 Kalorien, bis zu 30 g Zucker
GEMÜSE-CHUTNEYS: Kein Fett, etwa 120 Kalorien, 15 bis 20 g Zucker
MISO: 6 g Fett und etwa 115 Kalorien

SIE STAMMEN AUS Indien, Japan und vom Balkan, bereichern unsere Küche mit ihren exotischen Zutaten und vertragen sich wegen des geringen Fettgehalts auch mit einer Diät. Damit die konsumierten Mengen im Rahmen bleiben, am besten einmal abwiegen, wie viel von der eigenen Lieblingspaste auf einen Teelöffel oder einen Esslöffel passt. So behält man die Kalorien im Auge.

VEGETARISCHER AUFSTRICH?

WAS AUS GLÄSCHEN UND Plastikschachteln fertig aufs Brot geschmiert wird, ist oft fetter als Hausmacher-Leberwurst.

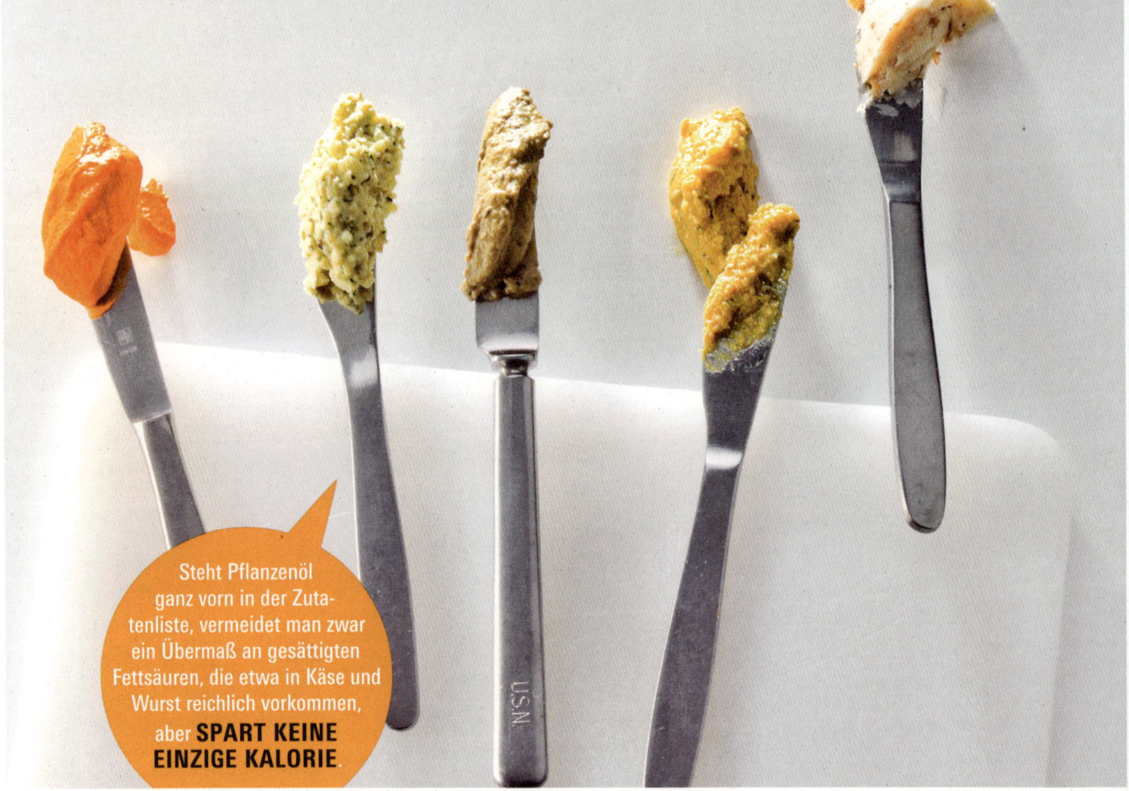

Steht Pflanzenöl ganz vorn in der Zutatenliste, vermeidet man zwar ein Übermaß an gesättigten Fettsäuren, die etwa in Käse und Wurst reichlich vorkommen, aber **SPART KEINE EINZIGE KALORIE**.

DER FETTGEHALT LIEGT bei den meisten Produkten zwischen 20 und 50 Prozent, Spitzenreiter mit 87 Prozent ist das vegetarische Zwiebelschmalz. Brotaufstriche auf Mayonnaisebasis, die man in der Kühltheke findet, sind mit 30 bis 40 Prozent Fett ungünstiger als viele Wurst- und Käsesorten. Mit 20 Prozent etwas günstiger sind Cremes auf Käsebasis, aber hier kommen tierische Fette ins Spiel.

AUF GEMÜSEBASIS!

LEICHT UND LECKER SIND vegetarische Pasten, die überwiegend aus Gemüsepüree oder Hülsenfrüchten bestehen.

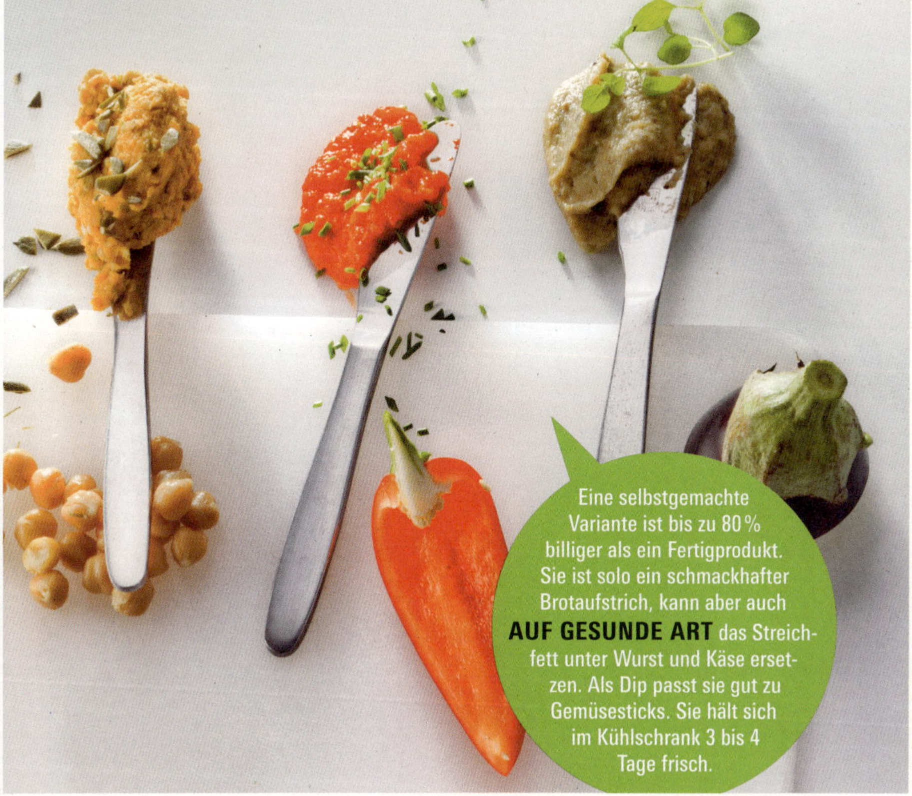

Eine selbstgemachte Variante ist bis zu 80 % billiger als ein Fertigprodukt. Sie ist solo ein schmackhafter Brotaufstrich, kann aber auch **AUF GESUNDE ART** das Streichfett unter Wurst und Käse ersetzen. Als Dip passt sie gut zu Gemüsesticks. Sie hält sich im Kühlschrank 3 bis 4 Tage frisch.

CURRYCREME MIT KÜRBISKERNEN

Für 6–8 Portionen:

1 kleine Dose Kichererbsen (240 g) abtropfen lassen und mit 100 ml Karotten- oder Gemüsesaft im Mixer pürieren.

1 zerdrückte Knoblauchzehe, ½ Bund Koriander (oder andere Kräuter) und 2 EL gehackte Kürbiskerne zufügen und nochmals durchpürieren.

Mit Salz und Curry kräftig abschmecken.

Mit Korianderblättchen und Kürbiskernen garnieren.

Eine Portion enthält:

FETT	2 G
EIWEISS	3 G
KOHLENHYDRATE	6 G
BALLASTSTOFFE	2 G
KALORIEN	54

FINDEN SICH PAPRIKA, Tomaten, Auberginen oder Kichererbsen auf der Zutatenliste ganz vorn, sind die Fettmengen im gekauften Brotaufstrich meist vertretbar. Allerdings reichen Geschmack und Nährwert selten an selbst zubereitete Varianten heran. Das Rezept rechts lässt sich leicht abwandeln. Einfach Linsen gegen Kichererbsen tauschen und kreativ würzen.

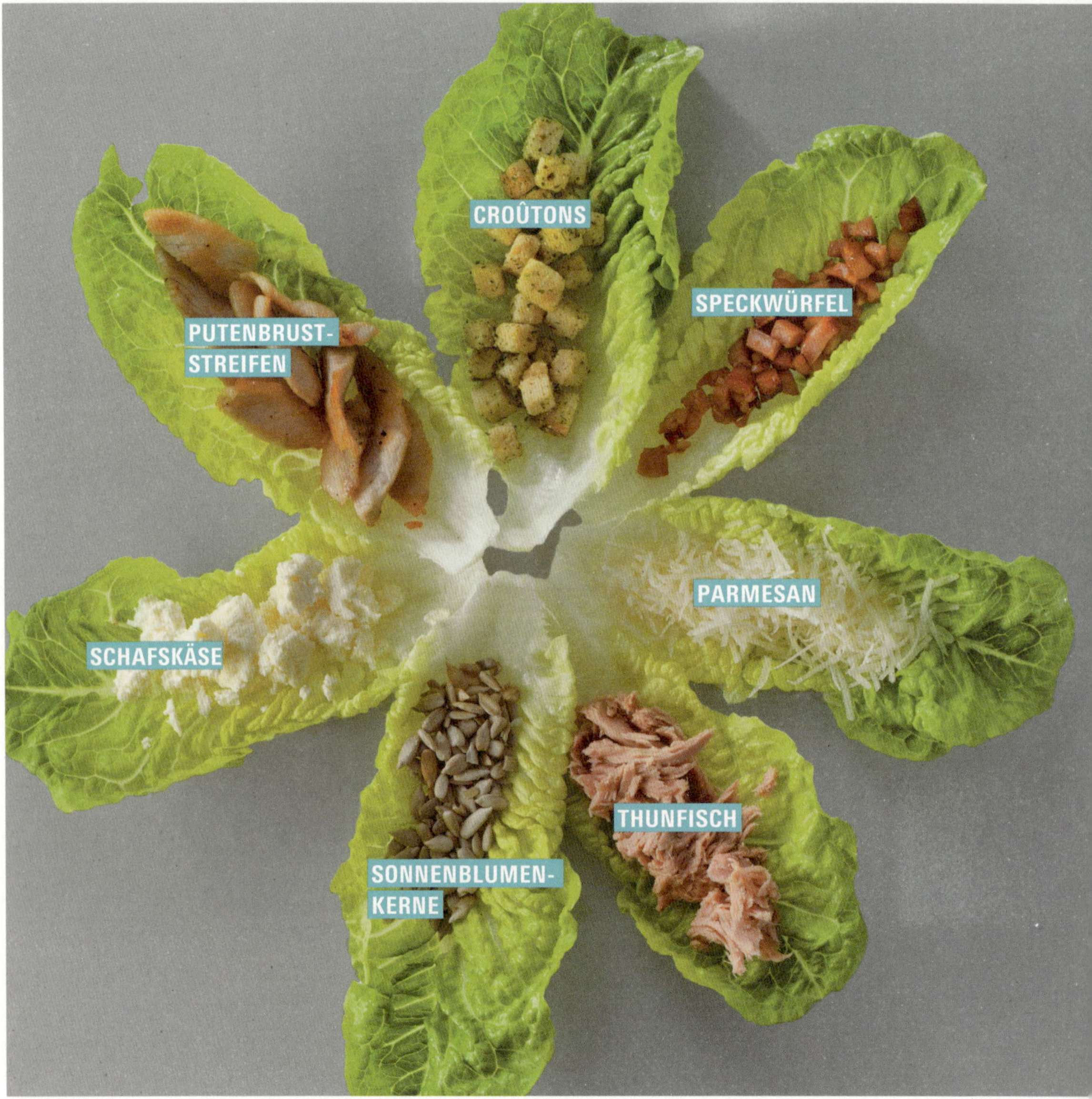
CROÛTONS
SPECKWÜRFEL
PUTENBRUST-
STREIFEN
PARMESAN
SCHAFSKÄSE
THUNFISCH
SONNENBLUMEN-
KERNE

TOPPINGS ZUM SALAT

KLEINE ZUGABE!

Eine Auswahl von der Salatbar kann wunderbar **leicht und sättigend**, aber auch ungeheuer kalorienreich ausfallen. Neben dem Fettgehalt der Sauce kommt es vor allem auf die leckeren kleinen Zutaten an, die man sich zum Schluss gern auf den Salat gibt.

PARMESAN

440 Kalorien
34 g Fett

Beim Käse kommt es darauf an, in welcher Form er angeboten wird. In **lockere Späne** geraspelt, passen nur 3 bis 5 g (20 Kalorien) auf einen Esslöffel. In Bröckchen fasst ein Esslöffel 10 bis 15 g und das Doppelte oder Dreifache an Kalorien.

CROÛTONS

350–480 Kalorien
20–40 g Fett

Die in Fett kross gebratenen Brotbröckchen enthalten erheblich Energie. Weil außer Brot und Fett nichts drinsteckt, sind es pure **Luxuskalorien**, Lieber zugunsten von Nüssen, Geflügel oder Fisch darauf verzichten.

PUTENBRUST-STREIFEN

107 Kalorien
1 g Fett

Fertig gibt es die vorgegarten Fleischstücke im Kühlregal, im Restaurant werden sie oft frisch gebraten angeboten. Der Vorzug: Viel Protein und **wenig Fett**. Also eine gute Zutat für „schlanke" Salate zum Sattwerden.

SONNENBLUMEN-KERNE

574 Kalorien
49 g Fett

Natürlich sind die Samenkerne gesund, aber auch sehr fetthaltig. Für den kleinen **Knabberspaß** genügt meist ein Esslöffel (etwa 10 g) zum Darüberstreuen. Doch schon diese geringe Menge bringt es immerhin auf fast 60 Kalorien.

SPECKWÜRFEL

320–400 Kalorien
28–35 g Fett

Stammen die Würfel vom mageren Schweinebauch, reicht ein Esslöffel mit 10 g und gut 30 Kalorien für intensiven Räuchergeschmack. Lecker und **knusprig**: ausgebratene und gründlich abgetropfte Speckwürfel. Sie enthalten etwa ein Drittel weniger Fett.

SCHAFSKÄSE

240 Kalorien
19 g Fett

Den original griechischen Feta aus Schafsmilch gibt es inzwischen auch in der **Leichtversion** mit nur 160 Kalorien und 9 g Fett. Beim intensiven Geschmack dieses Weichkäses reichen vielfach wenige Bröckchen, um einem Salat den zusätzlichen Kick zu verleihen.

THUNFISCH

108 Kalorien
1 g Fett

Der Dosenfisch in Aufguss gehört zu den besten und kalorienärmsten Sattmachern auf dem Buffet. Das Fischfleisch liefert reichlich **mageres Eiweiß** und sogar eine winzige Portion wertvolles Fischfett – ideal zum Anreichern von Salat.

SAFTIG: ROHKOST AUFS BROT

GEMÜSE BRINGT NICHT nur Farbe aufs Sandwich, es sättigt auch und ist würzig. 30 Gramm ergeben eine üppige Salatgarnitur.

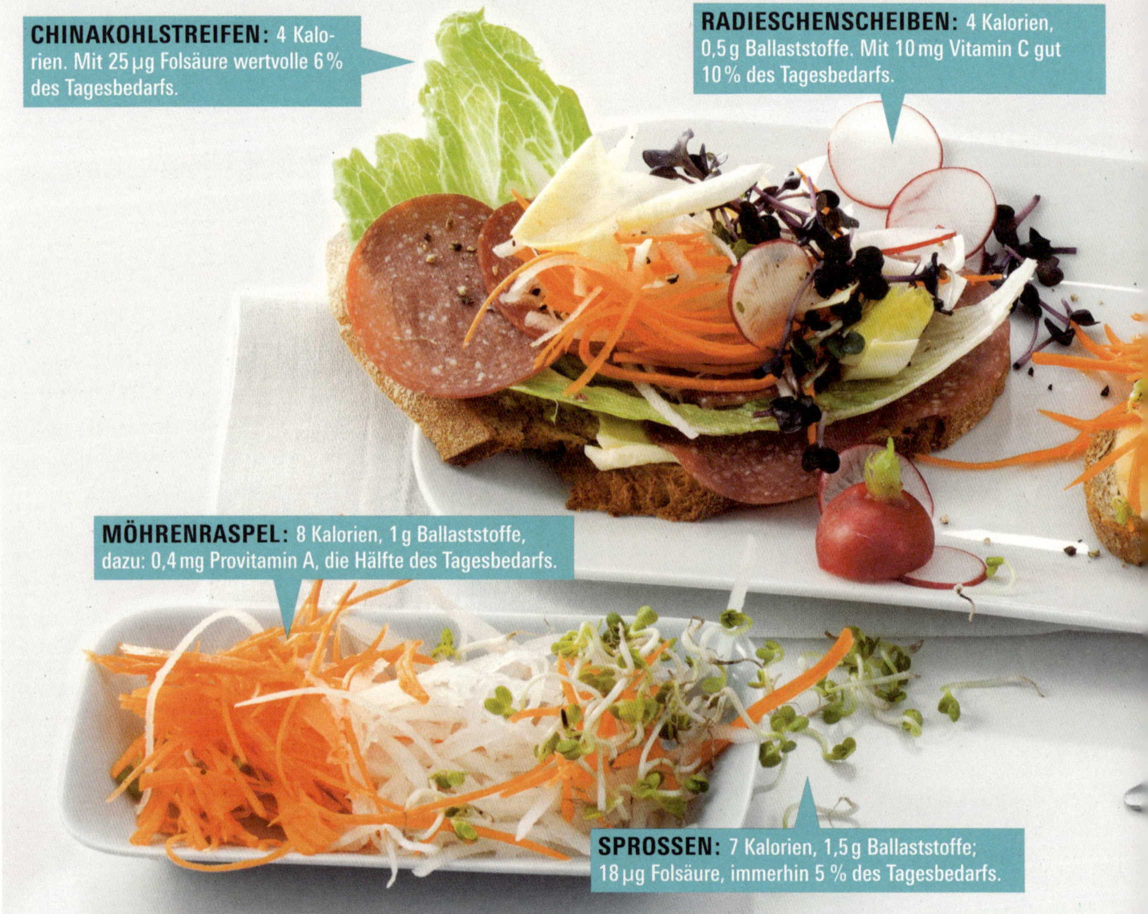
CHINAKOHLSTREIFEN: 4 Kalorien. Mit 25 µg Folsäure wertvolle 6 % des Tagesbedarfs.
RADIESCHENSCHEIBEN: 4 Kalorien, 0,5 g Ballaststoffe. Mit 10 mg Vitamin C gut 10 % des Tagesbedarfs.
MÖHRENRASPEL: 8 Kalorien, 1 g Ballaststoffe, dazu: 0,4 mg Provitamin A, die Hälfte des Tagesbedarfs.
SPROSSEN: 7 Kalorien, 1,5 g Ballaststoffe; 18 µg Folsäure, immerhin 5 % des Tagesbedarfs.

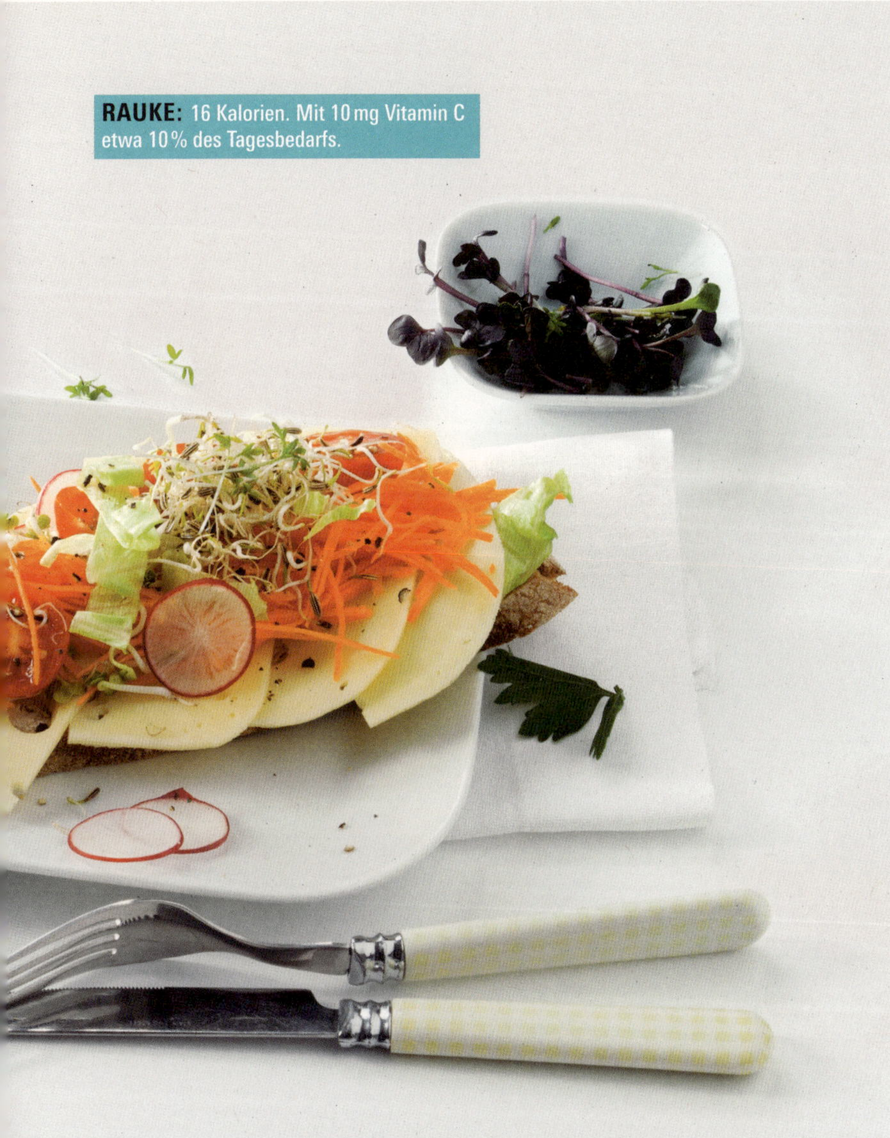

RAUKE: 16 Kalorien. Mit 10 mg Vitamin C etwa 10 % des Tagesbedarfs.

DEKORATIV UND ABWECHSLUNGSREICH: Eine Scheibe Brot oder ein Brötchen, belegt mit halbfetter Margarine, magerem Aufschnitt oder Käse, schmecken doppelt so gut, wenn sie durch eine Handvoll geraspelter Möhren, frischer und Keimlinge oder zwei, drei knackige Salatblätter garniert werden. Die bunten Magenfüller decken kaum ein Prozent des Kalorienbedarfs, liefern aber nützliche Vitamine, Mineralien und bioaktive Pflanzenstoffe. Sprossen bergen allerdings eine Gefahr: Sie sollten sie immer gründlich abspülen und mit kochendem Wasser überbrühen, da sie oft reichlich Keime mitbringen.

WURST?

IN DEN LETZTEN JAHREN IST DER FETTGEHALT vieler Sorten gesunken. Trotzdem: Magerer Schinken liefert im Schnitt nur ein Drittel der Kalorien.

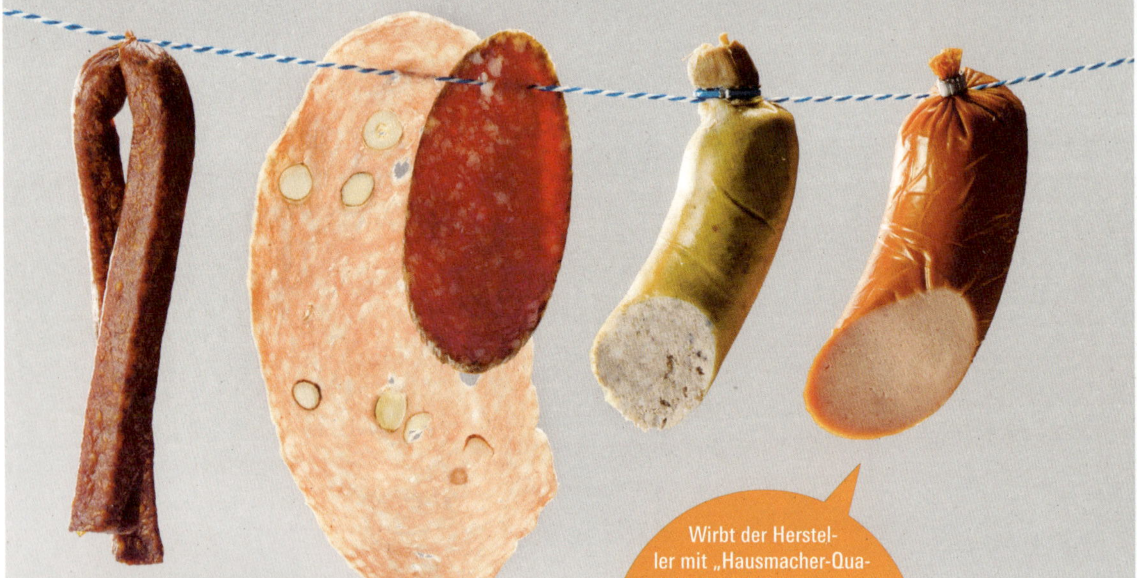

4,7 KILO PURES FETT!

So viel kann man jährlich einsparen, wenn man etwa täglich 1 Portion Landjäger (30 g) gegen Putenbrust austauscht: 43.000 Kalorien!

Wirbt der Hersteller mit „Hausmacher-Qualität" oder mit Rezepten nach Opa, Oma oder Mutter, sind es meistens **BESONDERS FETT**e Würste. In der Zutatenliste stehen dann Speck und Schwarten an erster Stelle. Gar nicht erst kaufen.

FETT IST DER WICHTIGSTE Geschmacksträger einer Wurst. Sie besteht eben hauptsächlich aus zerkleinertem Fleisch und Speck, in unterschiedlichen Anteilen. Die Masse wird gewürzt, in Hüllen abgefüllt und je nach Sorte gekocht oder gebrüht, roh geräuchert oder getrocknet. Klassiker wie Landjäger, Salami, Streichmettwurst oder Leberwurst liefern 30 bis 50 Prozent Fett, manchmal mehr.

SCHINKEN!

OB GEKOCHT, LUFTGETROCKNET, GERÄUCHERT oder in Aspik: Ist das pure Fleisch gut erkennbar, sind wenig Kalorien drin.

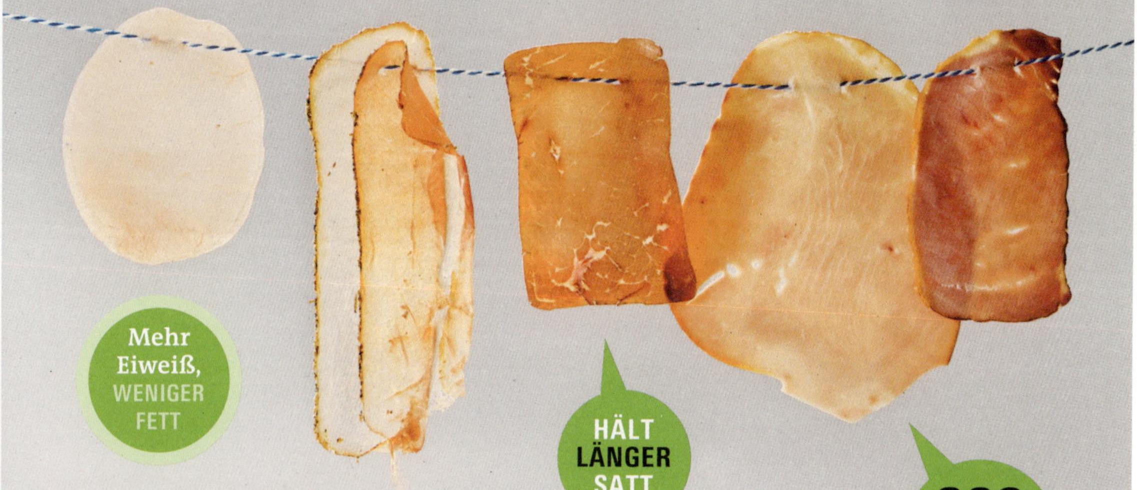

Mehr Eiweiß, WENIGER FETT

HÄLT LÄNGER SATT

300 KALORIEN SPAREN

ACHTUNG!

Schinken besteht stets aus der ganzen Fleischfaser. Ausnahme: Kochschinken aus Formfleisch. Der wird meist in Fertiggerichten und in der Gastronomie verwendet.

MAGERE SCHINKEN STAMMEN AUS der Schweinekeule, Lachsschinken und Kasseler aus dem Kotelettstrang. Noch fettärmer sind Spezialitäten wie etwa Bündner Fleisch aus der Rinderkeule, Bresaola aus Rinderfilet und gepökelte Putenbrust. Seit 2008 ermöglicht ein neues Verfahren, Wurst und Aufschnitt aus purem Muskelfleisch ohne den Zusatz von Speck herzustellen. Fettgehalt unter 3 Prozent.

HARTKÄSE?

LANGE GEREIFT UND LECKER, aber auch gehaltvoll: Hartkäse sind um rund ein Drittel kalorienreicher als Weichkäse.

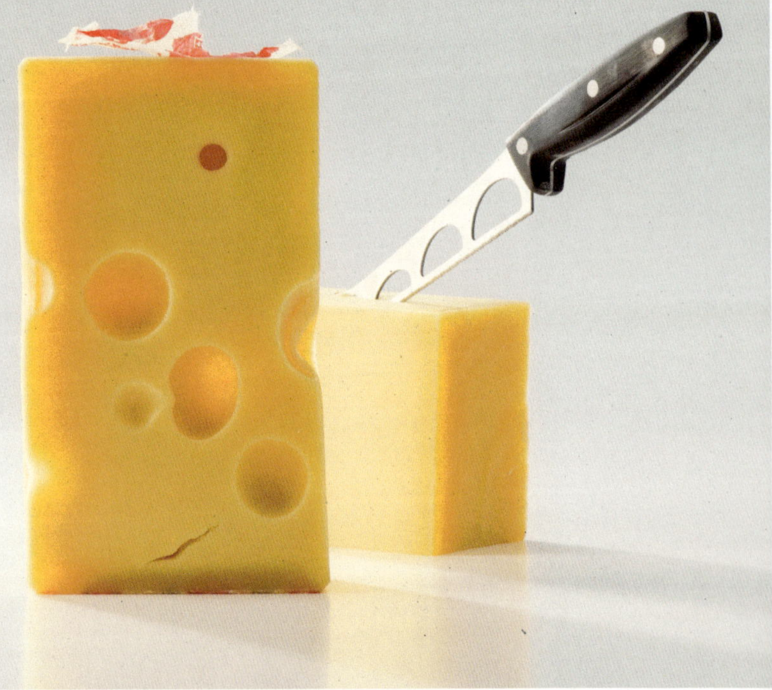

30 GRAMM PURES FETT!

So viel steckt in einem Emmentaler mit 45 % F. i. Tr. Ein etwas weicherer Schnittkäse mit 30 % F. i. Tr. hat nur noch 17 g Fett.

KÄSE WIRD NICHT NACH dem Fett-, sondern nach dem Wassergehalt eingeteilt. Hartkäse wie Emmentaler, Allgäuer oder Greyerzer verlieren durch ihre lange Lagerung viel Wasser, übrig bleiben die festen Bestandteile der Milch. Bei gleicher Grammzahl enthalten diese „trockenen" Käse deshalb mehr Fett und Eiweiß als jüngere, weichere und saftigere Käsesorten.

WEICHKÄSE!

WEIL SIE ZU ÜBER 60 PROZENT AUS WASSER bestehen, haben Camembert, Brie oder Gorgonzola weniger Fett und Kalorien.

45-prozentige Weichkäse wie Brie oder Gorgonzola liefern mit 288 Kalorien und **22 G FETT** rund ein Drittel weniger Kalorien und Fett als Hartkäse. Weichere Schnittkäse mit 30 % F. i. Tr. liegen mit 256 Kalorien und 17 g Fett etwa dazwischen.

100 KALORIEN SPAREN

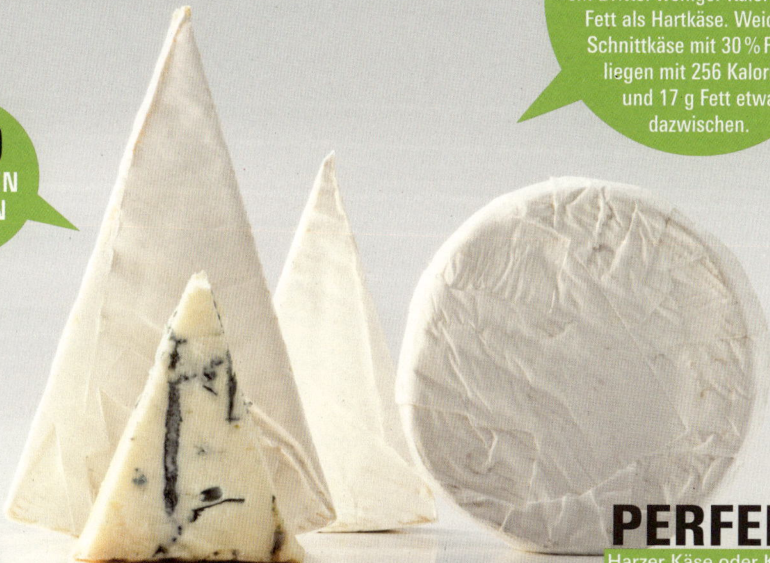

PERFEKT!

Harzer Käse oder Korbkäse. Nur 125 Kalorien und 0,5 g Fett, aber sättigende 30 g Eiweiß.

JE MEHR WASSER EIN Käse enthält, desto weicher und kalorienärmer ist er. Frischkäse wie Quark, Hüttenkäse und Ricotta mit einem Wassergehalt von mehr als 70 Prozent sind deshalb natürliche Lightprodukte. Die gesetzlich vorgeschriebene Angabe Fett i. Tr., also Fett in der Trockenmasse, sagt wenig über die absolute Fettmenge. Die findet man in den Nährwertangaben.

KRABBENSALAT?

MEIST BADEN WENIGE TIEFSEEGARNELEN in viel Mayonnaise. So liefert der norddeutsche Klassiker drei bis vier Mal mehr Kalorien als Räucherfisch.

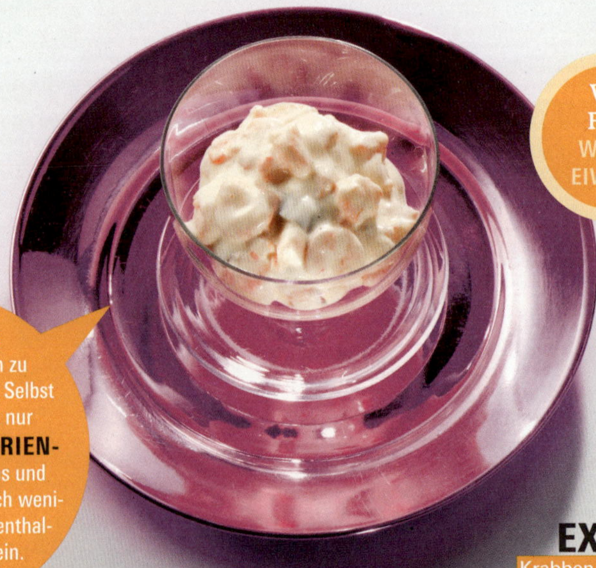

Viel Fett, WENIG EIWEISS

Konventionelle Produkte bestehen zu 30 bis 40 % aus Fett. Selbst Leichtprodukte mit nur 12 % Fett sind **KALORIENREICHER** als Lachs und Forelle. Ihr Fett ist auch weniger wertvoll und sie enthalten weniger Protein.

EXTRA-TIPP:
Krabben pur! Mit etwas Zitronensaft, ganz wenig Öl und vielen gehackten Kräutern wird daraus in kürzester Zeit ein leichter Salat.

ZWAR SIND KRABBEN AN SICH FETTARM, doch hier schwimmen sie in Saucen mit viel Pflanzenöl. Das ist reich an Omega-6-Fettsäuren, von denen wir ohnehin mehr als genug aufnehmen. Im Vergleich zum Räucherfisch ist der Gehalt an wertvollen Omega-3-Fettsäuren verschwindend gering. Daher sind die reichlich enthaltenen Fettkalorien bei Krabbensalat besonders schlecht angelegt.

RÄUCHERFISCH!

ETWAS MEHR FETT, ABER DAFÜR SPITZENQUALITÄT. Forelle, Lachs und Makrele gehören zu den figurfreundlichsten Quellen für beste Nährstoffe.

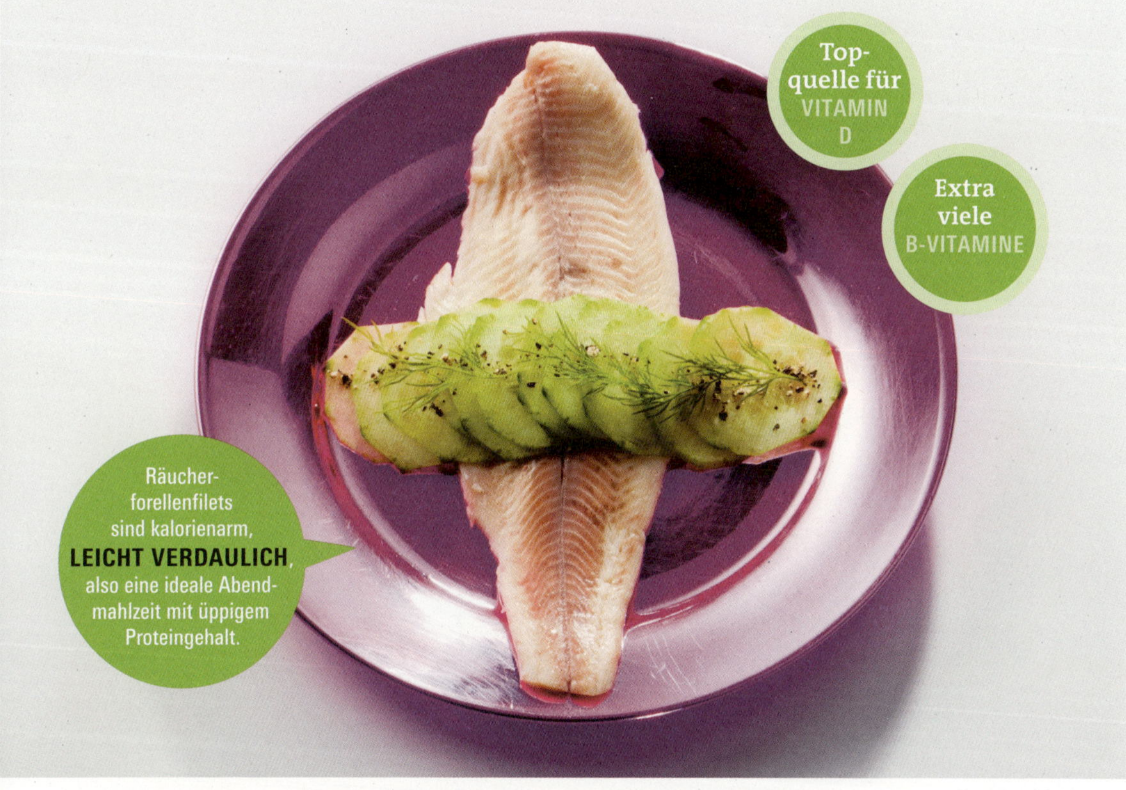

Top-quelle für VITAMIN D
Extra viele B-VITAMINE
Räucherforellenfilets sind kalorienarm, LEICHT VERDAULICH, also eine ideale Abendmahlzeit mit üppigem Proteingehalt.

FISCHFETT IST BERÜHMT für seine positiven Merkmale. Es verbessert die Fließeigenschaften des Bluts und mildert Nebenwirkungen des Übergewichts. Neue Forschungsergebnisse deuten darauf hin, dass die enthaltenen Omega-3-Fettsäuren die Fettproduktion in der Leber hemmen und den Energieverbrauch anschieben. Sozusagen Fett zum Schlankwerden!

UNECHTE KRABBEN?

SURIMI HEISSEN GARNELEN-, HUMMER- und Krebsfleisch-Imitate, die aus Magerfisch und Stärke geformt werden. Mit nur 0,3 Prozent Fett fehlen auch fettlösliche Vitamine und wertvolle Fischfette.

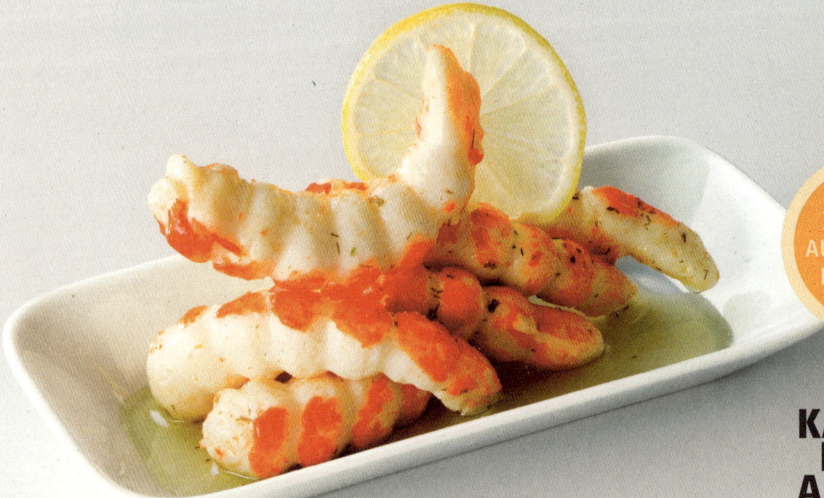

70 %
Kalorien
AUS KOHLENHYDRATEN

KALORIEN BESSER ANLEGEN!

Surimi enthält nur 7–8 g Fischprotein, Hering liefert mit 18 g mehr als doppelt so viel.

PRODUZENTEN MIXEN DAS Krebsfleisch-Imitat aus zerkleinertem Fleisch verschiedener Fischarten. Dazu kommen Zucker, Süßungsmittel, Stärke, Hühnereiweißpulver, Sojaprotein, Färbemittel und künstliche Aromen. Das Ergebnis ist billig und kalorienarm, doch im Verhältnis zum ebenfalls preiswerten, aber viel nährstoffreicheren Hering beim Abnehmen kein echter Gewinn.

ECHTER HERING!

FÜR EIN SCHNELLES ABENDBROT eignen sich Heringskonserven. Ähnlich dem Räucherfisch nicht eben fett- und kalorienarm, fördern sie dennoch die schlanke Linie.

Top-
quelle für
VITAMIN
D

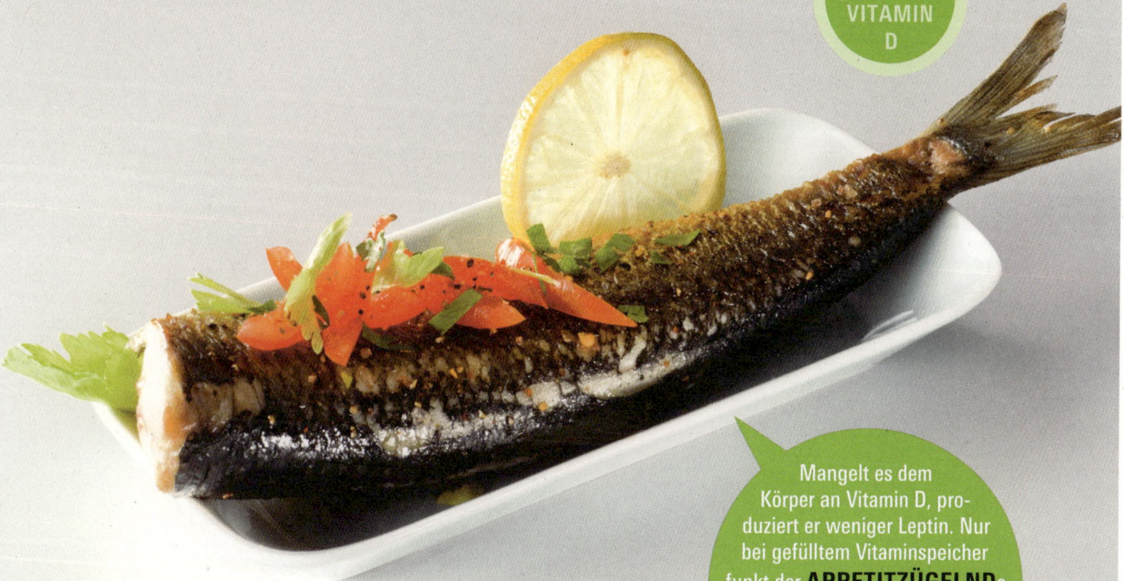

Mangelt es dem Körper an Vitamin D, produziert er weniger Leptin. Nur bei gefülltem Vitaminspeicher funkt der **APPETITZÜGELND**e Botenstoff rechtzeitig ans Gehirn: „Essen einstellen. Ab sofort Energie aus den Depots holen."

EIN, ZWEI MAL PRO WOCHE sollte trotz Diät fetter Fisch auf dem Speisezettel stehen. Vor allem in der dunklen Jahreszeit, wenn das Sonnenlicht nicht ausreicht, damit die Haut genügend Vitamin D bildet, sind Heringe gefragt. Denn eine gute Vitamin-D-Versorgung kann vor seelischen Schieflagen schützen und sogar beim Abbau überschüssiger Pfunde helfen.

ANTIPASTI?

MEDITERRANE FETTFALLEN: Unter der italienischen Bezeichnung für Vorspeise locken in Öl eingelegte Gemüse zum Kalorienrausch.

Ein Blick aufs Etikett lohnt, denn die Unterschiede sind groß: Eingelegte Zucchini, Auberginen, **ARTISCHOCKENBÖDEN** und getrocknete Tomaten liefern zwischen 200 und 400 Kalorien. Je nachdem, wie gut das Öl abgetropft ist, kommen dabei 10 bis 20 g Fett auf den Teller.

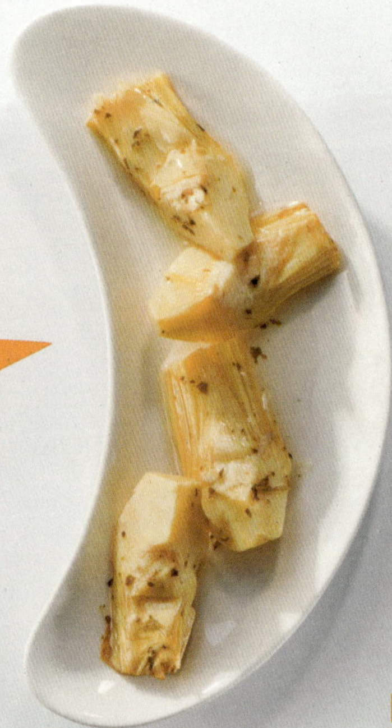

40 GRAMM PURES FETT!

Spitzenreiter sind in Öl eingelegte Tomaten, Paprika- oder Pfefferschoten mit Frischkäsefüllung.

ZWAR IST GEMÜSE gesund und kalorienarm – aber nur, solange es fettarm zubereitet ist. Alle figurfreundlichen Vorzüge gehen verloren, wenn Artischockenböden, getrocknete Tomaten oder Pfefferschoten in Öl schwimmen. Selbst nach dem Abtropfen schlagen diese Spezialitäten im Vergleich zu Sauerkonserven noch mit der 10- bis 20-fachen Fettmenge zu Buche.

SAUERKONSERVEN!

OHNE ÖL, ABER DAFÜR IN eine würziger Marinade eingelegt, bleibt Gemüse so kalorienarm, dass man unbefangen zulangen kann.

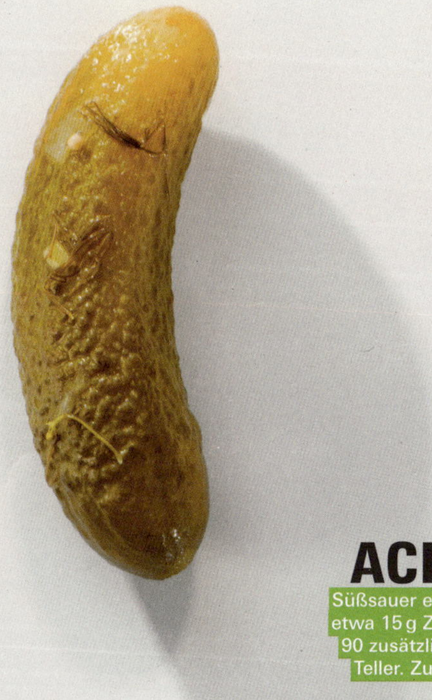

Die Auswahl reicht von klassischen Mixed Pickles, Silberzwiebeln und Cornichons bis hin zu mediterranen Delikatessen wie gerösteten Paprikaschoten und **ARTISCHOCKENHERZEN**. Minimale 0,5 g Fett und höchstens 50 Kalorien lassen sie gut in schmale Kalorienbudgets passen.

ACHTUNG!

Süßsauer eingelegter Kürbis kann etwa 15 g Zucker enthalten – rund 90 zusätzliche Kalorien auf dem Teller. Zutatenliste beachten.

SAURE GURKEN UND EINGELEGTE Pilze oder Zwiebeln schmecken erfrischend zu belegten Broten und sind als schnelle Zutat für würzige Salate willkommen. Meist stammt die Säure im Aufguss von Branntweinessig. Gemüsemischungen aus dem Reformhaus oder dem Bioladen bekommen ihre milde Säure manchmal durch eine natürliche Gärung mit Milchsäurebakterien.

FERTIG-KARTOFFELSALAT?

MAL BAYRISCH, MAL NORDISCH, MAL KREATIV – gekaufte Kartoffelsalate sind oft wahre Kalorienbomben!

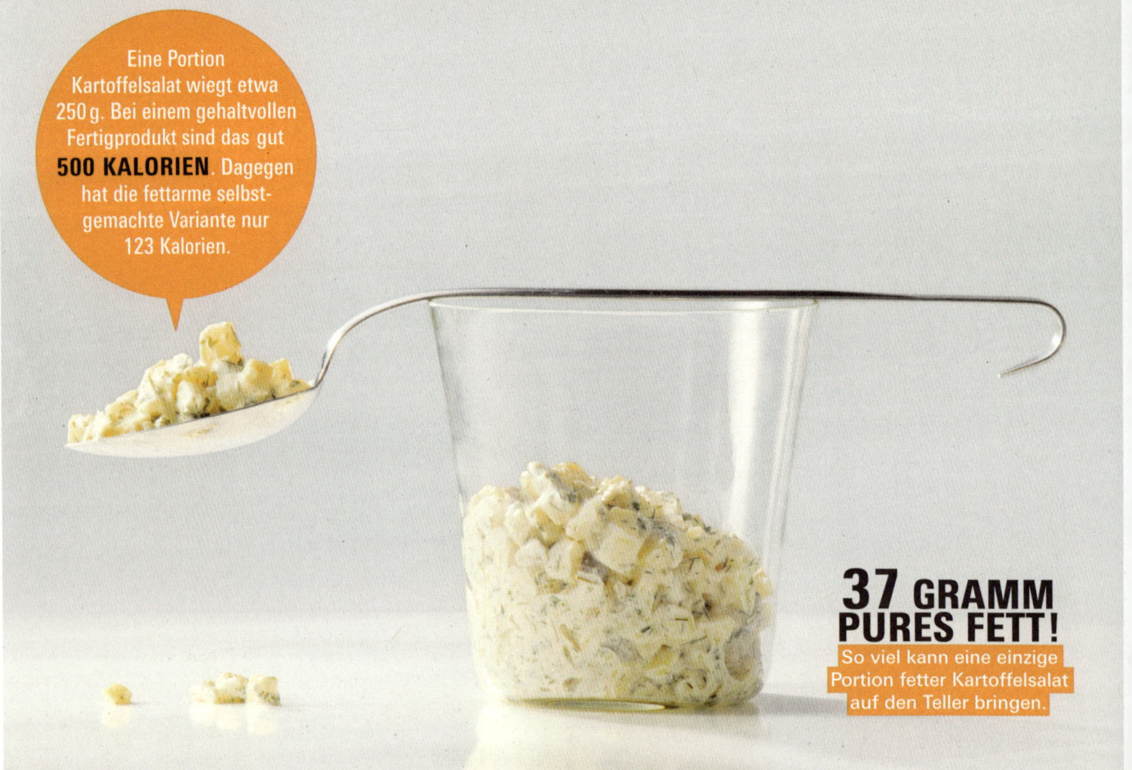
Eine Portion Kartoffelsalat wiegt etwa 250 g. Bei einem gehaltvollen Fertigprodukt sind das gut **500 KALORIEN**. Dagegen hat die fettarme selbstgemachte Variante nur 123 Kalorien.
37 GRAMM PURES FETT!
So viel kann eine einzige Portion fetter Kartoffelsalat auf den Teller bringen.

SO BELIEBT IST KAUM EIN ANDERER SALAT. In Schachteln verpackt, lockt er an der Kühltheke im Supermarkt. Am Imbissstand kommt er lose abgefüllt aus großen Eimern, in Feinkostgeschäften wird er oft frisch hergestellt. Der Kaloriengehalt bleibt in den letzten beiden Fällen das Geheimnis des Anbieters. Ein Tipp: Weiße Dressings sind oft reicher an Fett als klare Essig-Öl-Saucen mit Brühe.

HAUSGEMACHTER!

OB ABENDS DAHEIM ODER FÜR DIE GRILLPARTY, Kartoffelsalat schmeckt auch mit einer fettarmen Sauce delikat und sättigend.

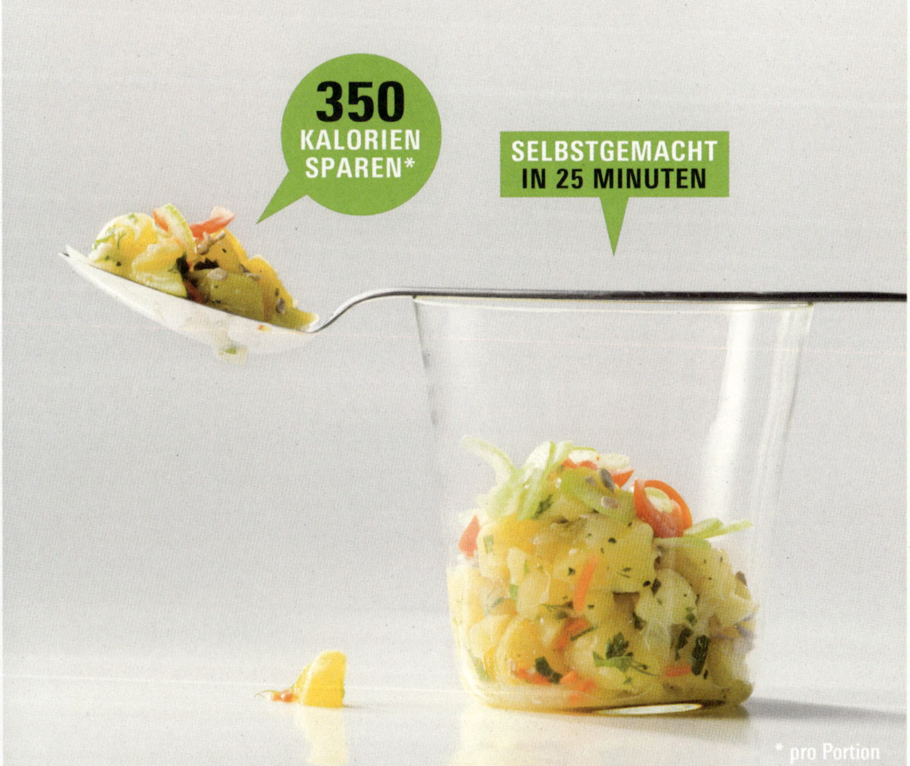

KARTOFFELSALAT

Für 6 Portionen

1 kg Kartoffeln in der Schale kochen, noch heiß schälen und klein schneiden.

2 Zwiebeln und 1 Knoblauchzehe würfeln. In $\frac{1}{8}$ l Brühe mit 4 EL Essig geben und aufkochen.

Über die Kartoffeln gießen und einziehen lassen. Eventuell etwas Brühe nachgießen.

2 EL Rapsöl und 2 EL gehackte Kräuter (z. B. Dill) unterheben.

Mit 1 EL Sonnenblumenkerne bestreuen. Sofort lauwarm servieren.

1 Portion enthält:

FETT	4 G
EIWEISS	3 G
KOHLENHYDRATE	17 G
KALORIEN	123

ZWEI KLEINE TRICKS VERHELFEN einem Kartoffelsalat zur Leichtigkeit. Trick 1: Man übergießt die frisch gepellten, noch heißen Kartoffeln mit Brühe. Haben sich die Scheiben erst einmal mit Flüssigkeit vollgesogen, nehmen sie nur noch wenig Fett auf. Trick 2: Man mischt fein gewürfeltes Gemüse unter. Besonders gut geeignet sind Tomaten, Salatgurken und Staudensellerie.

WEISSE GRILLSAUCEN?

ZU VIEL FETT: Helle Sorten enthalten als Hauptzutat meist Mayonnaise!

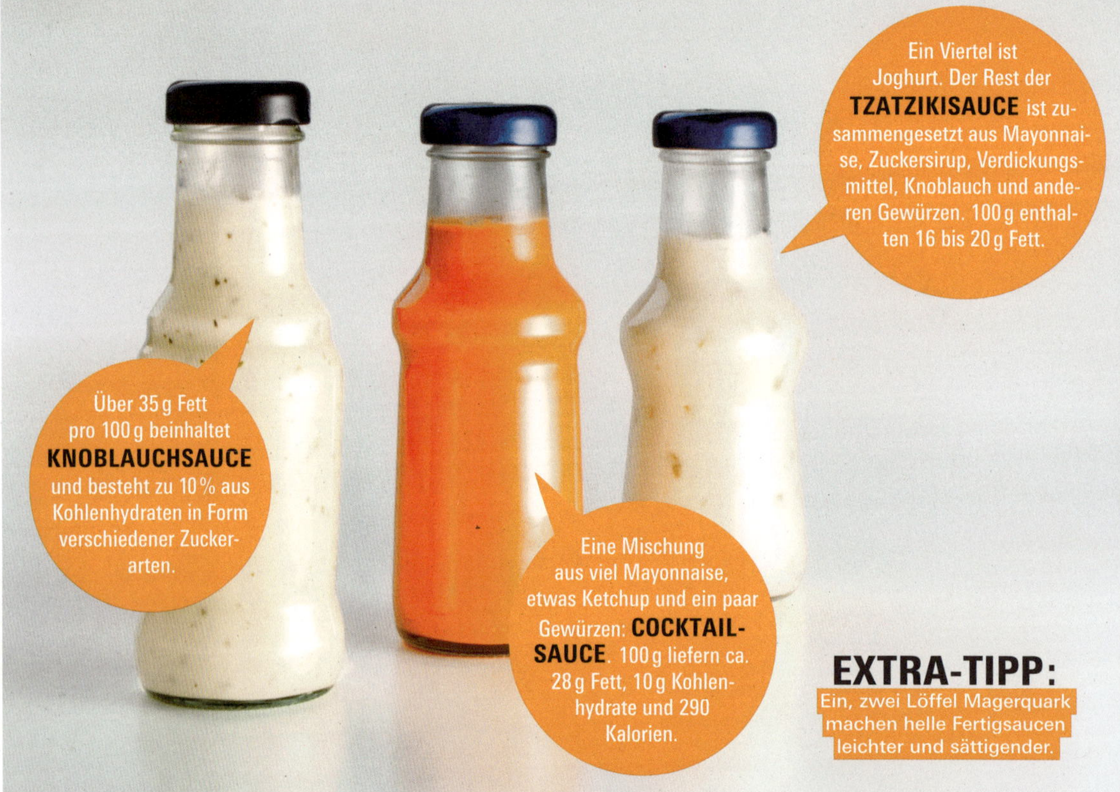
Ein Viertel ist Joghurt. Der Rest der **TZATZIKISAUCE** ist zusammengesetzt aus Mayonnaise, Zuckersirup, Verdickungsmittel, Knoblauch und anderen Gewürzen. 100 g enthalten 16 bis 20 g Fett.
Über 35 g Fett pro 100 g beinhaltet **KNOBLAUCHSAUCE** und besteht zu 10 % aus Kohlenhydraten in Form verschiedener Zuckerarten.
Eine Mischung aus viel Mayonnaise, etwas Ketchup und ein paar Gewürzen: **COCKTAILSAUCE**. 100 g liefern ca. 28 g Fett, 10 g Kohlenhydrate und 290 Kalorien.

EXTRA-TIPP:
Ein, zwei Löffel Magerquark machen helle Fertigsaucen leichter und sättigender.

DIE WEISSEN FERTIGSAUCEN bestehen zu 20 bis 40 Prozent aus Pflanzenöl. Erst recht bei „leichten" Varianten empfiehlt sich der Blick auf Nährwert- und Zutatenliste. Denn darin steckt häufig mehr Zucker als in roten Grillsaucen. Vor allem der zum Süßen oft genutzte Glukose-Fruktose-Sirup gilt als wenig förderlich für die Taille, weil er natürliche Sättigungsmechanismen austrickst.

ROTE SAUCEN!

NULL PROZENT FETT: Wie Ketchup bestehen sie hauptsächlich aus eingedickten Tomaten oder Tomatenmark.

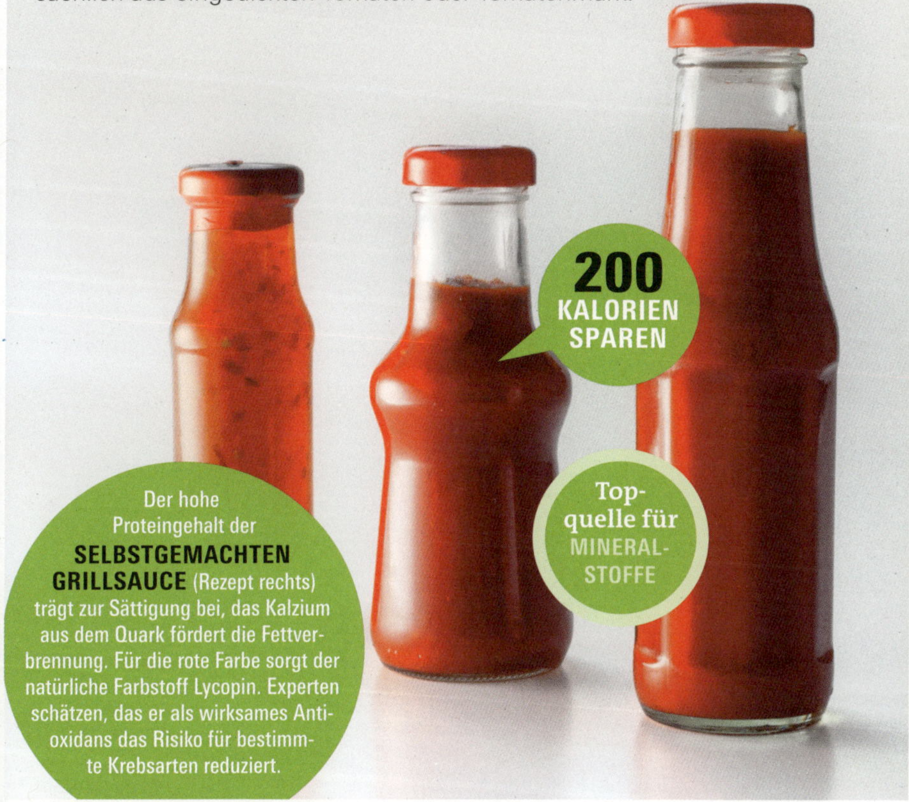

200
KALORIEN SPAREN

Top-quelle für MINERAL-STOFFE

Der hohe Proteingehalt der **SELBSTGEMACHTEN GRILLSAUCE** (Rezept rechts) trägt zur Sättigung bei, das Kalzium aus dem Quark fördert die Fettverbrennung. Für die rote Farbe sorgt der natürliche Farbstoff Lycopin. Experten schätzen, das er als wirksames Antioxidans das Risiko für bestimmte Krebsarten reduziert.

ULTRALEICHTE KNOBLAUCH-GRILLSAUCE

Wer helle Saucen besonders gern mag, bereitet sie am besten in der eigenen Küche zu.

Ein halbes Pfund Magerquark mit 2 EL Mayonnaise, Zitronensaft, Salz und 1 Prise Zucker verrühren.

Salatgurke fein würfeln und zusammen mit 2–3 durchgepressten Knoblauchzehen unterrühren. Kräftig pfeffern.

Fertig in weniger als 10 Minuten!

100 Gramm enthalten nur 76 Kalorien.

DIE ROTEN WÄHLEN! Grillsaucen auf der Basis von Ketchup werden in vielen Geschmacksrichtungen angeboten. In 125 Gramm sind meist etwa 500 Gramm Tomaten und ein bis zwei Esslöffel Zucker. Wer auf seine Linie achtet, schaut beim Kauf auf die Zutatenliste und lässt Produkte mit Glukose-Fruktose-Sirup links liegen. Besser eine Sauce mit üblichem Zucker wählen!

Unterwegs

Den ganzen Tag auf Achse? Und zwischen den Mahlzeiten immer wieder Lust auf den schnellen Kalorienkick? Auch ganz Willensstarke können den Snacks und Süßigkeiten, die überall am Wegesrand locken, nicht immer widerstehen. Muss man auch gar nicht, wenn man sich auskennt und weiß, was taugt.

PRO UND CONTRA ZWISCHENMAHLZEITEN

Das Essen im Stehen und Gehen, auf der Straße, in der Bahn und im Auto, ist gewissermaßen zum allgemeinen Lebensstil geworden. Sollte der kleine Hunger zwischendurch der wahre Grund für zwickende Hosen und klemmende Gürtel sein? Einige Ernährungswissenschaftler denken das. Sie empfehlen, nur zwei- oder drei Mal am Tag zu essen, weil sie meinen, dass der Insulinspiegel bei häufigeren Mahlzeiten insgesamt stärker ansteigen und so zu Übergewicht führen würde. Andere Experten halten zwei zusätzliche Zwischenmahlzeiten für ebenso gesund und glauben nicht an die sogenannte Insulin-Hypothese.

DREI ODER FÜNF MAHLZEITEN?

Mit dieser Frage hat sich ein Forscherteam aus Schweden (Göteborg) und England (Cambridge) beschäftigt. Über ein Jahr lang beobachtete es, ob es mit oder ohne Zwischenmahlzeiten einfacher ist, ein festgelegtes Kalorienbudget einzuhalten. Eine Gruppe der Testpersonen musste mit drei Mahlzeiten täglich auskommen, die andere erhielt drei Kleinigkeiten zusätzlich zu den Hauptmahlzeiten. Beide Gruppen wurden ausführlich beraten und betreut. Das Ergebnis: Im Laufe des Jahres stieg die Snackrate bei denen, die zwischendurch nichts essen durften, an, während sie bei jenen, denen es erlaubt war, sank. Am Ende hatten sich aber beide angenähert – und etwa gleich viel abgenommen. Große Unterschiede im Stoffwechsel konnten die Wissenschaftler nicht feststellen.

Das Ergebnis bestätigt den Standpunkt der von der Bundesregierung finanzierten Deutschen Gesellschaft für Ernährung (DGE). Auch dort sind bisher keine Untersuchungen bekannt, die eindeutig belegen, dass derjenige, der weniger häufig isst, schlanker bleibt. Vorausgesetzt natürlich, es geht um die gleiche Kalorienmenge.

HAUPTSACHE KALORIEN IM GRIFF

Was die Anzahl der Mahlzeiten angeht, erzeugen unterschiedliche Stoffwechseltypen wahrscheinlich unterschiedliche Bedürfnisse. Der eine braucht eine Zwischenmahlzeit, um ein Leistungstief auszugleichen, weil sein Blutzucker absackt, wenn er längere Zeit nichts gegessen hat. Der andere profitiert von einem stabilen Zuckerstoffwechsel und

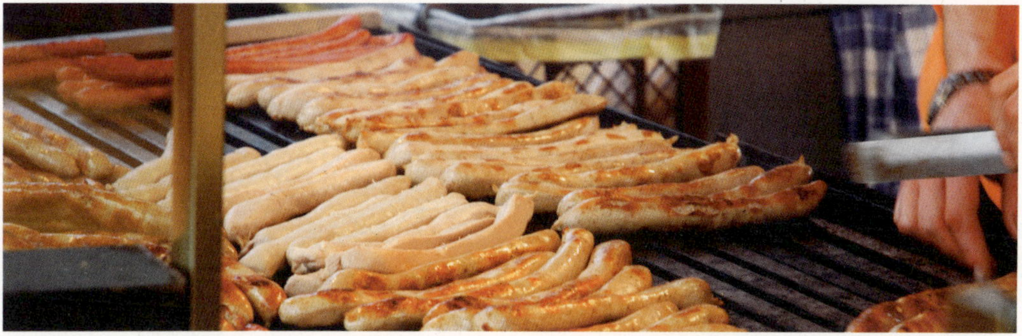

kommt mit langen Fastenzeiten gut zurecht. Mit oder ohne Zwischenmahlzeiten, wichtig ist, auf die Kalorien zu achten.

SCHLECHTE ESSGEWOHNHEITEN

Es besteht ein großer Unterschied zwischen einer wohlkalkulierten Zwischenmahlzeit und der Gewohnheit, sich immer mal wieder etwas in den Mund zu stecken, das gerade in Reichweite liegt. Wer immerzu knabbert und kaut, ermüdet die Messfühler des Verdauungstrakts. Die Folge: Im Gehirn kommen immer weniger Sättigungssignale an. Für das Gefühl, richtig satt zu sein, verlangt der Körper dann mit der Zeit immer stärkere Reize durch noch mehr Nahrung. Zum Glück ist die schlechte Angewohnheit, immerzu Kleinigkeiten zwischendurch zu essen, keine Einbahnstraße. Der Organismus gewöhnt sich auch an das Gegenteil. Wer wieder auf klar geregelte Mahlzeiten umsteigt und so peu à peu weniger isst, bei dem setzt nach einer Weile auch die Sättigung wieder frü-

Mehr kuscheln!

Sanftes Streicheln und gutes Zureden wirken **beruhigend**, das kennt man. Züricher Forscher haben herausgefunden, warum das so ist. Dahinter steckt der Nervenbotenstoff Oxytocin. Er kann den Level des Stresshormons Cortisol senken. Im Tierversuch zeigte sich, dass freundliche Berührungen die Produktion des Botenstoffs drastisch erhöhen, dabei positive Gefühle auslösen und Vertrauen schaffen.

HEMMT DIE SCHOKOLUST:
Oxytocin kann noch mehr: Der körpereigene Stoff **mildert die Lust auf Süßigkeiten**. Darüber hinaus wirkt das Neurohormon direkt auf das Fettgewebe und kann sogar helfen, die Polster an Po und Schenkeln zu mobilisieren, die sonst nur sehr schwer zu beeinflussen sind.

KALORIENFREIE ZEITEN

RAUS AUS DEM SCHLARAFFENLAND!

Tag und Nacht trommeln Hunderte von Werbebotschaften auf uns ein, auf Schritt und Tritt winken Angebote in den Auslagen. Milchkaffee zum Mitnehmen, Döner an der Bushaltestelle, Eis in der U-Bahn-Station. Da verwundert es kaum, dass wir oft mehr essen, als wir uns vorgenommen haben. Aber was tun? Freiräume schaffen, in denen Speisen nichts zu suchen haben!

1 **TREFFEN OHNE TORTE:** Geselligkeit ist heute oft mit Essen verbunden. Lieber nur zum Kaffee, Spazierengehen oder Musikhören verabreden.

2 **SCHLANK DURCH KUNST:** Auch wenn die meisten Museen ein Café betreiben: Man muss ja nicht hineingehen. Lieber die Ausstellung genießen.

3 **KOCHSENDUNGEN ABSCHALTEN:** Das Herumhantieren mit leckeren Zutaten regt meist weniger zum Kochen als vielmehr zum ungewollten Essen an.

NICHT HINSEHEN

Bei Werbung nicht hinschauen!

Am besten schottet man sich systematisch gegen Reklamespots und -plakate ab. Hilfreich ist es, feste Regeln für kalorienfreie Zeiten für sich aufzustellen. Zum Beispiel: **Ich esse nie in Bus und Bahn, im Gehen oder Stehen** – nur im Sitzen am gedeckten Tisch.

SPASS UND SPIEL

Drachen steigen lassen oder Trampolinspringen

Spielerische Freizeitbeschäftigungen zerstreuen einen und **verhindern, dass man an Essen denkt**. Einerlei, ob man ein Instrument spielt oder sich beim Tischtennismatch austobt, das Vergnügen daran ist jedenfalls vollkommen kalorienfrei.

SPORTVEREIN

Beim Training haben Kalorien nichts zu suchen.

Gut geführte Sportclubs sind vielleicht die letzten kalorienfreien Zonen, in denen man nicht zum Futtern ermutigt wird. Im Gegenteil: **Beim Pilates kann man keine Pralinen essen** und beim Schwimmen ist Chipsknabbern schlecht möglich.

AUSSITZEN

Nach 15 Minuten ist der Hunger vergangen

Meldet sich der knurrende Magen zu früh, also in kalorienfreien Zeiten, reicht es meist, sich einer neuen Aufgabe zuzuwenden. Auch gut: **Ein spannendes Buch lesen** oder jemanden anrufen. Werden die Gedanken abgelenkt, schwindet die Esslust meist von selbst.

her ein. Lange bevor diese neurobiologischen Zusammenhänge erforscht wurden, war das Phänomen im Alltag bereits bekannt. Denn es hieß oft: Mein Magen hat sich geweitet, ich bin immer hungrig. Oder: Mein Magen ist geschrumpft, ich brauche gar nicht mehr so viel.

GEMEINSAMER GENUSS

Die beste Vorsorge gegen Snack-Attacken sind gut geplante wohlschmeckende Mahlzeiten. Setzt man sich mit lieben Leuten zu einem mehrgängigen Schmaus an einen schön gedeckten Tisch, erlebt man Gemütlichkeit und Verbundenheit, Reden und Lachen. Sowohl Kopf als auch Magen profitieren davon. Schiebt man hingegen am Computer beiläufig Kartoffelchip um Kartoffelchip in den Mund, bemerkt das Gehirn davon nicht viel. Das lässt einen unbefriedigt – selbst wenn es viele Kalorien waren. So können sich beim Knabbern größere Kalorienmengen summieren als bei einem Menü mit Vor-, Haupt- und Nachspeise.

STRENGER VERZICHT IST SINNLOS

Jeder, der sein Gewicht reduzieren möchte, steht vor der Frage, wie er die „kleinen Sünden" zwischendurch in den Griff bekommen soll. Leider nutzt ein eisernes Versprechen an sich selbst, ab sofort und für immer allen Currywürsten und jedem Eisbecher auf dieser Welt zu widerstehen, meist nicht viel. Wer völlige Enthaltsamkeit üben will, wird wahrscheinlich irgendwann schwach, fühlt sich als Versager und schmeißt vielleicht sogar die Flinte ins Korn.

Psychologen halten wenig von solcher drakonischer Strenge gegen sich selbst. Sie raten vielmehr zu flexibler Kontrolle und zu kleinen Schritten. Wer sich vornimmt, am Ende der Woche vom Schokoladenvorrat mindestens noch ein Stück übrig zu haben, kann seinen Vorsatz wahrscheinlich einigermaßen leicht einhalten. Und freut sich über jedes zusätzlich eingesparte Stück von der geliebten Süßigkeit.

DER TRICK MIT DEM GELD

Wird man trotz bester Absichten bei Hamburger, Pommes oder Apfelplunder zu oft schwach, funktioniert womöglich ein Trick. Man gibt einen Monatsbetrag von – sagen wir – 30 Euro in eine Extra-Geldbörse. Überkommen einen die Fast-Food-Gelüste, bedient man sich aus diesem Budget. Ist nach Ablauf eines Monats das Geld nicht restlos ausgegeben, gibt es Grund zu doppelter Freude: Es ist gut fürs Portemonnaie und für die Figur.

SITZEN UND ESSEN

Dass die sitzende Lebensweise zu Figurproblemen beiträgt, dürfte jedem klar sein. Denn hingehockt vor Fernseher oder Computer, läuft unser Körper im absoluten Energiesparprogramm. Wer seine Zeit fast ausschließlich auf dem Stuhl oder im Sessel verbringt, kann kaum so wenig essen, wie er eigentlich an Energie braucht. Mehr noch, er ist stets verlockt, die Aufregungen der digitalen Welten mit Alkohol und schnellen Kohlenhydraten zu dämpfen. Die Verbindung von Naschen und Auf-einen-Bildschirm-Blicken ist also zweifach figurfeindlich.

ESSEN UND FERNSEHEN

Für viele von uns bedeutet es den Inbegriff von Gemütlichkeit, sich beim Abendbrot von einer Soap berieseln zu lassen oder bei Wein und Erdnussflips einen spannenden Krimi anzuschauen. Die Gewohnheit, beim Essen Fernsehen zu gucken, führt jedoch schnell zu den allerschönsten Speckrollen. Dies liegt darin begründet, dass das Gehirn nur damit beschäftigt ist, die bewegten Bilder zu verarbeiten. Was wir gleichzeitig in uns hineinmampfen, registriert es kaum.

Wer überschüssige Pfunde verlieren möchte, sollte also entweder keine Knabbereien mümmeln, solange der Fernseher läuft. Oder er sollte die Flimmerkiste ausschalten, wenn er hungrig wird, und sich zum Essen an den gedeckten Tisch setzen. Alle, denen das zu heftig ist, stellen die Salzstangen und Nüsse so weit weg von sich, dass sie für jede Einzelne aufstehen müssen. Das reduziert die Menge und macht bewusst, wie viel man zu sich nimmt. Wer es darüber hinaus auch noch schafft, die Zeit, die er vor der Mattscheibe verbringt, einzuschränken, hat es beim Abnehmen erheblich leichter.

Essen im Büro

Regelmäßige Mahlzeiten einhalten – das klingt einfach, ist aber im Berufsalltag oft nur mit cleveren Tricks umzusetzen. Fehlt eine gute Kantine, heißt es selber anrichten. Immerhin ist oft eine Teeküche mit Kühlschrank, Mikrowelle und Herd vorhanden.

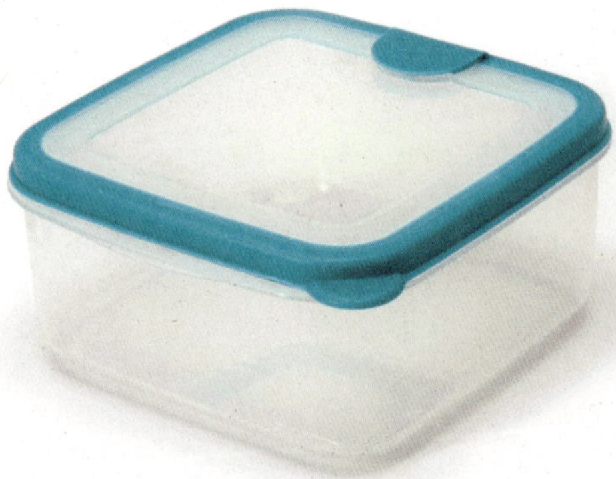

MAHLZEITEN VORAB PLANEN

Überlegen Sie sich am Wochenende, was in der nächsten Woche täglich auf dem Speisezettel stehen soll. Suchen Sie Rezepte für Gerichte heraus, die **gut vorzubereiten und leicht transportierbar** sind. Am besten schreiben Sie auch gleich die entsprechende Einkaufsliste.

DIE DOPPELTE MENGE KOCHEN,

eine Portion abends essen, den Rest am nächsten Tag mitnehmen. **Mit dieser Art der kulinarischen Vorsorge** kann man sich die kalorienkontrollierte Verpflegung für den nächsten Tag ohne großen Aufwand sichern. Wichtig beim Vorbereiten: Frisch gekochte Gerichte schnell portionieren, im kalten Wasserbad abkühlen, sofort verpacken und kalt stellen. So bleiben Geschmack und Vitamine am besten erhalten.

BEI STRESS MEHR GEMÜSE UND SALAT ESSEN

Werden die Nerven über längere Zeit etwa durch Arbeitsdruck sehr beansprucht, kann das B-Vitamin Folsäure knapp werden. Wer sich trotz Zeitmangels bemüht, häufig frische Salate und Gemüse zu essen, fühlt sich oft schon nach wenigen Tagen besser, ist **dem Berufsalltag wieder gewachsen** und tut zusätzlich noch etwas für die Figur.

ZWISCHENDURCH ROHKOST KNABBERN

Ein paar geschälte Möhren, Gurken- oder Fenchelstücke, Kohlrabistifte oder Röschen vom frischen Blumenkohl, das sind Snacks, die zwischen den Mahlzeiten den Magen ohne viele Kalorien füllen und den Zähnen etwas zu tun geben. Außerdem: **Kräftiges Kauen ist gut** für die Durchblutung im Kopf und unterstützt die Konzentration.

BULGUR, COUSCOUS, QUINOA UND GRÜNKERN EINPLANEN

Diese Getreide liefern für lange Zeit Energie und bilden **die perfekte Basis** für Salate zum Mitnehmen. Also vorkochen und portionsweise einfrieren. Notfalls gefroren zur Arbeit nehmen und mittags einfach unter einen gekauften Salat aus dem Supermarkt mischen.

KOFFEIN EINSCHRÄNKEN ODER MEIDEN

Koffeinhaltige Getränke können nervös machen, den **Stress steigern** und Erschöpfungszustände verschlimmern. Der Grund: Kaffee und Coca-Cola regen zwar an, aber sie machen nicht fit, sondern verlängern die Wirkung der Stresshormone und verhindern die Regeneration, weil Koffein das Schlafbedürfnis reduziert.

SÜSSER SEELENHUNGER

Viele Menschen greifen zu Naschereien, wenn sie traurig sind und Ablenkung benötigen. Manche haben sogar den Eindruck, ohne Schokolade oder Bonbons wäre ihr Leben öde. Das Verlangen nach einem bestimmten Lebensmittel maskiert oft andere Bedürfnisse. Womöglich ist die Sehnsucht nach Nougatpralinen nur der matte Ersatz für den Wunsch nach freundlicher Zuwendung. Horcht man in sich hinein, entdeckt man möglicherweise, dass man erschöpft, gestresst, ärgerlich, traurig, angespannt oder gelangweilt ist. Statt Müdigkeit mit Schokoriegeln zu bekämpfen, lieber kleine Ruhepausen in seinen Tagesablauf einbauen. Verärgert oder betrübt? Dann hilft vielleicht ein Freund, der tröstet, eher als eine verdrückte Tüte Gummibärchen.

DA HILFT NUR ABSTINENZ

Nicht jedem gelingt es auf Anhieb, die Menge an Süßigkeiten zu begrenzen. Dann ist es am besten, alles, was Zucker enthält, für die nächsten ein, zwei Wochen komplett zu verbannen. Also alle Naschvorräte verschenken und auch die hinterste Schublade gründlich ausräumen. Dabei ausgewogen essen und sich auf anderen Gebieten des Lebens möglichst viel Gutes gönnen. Es dauert nicht lange, und das Gehirn hat sich umorientiert, ruft nicht mehr bei jeder kleinen Frustration nach Zucker.

ZUCKRIGES ZUGESTÄNDNIS

Eine radikale Absage an die süßen Freuden liegt nicht jedem. Mancher fühlt sich durch einen solchen Entzug ernsthaft bestraft und gequält. Wer so empfindet, will sich hin und wieder auf eine Leckerei richtig freuen können, sonst ist Frust und damit das Scheitern der Abnehmpläne vorprogrammiert. Damit die Naschgelüste nicht ausarten, gestehen sich Menschen mit dieser seelischen Veranlagung am besten gezielt kleine Portionen ihrer Lieblingssüßigkeit zu.

BEWUSST NASCHEN

Oft wird geraten, anstelle eines kakaohaltigen Riegels einen Apfel zu essen. Doch dieser Tausch befriedigt echte Schokoladenfans nicht, weil sie an den Kick der cremigen Süße gewöhnt sind. Nützlicher als kalorienarmer Ersatz ist da die Küchenwaage.

20 Gramm Milchschokolade liefern gut 100 Kalorien, das ist eine akzeptable kleine Zwischenmahlzeit. Schokoriegel wiegen oft mehr als 50 Gramm und bringen damit 230 bis 250 Kalorien auf den Plan. Für echten Genuss reicht aber sicherlich schon die Hälfte oder ein Viertel davon. Ein weiterer Trick, um den Appetit auf Süßes zu zähmen: auf Luxus umsteigen. Also teure Pralinen kaufen und sich hin und wieder nur eine einzige davon gönnen. Das Wichtigste beim gezielten Naschen: genießen und keine Reue zeigen!

GETARNTE SÜSSE

Zucker unter anderen Namen: Als reiner Energielieferant gehört der Zucker mit all seinen Varianten in die Abteilung Luxus. Wer kalorienreiche Süße meiden möchte, merkt sich die Bezeichnungen, unter denen Zucker in der Zutatenliste auftaucht.

SACCHAROSE

So nennen Experten den üblichen Haushaltszucker aus der Rübe oder aus Zuckerrohr. Alle Sorten, auch die mit bräunlichen Kristallen, sind aus je einem Teil Traubenzucker und Fruchtzucker aufgebaut.

DEXTROSE ODER GLUKOSE

Beide Bezeichnungen bedeuten das gleiche: Traubenzucker. Obwohl aus Kartoffel- oder Maisstärke hergestellt, ist er chemisch genauso aufgebaut wie die Glukose im Blut.

LAKTOSE

Auf Deutsch: Milchzucker. Er kommt – wie der Name sagt – in Milchprodukten ausgiebig vor. Nicht jeder verträgt ihn, doch ist er auch nützlich: Er ernährt die Darmflora und unterstützt damit die Verdauung.

FRUKTOSE

Hinter diesem Fachwort steckt der Fruchtzucker. Er trägt seinen Namen, weil er insbesondere in Früchten reichlich vorkommt. Gesünder als andere Zuckerarten ist er nicht. Im Gegenteil: Wissenschaftler nennen ihn „lipogen", also fettfördernd.

SÜSSE MIT „IT" AM ENDE

Sorbit (E 420), Mannit (E 421), Xylit (E 967), Maltit (E 965) oder Laktit (E 966) stehen in der Zutatenliste, wenn der Hersteller chemische Varianten einiger Zuckerarten verwendet. Sie erhöhen den Blutzuckerspiegel nicht, sind unterschiedlich in der Süßkraft, haben halb so viele Kalorien wie Zucker und wirken leicht abführend.

SIRUP

Frucht-, Ahorn- oder Rübensirup besteht zu 60 bis 80 Prozent aus Zucker. Vorteil: Diese Sirupe können Mineralstoffe und nützliche Pflanzenstoffe mitliefern. Glukose- und Fruktose-Sirupe tun dies nicht. Als flüssige Zucker gehen alle Sorten schnell ins Blut.

BRATWURST?

NATÜRLICH WEISS ES EIGENTLICH JEDER: Die mächtigen Würste aus Thüringen, Franken oder Westfalen haben viele Kalorien.

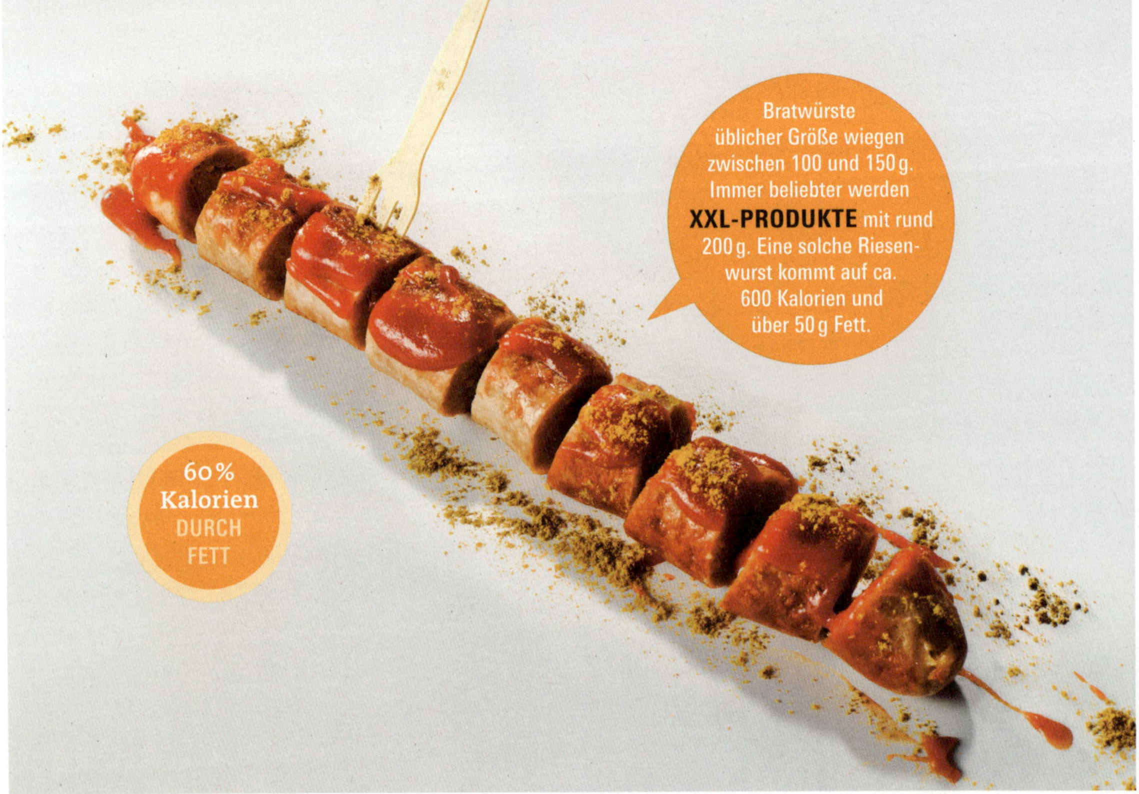

Bratwürste üblicher Größe wiegen zwischen 100 und 150 g. Immer beliebter werden **XXL-PRODUKTE** mit rund 200 g. Eine solche Riesenwurst kommt auf ca. 600 Kalorien und über 50 g Fett.
60 % Kalorien DURCH FETT

EIN PAAR LÖFFEL SCHARFE ROTE SAUCE machen aus einer Bratwurst eine Currywurst. Es heißt, von dieser legendären Variante würden hierzulande jedes Jahr rund 800 Millionen Exemplare verputzt. Die Wurst kommt auch selten allein auf die Schale: Mit fettigen Pommes als Beilage werden ganz schnell 1000 Kalorien daraus. Solche Energiemengen vertragen auf Dauer nur Schwerarbeiter.

SCHASCHLIK!

WER AN KEINEM IMBISSTAND vorbeigehen kann, ohne dass ihm das Wasser im Mund zusammenläuft, für den sind magere Fleischspieße eine glückliche Wahl.

Mehr Eiweiß, WENIGER FETT

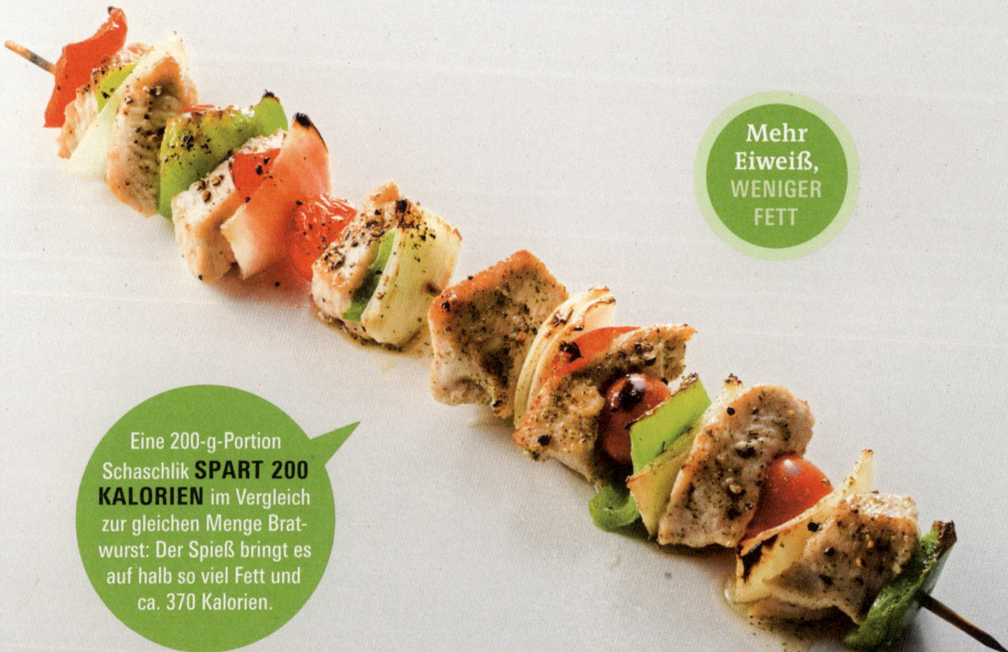

Eine 200-g-Portion Schaschlik **SPART 200 KALORIEN** im Vergleich zur gleichen Menge Bratwurst: Der Spieß bringt es auf halb so viel Fett und ca. 370 Kalorien.

ER IST EINE ERFINDUNG DER kaukasischen Küche, bei uns gibt es heute zahlreiche Varianten. In Schnellrestaurants bestehen die Spieße meist aus Rind- und Schweinefleisch, Zwiebeln und Gemüsepaprika. Entweder werden sie gegrillt oder in einer würzigen Sauce geschmort. Besonders kalorienarm: Schaschlik mit Geflügelfleisch oder Leber, sehr viel Gemüse und wenig Sauce.

BACKFISCH-BAGUETTE?

IMBISSKETTEN, DIE auf Fisch spezialisiert sind, verkaufen häufig Frittiertes, das in Fettkalorien nur so schwimmt.

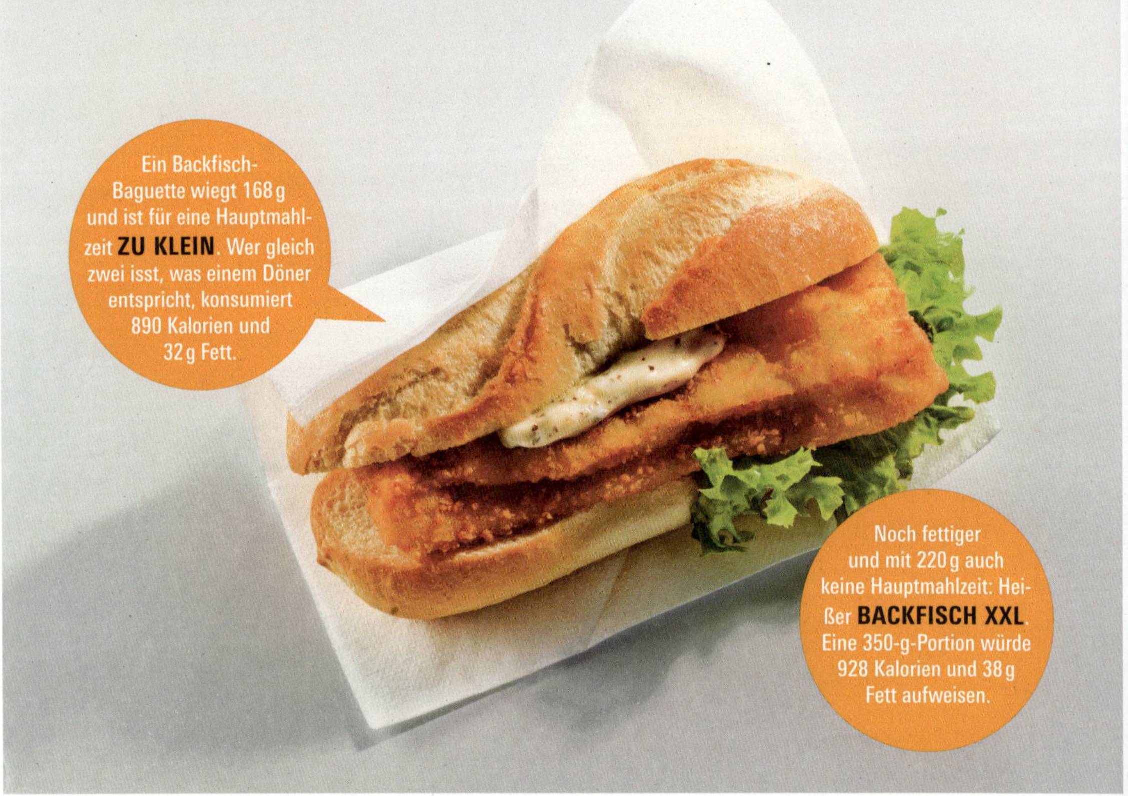
Ein Backfisch-Baguette wiegt 168 g und ist für eine Hauptmahlzeit **ZU KLEIN**. Wer gleich zwei isst, was einem Döner entspricht, konsumiert 890 Kalorien und 32 g Fett.
Noch fettiger und mit 220 g auch keine Hauptmahlzeit: Heißer **BACKFISCH XXL**. Eine 350-g-Portion würde 928 Kalorien und 38 g Fett aufweisen.

BEIM FISCHBRÖTCHEN zeichnet sich das Fischfilet durch mageres Fleisch aus. Diesen Vorzug verliert der Fisch jedoch komplett, wenn er paniert oder in einen Ausbackteig getaucht und in Fett ausgebacken wird. Meist kommt noch ein dicker Klecks von der Mayonnaise-ähnlichen Sauce Tartare hinzu. Sie trägt mit über 60 Prozent Fett noch reichlich Kalorien bei.

ORIGINAL DÖNER!

DES DEUTSCHEN LIEBSTES FAST-FOOD-GERICHT kann in eine Diät passen, wenn man Billigangebote meidet.

Keine Bursa-Döner kaufen. Dafür werden Fleischstücke mit bis zu 60 % Hackfleisch auf den Spieß geschichtet. **AUFPASSEN**: Weil der Fettgehalt im Hack nicht begrenzt ist, können jede Menge zusätzliche Fettkalorien zusammenkommen.

Ein guter Döner mit rund 650 Kalorien wiegt etwa 350 g. Das ist als Hauptmahlzeit okay: Diese Portion sättigt durch hohen Eiweißgehalt und einen **GÜNSTIGEN NÄHRSTOFFMIX** (6 g Ballaststoffe, 25 % Fettkalorien). Beim Imbissverkäufer um viel Gemüse und wenig Sauce bitten.

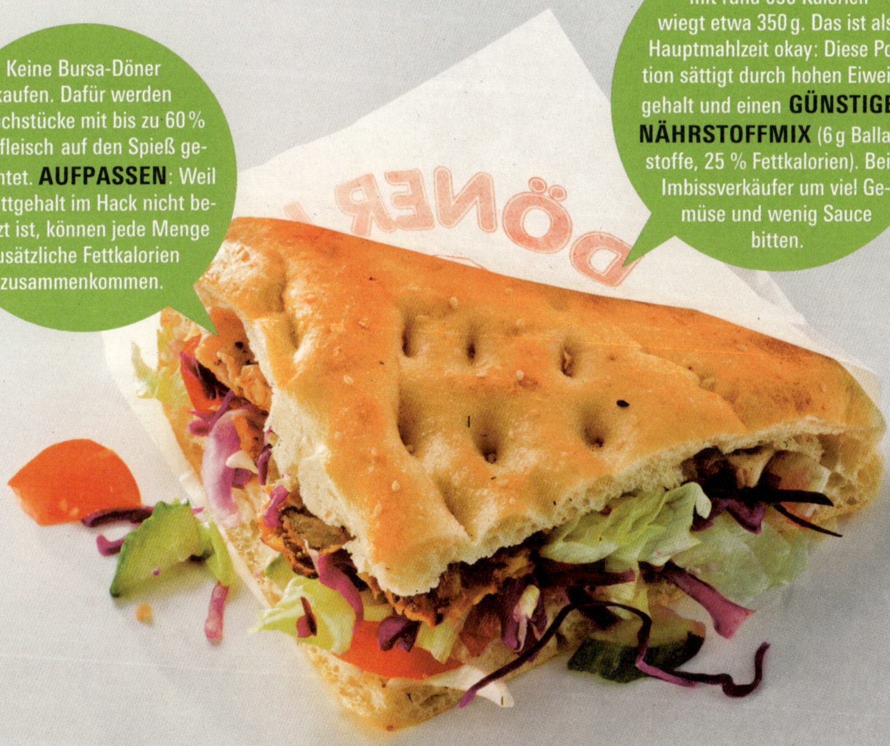

QUALITÄTS-DÖNER-KEBAB DARF NUR aus purem Fleisch vom Rind, Kalb oder Lamm bestehen. Gute Großhersteller produzieren ihre Riesenspieße nach diesen behördlichen Vorgaben und bemühen sich um Gütesiegel. Also keine Scheu, den Döner-Verkäufer zu fragen: Wer hat den Spieß gewickelt? Geflügel-Kebap besteht zwar meist auch aus reinem Fleisch, muss aber nicht kalorienärmer sein.

HOT DOG?

ER IST BELIEBT BEI GROSS UND KLEIN. Doch die Brühwurst im Brötchen hat es in sich.

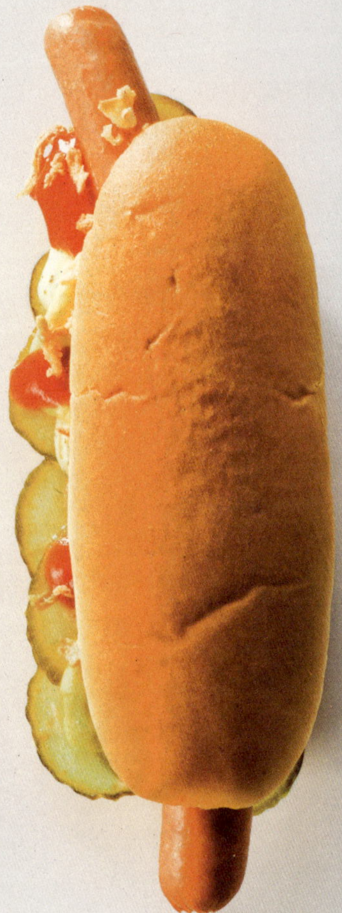

Ein Hot Dog nur mit Käse (110 g) hat rund 350 Kalorien. Doch ist ohne Beilagen die Verlockung nicht groß. **GEHALTVOLL** gerät er erst durch das typische Drumherum. Damit kommen schnell 150 Kalorien zusammen. Und rund 500 Kalorien sind zu viel für einen Snack!

PUR GENOSSEN, HABEN DIE WEICHEN Brötchen mit der heißen Wurst höchstens 250 Kalorien – eine akzeptable Zwischenmahlzeit. Aber die saftigen Ergänzungen von der Selbstbedienungstheke, die Scheibe Käse, eine Handvoll Röstzwiebeln, süßsaure Gurken, einige Kleckse Mayonnaise, Ketchup und Senf, können den Kalorienhaushalt eines hungrigen Essers gehörig durcheinanderbringen.

HAMBURGER!

DAS KULTBRÖTCHEN MIT DER gegrillten Hackfleischscheibe ist im Vergleich zu anderen Fast-Food-Snacks ein Leichtgewicht.

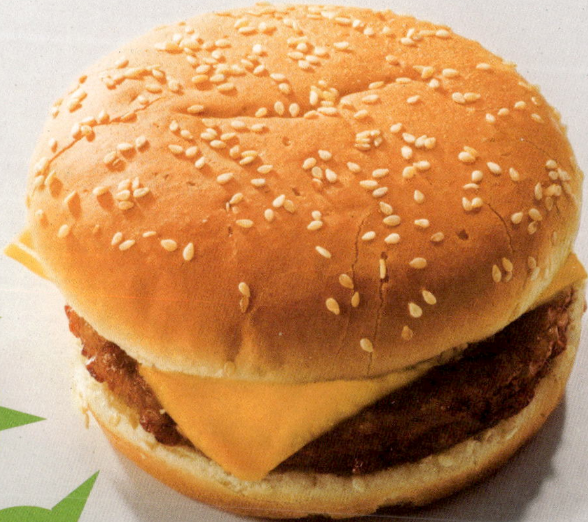

Ein Hamburger von **MC DONALD'S** wiegt 106 g. Er enthält 255 Kalorien und 9 g Fett. Der Cheeseburger hat nur geringfügig mehr Kalorien.

Ein Hamburger von **BURGER KING** wiegt 110 g. Er enthält 280 Kalorien und 11 g Fett.

250 KALORIEN SPAREN*

* pro Stück

BERECHENBARER GEHT'S NICHT: Der Burger von der Fast-Food-Kette ist hygienisch vorgefertigt, abgewogen, normiert und bis ins letzte Detail immer gleich. Das ist gut für Kalorienzähler. Im Vergleich zum schlechter einschätzbaren Hot Dog und seinen vielfältigen Beilagen spart man beim Burger eine ganze Menge Fett und wahrscheinlich rund die Hälfte der Kalorien.

CALIFORNIA STYLE?

AMERIKANISIERTE SUSHI-VERSIONEN sind sehr populär. Und bringen bis zu acht Mal mehr Fett zwischen die Stäbchen als die Klassiker in Japan.

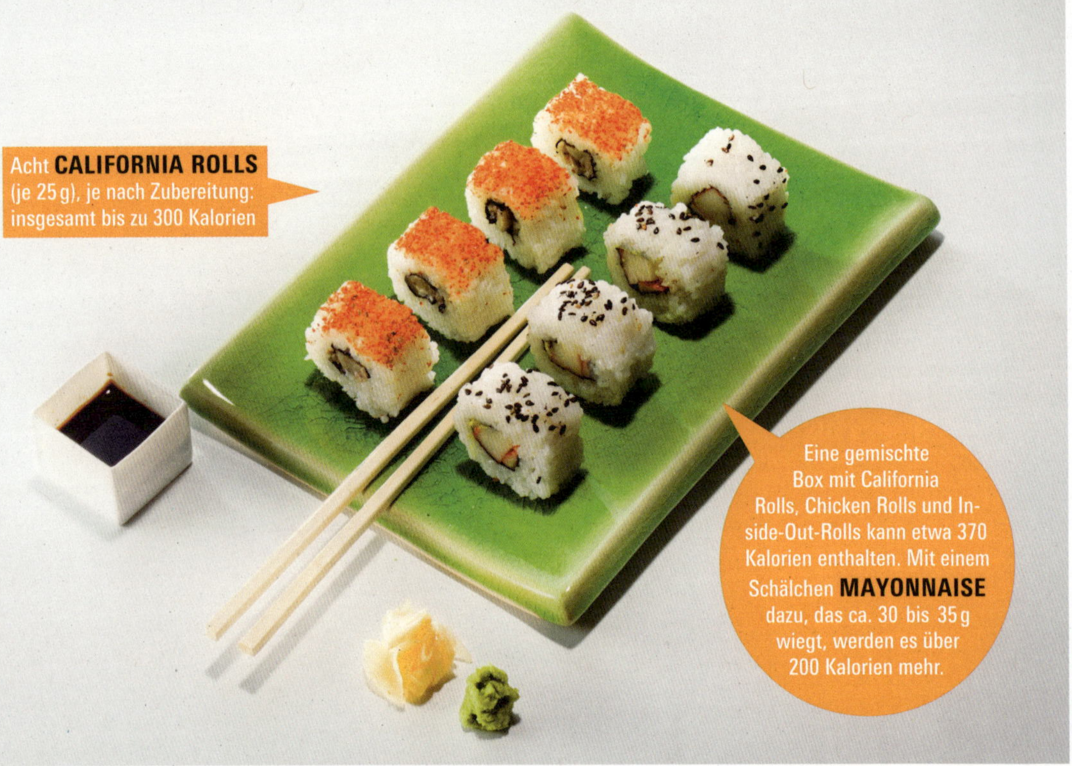
Acht **CALIFORNIA ROLLS** (je 25 g), je nach Zubereitung: insgesamt bis zu 300 Kalorien
Eine gemischte Box mit California Rolls, Chicken Rolls und Inside-Out-Rolls kann etwa 370 Kalorien enthalten. Mit einem Schälchen **MAYONNAISE** dazu, das ca. 30 bis 35 g wiegt, werden es über 200 Kalorien mehr.

FÜR SUSHI-MEISTER MUSS ES verwunderlich sein, wenn die Häppchen statt mit rohem Fisch und Gemüse mit Avocado, Surimi, Frischkäse und Mayonnaise zubereitet werden. Auch frittierte oder mit Sesam bestreute Sushi gehörten ursprünglich nicht in die japanische Küche. Der US-amerikanische Einfluss macht sich auch im erhöhten Kalorien- und Fettgehalt bemerkbar.

SUSHI KLASSISCH!

DIE BESTEN REISHÄPPCHEN SIND mit rohem Fisch oder Gemüse gefüllt. Ihr großer Vorzug: wenig Fett.

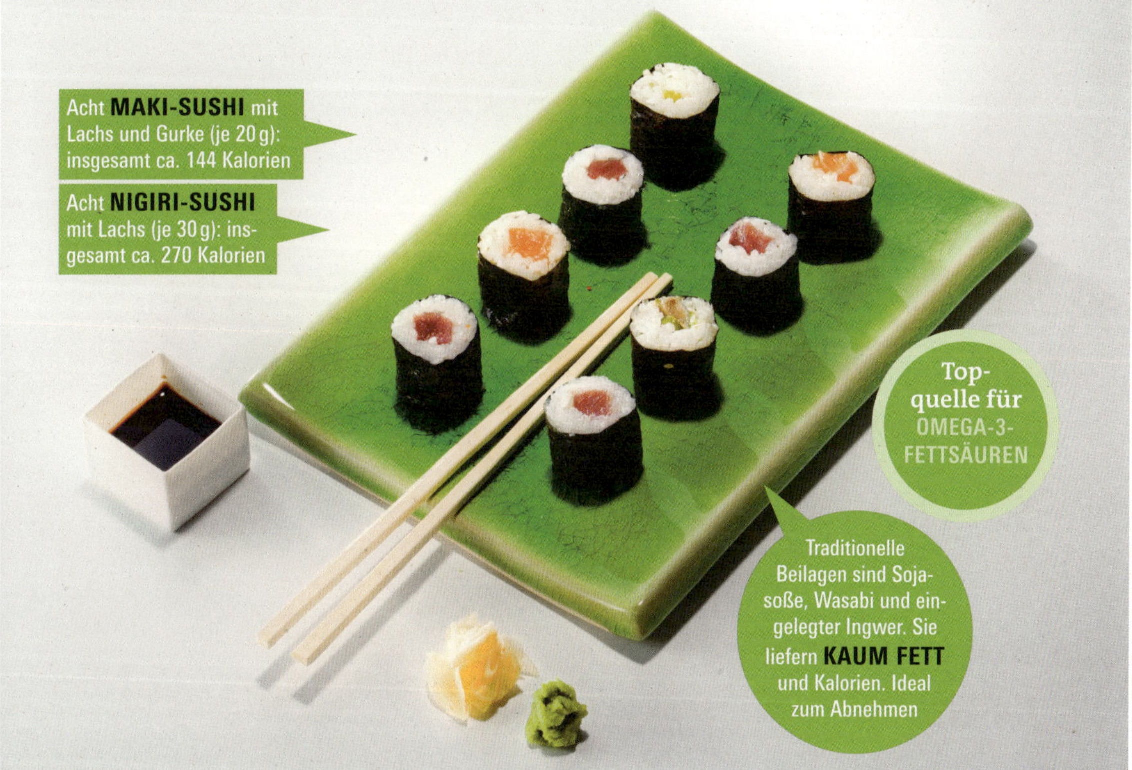

Acht MAKI-SUSHI mit Lachs und Gurke (je 20 g): insgesamt ca. 144 Kalorien
Acht NIGIRI-SUSHI mit Lachs (je 30 g): insgesamt ca. 270 Kalorien
Topquelle für OMEGA-3-FETTSÄUREN
Traditionelle Beilagen sind Sojasoße, Wasabi und eingelegter Ingwer. Sie liefern KAUM FETT und Kalorien. Ideal zum Abnehmen

MAKI-SUSHI SIND GEWÖHNLICH IN BLÄTTERN von Norialgen eingerollt. Für Nigiri-Sushi wird der gekochte Klebreis mit Fisch, Shrimps oder gerolltem Eieromelette belegt. Alle Sushi-Sorten werden hierzulande mit einem intensiv schmeckenden Dip aus Sojasauce und scharfen Wasabi-Meerrettich gegessen. Klassische Sushi-Häppchen in Top-Qualität genießt man vor allem in Spezialrestaurants.

TORTILLACHIPS?

OB MIT SCHARFER SALSA oder würzigem Käsedip – wer abnehmen will, verzichtet lieber auf Nachos.

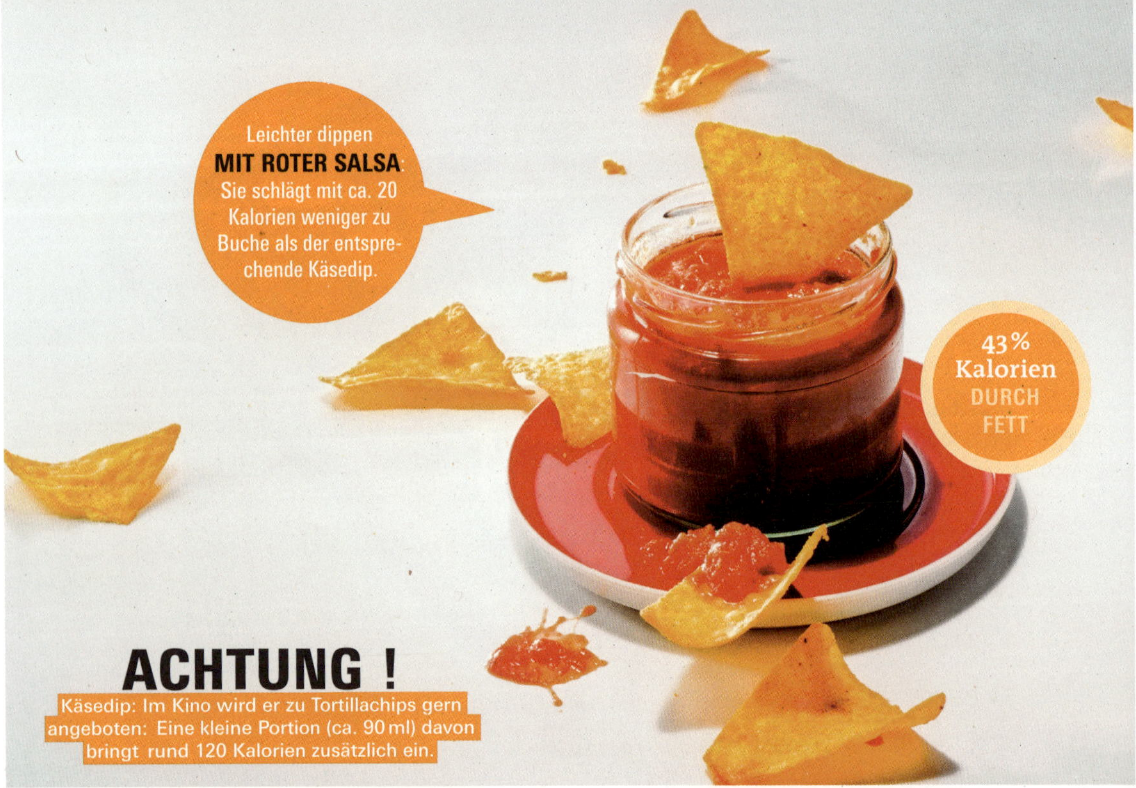
Leichter dippen
MIT ROTER SALSA:
Sie schlägt mit ca. 20 Kalorien weniger zu Buche als der entsprechende Käsedip.
43 % Kalorien DURCH FETT
ACHTUNG !
Käsedip: Im Kino wird er zu Tortillachips gern angeboten: Eine kleine Portion (ca. 90 ml) davon bringt rund 120 Kalorien zusätzlich ein.

WER BEIM FERNSEHEN NEBENBEI eine 175-g-Tüte Tortillachips wegknuspert, muss mit 830 Kalorien rechnen. Schlimm ist nicht allein der Fettgehalt von über 20 Prozent, sondern auch die Versuchung, die von dem salzigen Maisgebäck ausgeht. „Opfer" berichten, dass sie, wenn sie einmal zu knabbern angefangen haben, nicht aufhören können, bis die Tüte mit Chips leer ist.

ROGGENTALER!

VIELE BALLASTSTOFFE UND KAUM FETT. Ein Snack, der auch strenge Ernährungsexperten überzeugt.

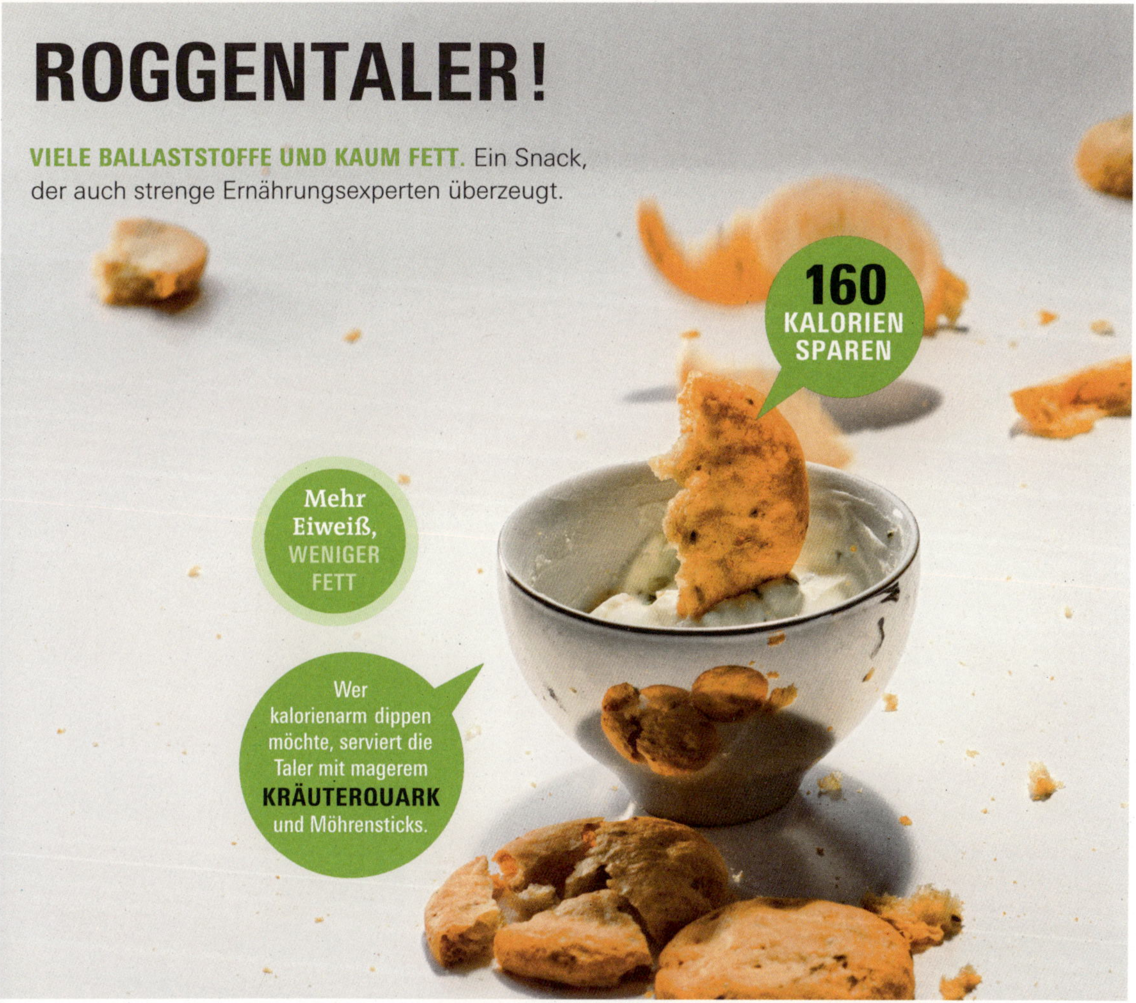
160 KALORIEN SPAREN
Mehr Eiweiß, WENIGER FETT
Wer kalorienarm dippen möchte, serviert die Taler mit magerem KRÄUTERQUARK und Möhrensticks.

DAS REZEPT FÜR DIE KNUSPRIGEN Taler beruht auf dem für südtiroler Schüttelbrot, einer getrockneten, mit Kümmel, Fenchel oder Anis gewürzten Spezialität, die in früheren Zeiten Bergbauern als Vorrat diente. Mit nur 340 Kalorien, 6 bis 7 Gramm Ballaststoffen und einem hohen Roggenanteil von etwa 80 Prozent sättigt das herzhafte Gebäck, ohne den Blutzucker unnötig hochzutreiben.

SANDWICH?

WEISSBROT-STULLEN AUS der Kühltheke leisten den Zähnen kaum Widerstand und sind mit 400 bis 500 Kalorien pro Packung keine optimale Zwischenmahlzeit.

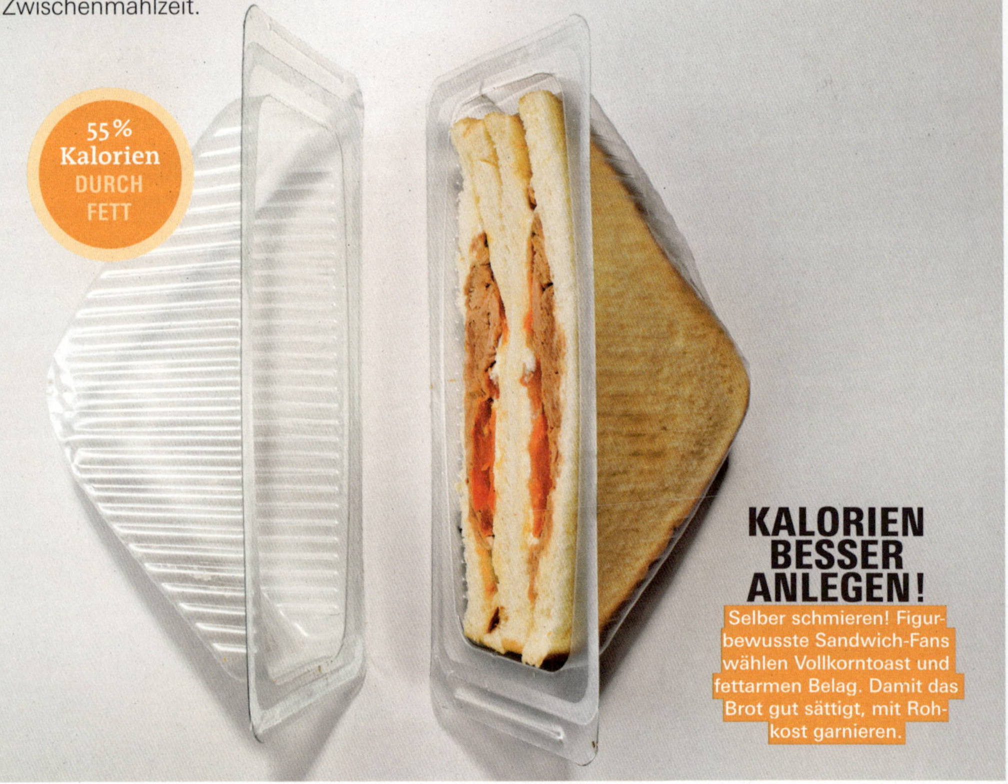

KALORIEN BESSER ANLEGEN!

Selber schmieren! Figurbewusste Sandwich-Fans wählen Vollkorntoast und fettarmen Belag. Damit das Brot gut sättigt, mit Rohkost garnieren.

DIE ZUTATENLISTE UMFASST BIS ZU 14 ultraklein gedruckte Zeilen und verwirrt mit mehr als zwei Dutzend Bestandteilen sogar erfahrene Lebensmittelexperten. Doch selbst wer viele Zusatzstoffe toleriert, sollte die fertig belegten Brote nicht kaufen, wenn er abnehmen möchte. Trotz der reichlichen Kalorienmenge sättigen sie nicht gut, weil sie kaum Ballaststoffe liefern.

PIZZA-SNACKS!

DIE FILIALEN DER SCHNELLBÄCKER sind weit verbreitet. Wer genau hinschaut, findet überraschend Fettarmes im Angebot: Brezel, Laugenstangen und Pizza-Snacks.

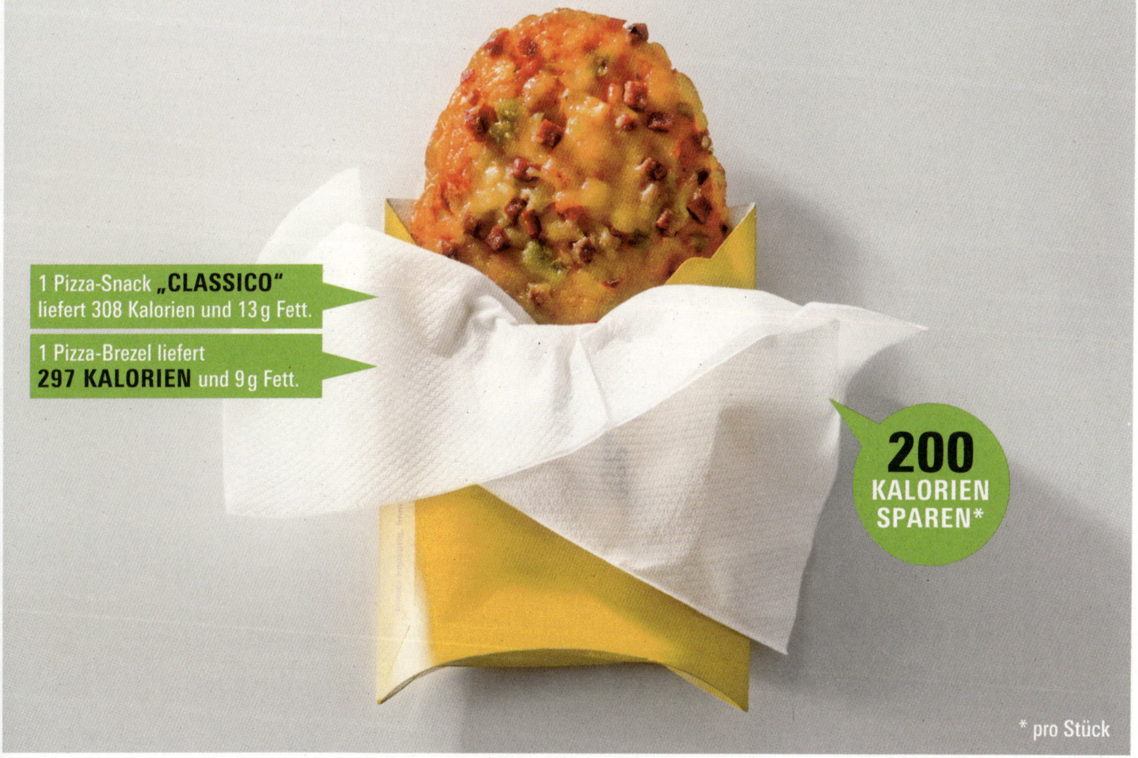
1 Pizza-Snack „CLASSICO“ liefert 308 Kalorien und 13 g Fett.
1 Pizza-Brezel liefert 297 KALORIEN und 9 g Fett.
200 KALORIEN SPAREN*
* pro Stück

FALLS EINEN UNTERWEGS DER DUFT nach Pizza an den Stand lockt: halb so schlimm! Brezelteige sind nahezu fettfrei. In der Pizza-Variante enthalten sie Tomaten-, Paprika- und Zwiebelwürfel und werden mit Käse überbacken. Mit rund 300 Kalorien und 10 Prozent Fett gehören Pizza-Brezel und die Sorte „Classico“ zu den eher leichten Snacks, die auch in enge Kalorienkalkulationen passen.

KIRSCHPLUNDER?

WAHRES HÜFTGOLD! JE NACH BÄCKER wiegt ein Teilchen zwischen 125 und 180 Gramm. Große Stücke bringen bis zu 500 Kalorien auf den Kuchenteller.

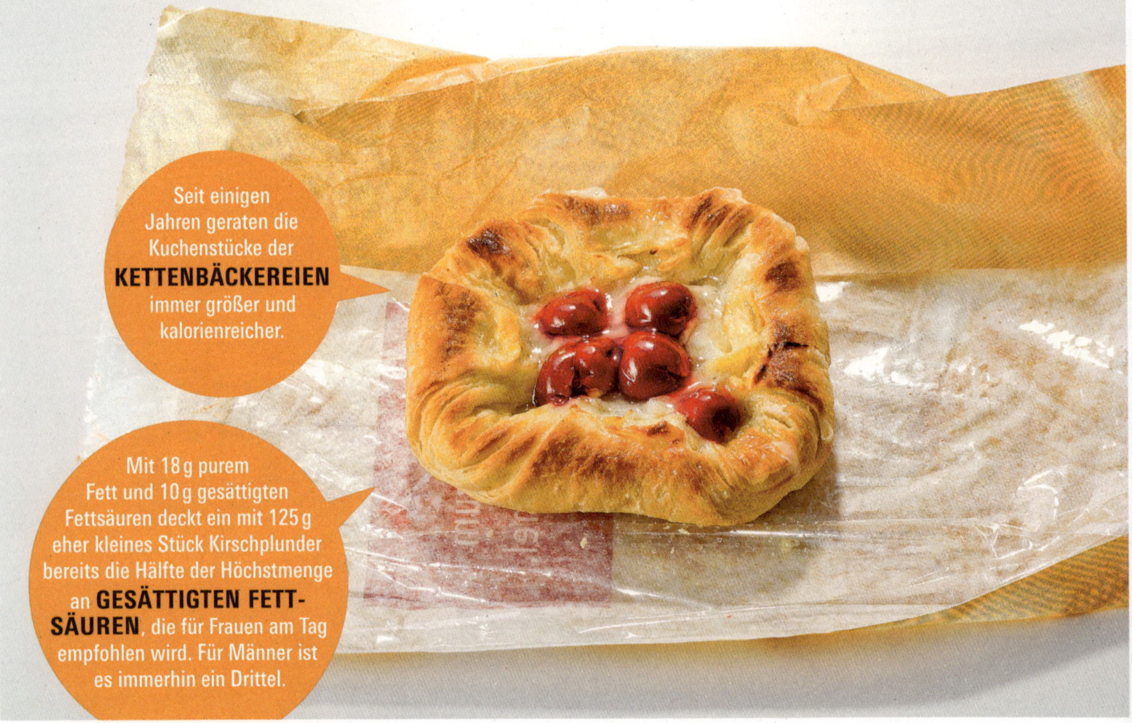
Seit einigen Jahren geraten die Kuchenstücke der **KETTENBÄCKEREIEN** immer größer und kalorienreicher.
Mit 18 g purem Fett und 10 g gesättigten Fettsäuren deckt ein mit 125 g eher kleines Stück Kirschplunder bereits die Hälfte der Höchstmenge an **GESÄTTIGTEN FETTSÄUREN**, die für Frauen am Tag empfohlen wird. Für Männer ist es immerhin ein Drittel.

FRÜHER BOT DER BÄCKER nachmittags frisch duftende Gebäckstücke aus leichtem Hefeteig an. Leider wurde er durch den blättrigen, viel fetteren Plunderteig ersetzt. Großbäcker bevorzugen diesen Teig, weil er von Maschinen perfekt verarbeitet werden kann und sich das Gebäck dann lange frisch hält. Die eingearbeiteten Fettschichten machen Plundergebäck zur Kalorienbombe.

KIRSCHBISKUIT!

AUCH WER MIT JEDER KALORIE GEIZT, weil er Pfunde verlieren will, braucht auf ein Stück Biskuittorte mit Obst nicht verzichten.

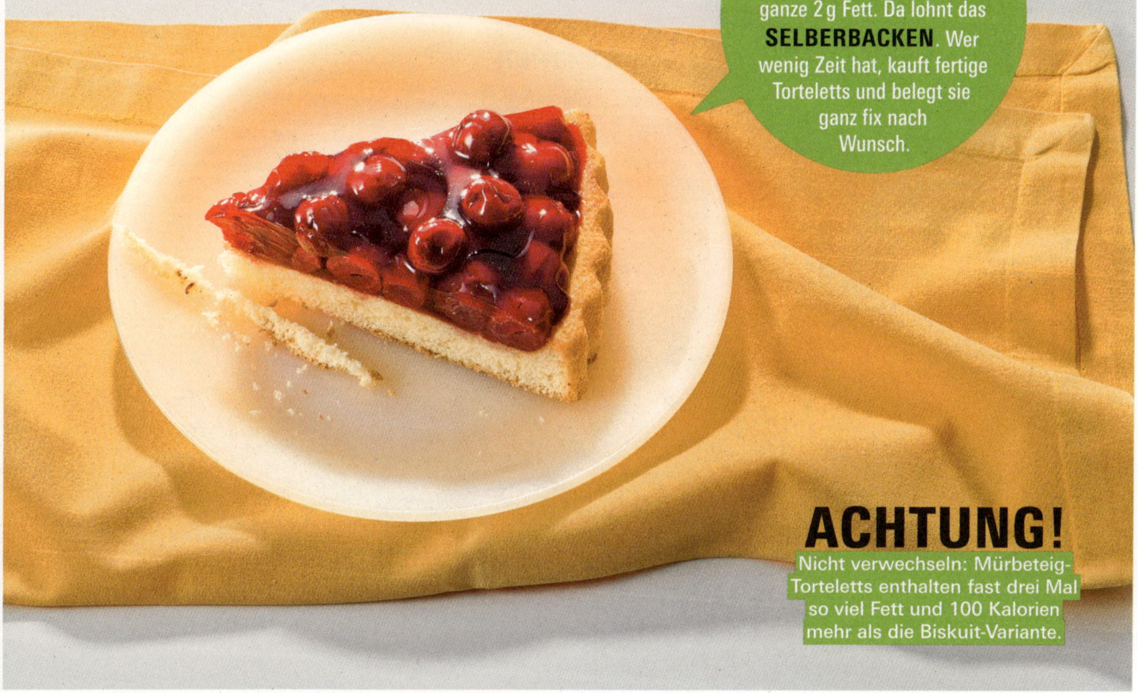

In einem Stück Biskuitboden mit Kirschbelag (ca. 100 g) stecken nur knapp 160 Kalorien und ganze 2 g Fett. Da lohnt das **SELBERBACKEN**. Wer wenig Zeit hat, kauft fertige Torteletts und belegt sie ganz fix nach Wunsch.

ACHTUNG!

Nicht verwechseln: Mürbeteig-Torteletts enthalten fast drei Mal so viel Fett und 100 Kalorien mehr als die Biskuit-Variante.

EIER, ZUCKER, ETWAS MEHL und viel Luft, das sind die Hauptzutaten für einen guten Biskuitboden und federleichte Torteletts. Der lockere Kuchenklassiker kommt bei der Zubereitung ganz ohne Zugabe von Fett aus. Er bietet Platz für eine dicke Schicht Sauerkirschen oder ein Dutzend andere Obstsorten. Die machen den Kuchen saftig, vitaminreich und sehr kalorienarm.

FERTIGKUCHEN?

APPETIT AUF SCHOKOKUCHEN, MUFFINS ODER BROWNIES? Wer ihm nachgibt, muss mit Kalorienfluten und kritischen Fetten rechnen.

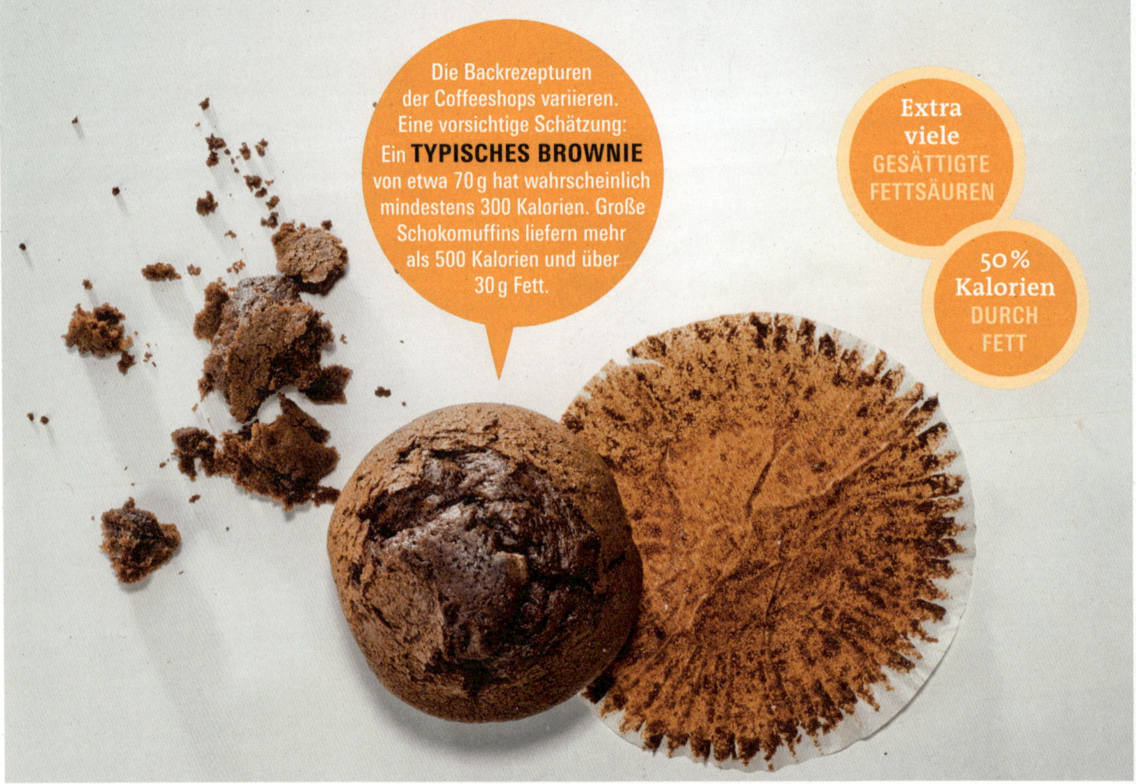
Die Backrezepturen der Coffeeshops variieren. Eine vorsichtige Schätzung: Ein TYPISCHES BROWNIE von etwa 70 g hat wahrscheinlich mindestens 300 Kalorien. Große Schokomuffins liefern mehr als 500 Kalorien und über 30 g Fett.
Extra viele GESÄTTIGTE FETTSÄUREN
50 % Kalorien DURCH FETT

BEI KOMPLETTEM FERTIGKUCHEN hat man weder Einfluss auf die Zutaten noch auf den Nährstoffgehalt. Ein weiteres Manko: Die Industrieware enthält ein hohes Maß an gesättigen Fettsäuren, weil die Hersteller spezielle Backfette für eine lange Haltbarkeit verwenden. Diese Fette machen zwar nicht dicker als andere, verstärken aber die Gesundheitsrisiken bei Übergewicht.

BACKMISCHUNG!

HIER DARF JEDER SELBST ENTSCHEIDEN, welche Zutat er zufügt oder durch eine fett- und zuckersparende Alternative ersetzt.

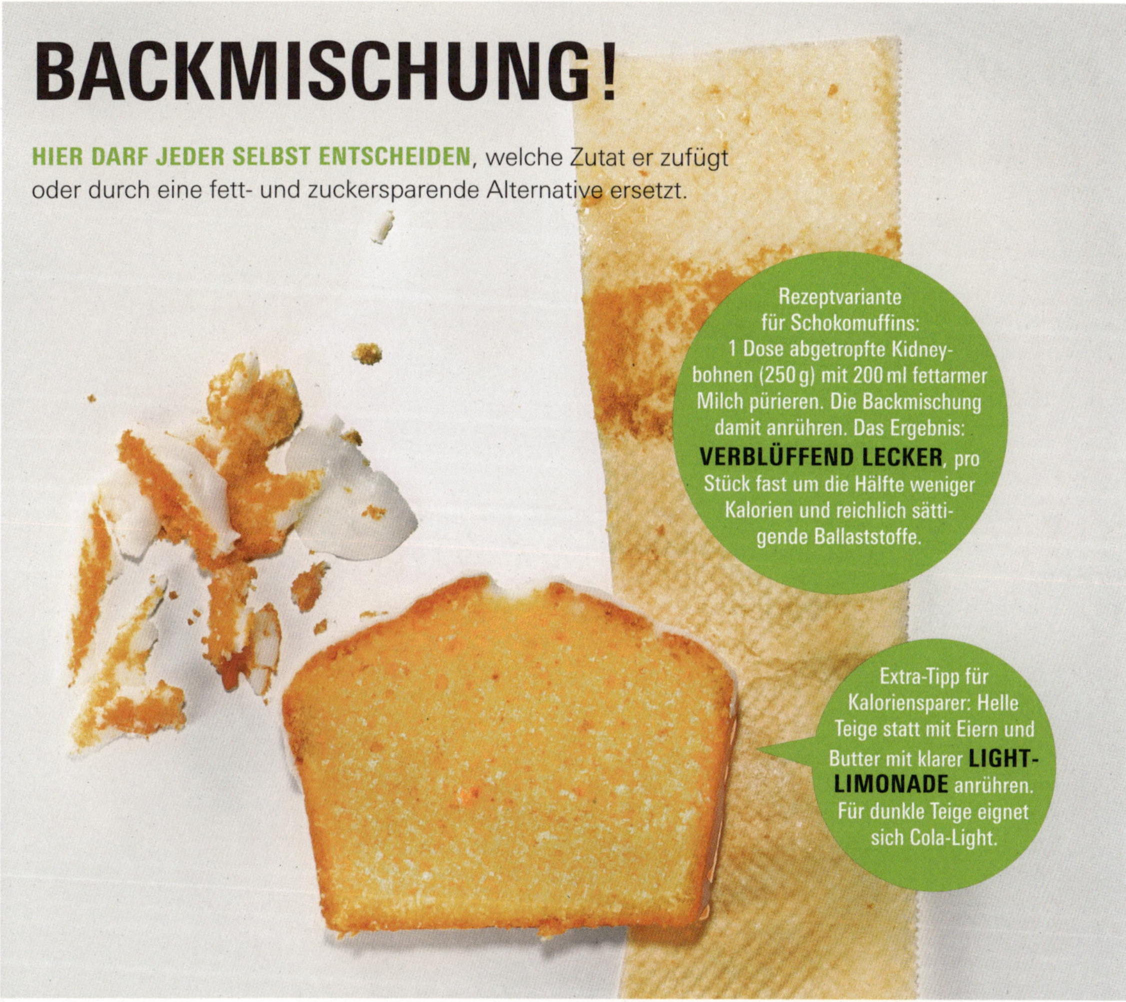

Rezeptvariante für Schokomuffins: 1 Dose abgetropfte Kidneybohnen (250 g) mit 200 ml fettarmer Milch pürieren. Die Backmischung damit anrühren. Das Ergebnis: **VERBLÜFFEND LECKER**, pro Stück fast um die Hälfte weniger Kalorien und reichlich sättigende Ballaststoffe.

Extra-Tipp für Kaloriensparer: Helle Teige statt mit Eiern und Butter mit klarer **LIGHT-LIMONADE** anrühren. Für dunkle Teige eignet sich Cola-Light.

AUCH BACKMUFFELN GELINGT ES, DIE robusten Teige aus der Tüte zu „erleichtern". Ist Milch vorgeschrieben, geht natürlich Magermilch. Soll laut Packung 100 Gramm Butter in den Teig, nimmt man Halbfettmargarine oder entscheidet sich für halb Butter, halb leichte Margarine. Selbst das funktioniert: einen Teil des Fetts einfach durch Apfelmus, Tofucreme oder Magerjoghurt ersetzen.

MÜSLIRIEGEL KAUFEN?

GESUND NASCHEN? NICHTS ALS EINE trügerische Hoffnung. Gekaufte Riegel mit ein paar Flocken sind oft so fett und süß wie Kekse.

36 % Kalorien DURCH FETT

23 % Kalorien DURCH ZUCKER

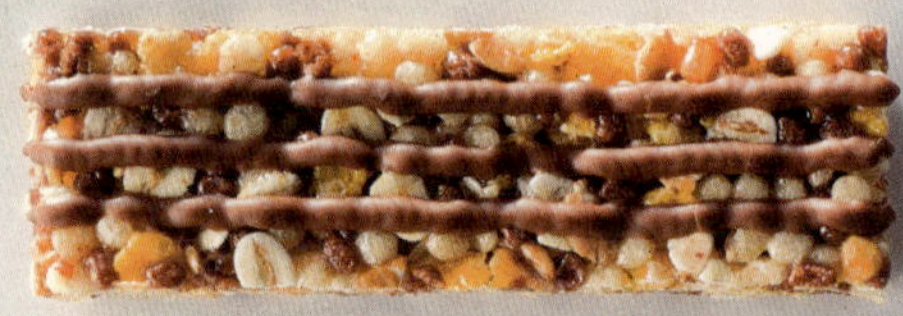

Der größte Unterschied zwischen gekauften und selbstgemachten Müsliriegeln besteht nicht in den reinen Nährwerten, sondern in der Geschwindigkeit, mit der sie vom Körper aufgenommen werden. Industrieriegel **SÄTTIGEN NUR KURZ**, denn sie liefern viele schnelle Kohlenhydrate und wenig Ballaststoffe. Bei der Hausmacher-Version ist es umgekehrt.

BIS ZU ZEHN VERSCHIEDENE Zuckerarten stehen in der Zutatenliste – viele davon unter Bezeichnungen, die man als unbefangener Käufer auf Anhieb gar nicht als Zucker erkennt. Für den Hersteller ist Zucker nicht nur wichtig, um den Riegeln die nötige Süße zu verleihen. Er benötigt ihn auch als „Klebstoff", der die übrigen Ingredienzien der fingerlangen Gebäckstücke zusammenhält.

MÜSLIRIEGEL BACKEN!

WER KNACKIGE RIEGEL LIEBT, die den Heißhunger stillen, macht sie selbst. Mit natürlichen Zutaten zubereitet, schmecken sie köstlich und sättigen gut.

Ein großes Glas Wasser zum Müsliriegel trinken. So können die Zutaten aufquellen. Das **FÜLLT DEN MAGEN** üppig. Der sendet dann bald für lange Zeit Sättigungssignale.

Wenn Sie die Riegel lagenweise auf Backpapier in einer Dose **AUFBEWAHREN**, halten sie sich etwa zehn Tage.

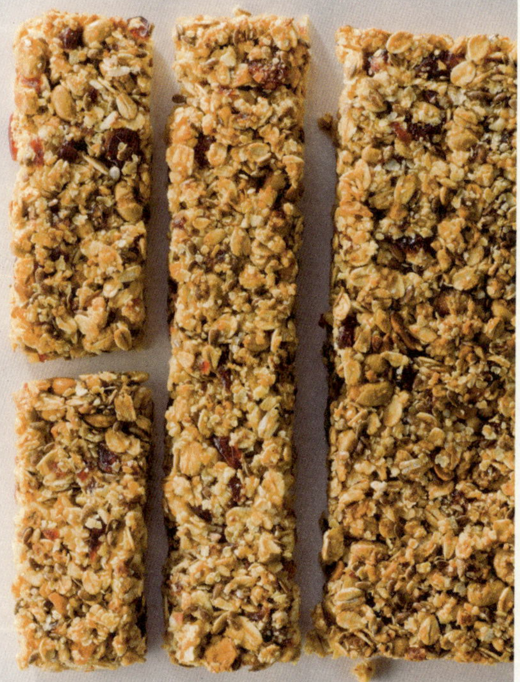

CRANBERRY-MANDEL-RIEGEL

Für 15 Stück à ca. 30 g

40 g getr. Cranberries, 35 g Apfelringe und 50 g Mandeln (mit Haut) im Blitzhacker zerkleinern. 40 g Sojakerne mit 30 g Leinsamen und je 50 g Hafer- und Hirseflocken mischen. 125 g flüssigen Honig, 1 TL Vanillezucker und 1 Eiweiß zugeben, mischen.

Auf einem mit Backpapier belegten Blech mit angefeuchteten Händen zu einem Rechteck formen und dabei festdrücken. Bei 150 °C ca. 30–35 Min. backen. Noch warm in 15 Riegel schneiden, auf einem Gitter erkalten lassen. Pro Stück:

FETT	3 G
EIWEISS	3 G
KOHLENHYDRATE	13 G
BALLASTSTOFFE	2,5 G
KALORIEN	102

LASSEN DIE KRÄFTE BEI ANSTRENGENDER Arbeit nach, tut ein Snack gut, der den Kopf schnell wieder leistungsfähig macht und den Energiepegel lange stabil hält. Ein selbstgebackener Riegel erfüllt dies optimal. Der Einsatz von rund 25 Minuten lohnt, weil die gesunde Süßigkeit weniger Kalorien, doppelt so viele Ballaststoffe und zehn Mal weniger gesättigte Fette enthält.

JOGHURTSCHOKOLADE?

NICHT IN DIE FALLE TAPPEN: Durch Joghurt wird Schokolade weder kalorienärmer noch gesünder als andere Geschmacksrichtungen.

Besteht die Hülle der gefüllten Tafel aus heller Milchschokolade oder weißer Schokolade, fehlen die gesunden dunklen Kakaobestandteile weitgehend oder gänzlich. **WEISSE SCHOKOLADE** besteht im Prinzip nur aus Fett (Kakaobutter), Milchpulver und Zucker.

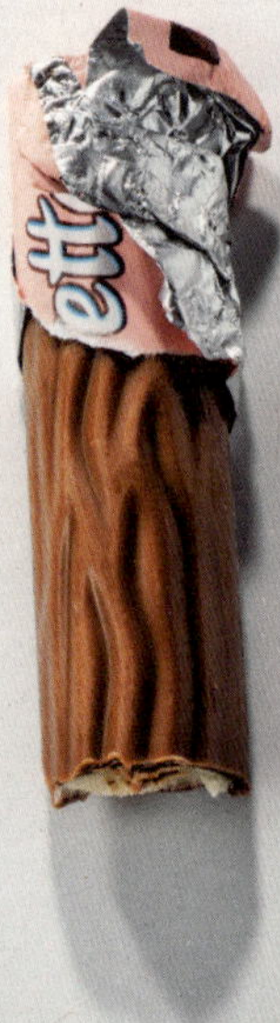

30 GRAMM PURES FETT!

Bei einigen Sorten sind es sogar 36 g. Damit bestehen die „joghurtleichten" zu mehr als einem Drittel aus Fett – mehr als jeder Sahnejoghurt.

DER WERBESPRUCH IST BERÜHMT: „Sie schmeckt so herrlich joghurtleicht." Geschmack kann eben täuschen. Mit bis zu 560 Kalorien übertreffen die mit Joghurtcreme und Fruchtzusätzen gefüllten Schokoladen manchen ungefüllten Klassiker. Oft kommen durch gehärtete Pflanzenfette auch noch zusätzliche gesättigte Fette in die hübsch verpackten Tafeln.

BITTERSCHOKOLADE!

WENN ES MAL EIN STÜCK SCHOKOLADE sein muss, dann ist die dunkle Sorte die gesündere Alternative.

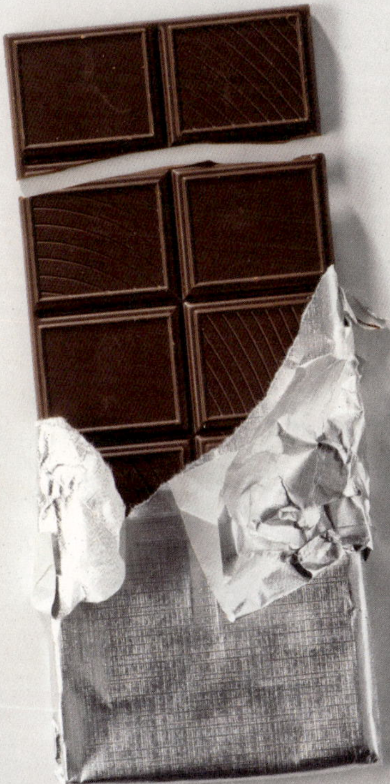

Top-
quelle für
BIOSTOFFE

Stoppt bei manchen die Esslust, weil Schokolade **MIT HOHEM KAKAOANTEIL** den Blutzuckerspiegel wenig belastet. Weiterer Pluspunkt: viele Ballaststoffe und nützliche bioaktive Substanzen (Flavanole), die helfen, das Herz gesund zu halten.

HOCHWERTIGE BITTERSCHOKOLADE mit hohem Kakaoanteil ist zwar im Hinblick auf die Kalorien kein Leichtgewicht, aber einige Experten glauben, dass der Sättigungseffekt größer ist als bei anderen Geschmacksrichtungen. Für Schokoladenfans lohnt es sich jedenfalls, es auszuprobieren: Ideal sind Tafeln mit einem Kakaogehalt von über 70 Prozent.

KARAMELLEN?

DER VERLOCKENDE MIX AUS braunem Zucker und Fett wird mittlerweile in Megapackungen angeboten.

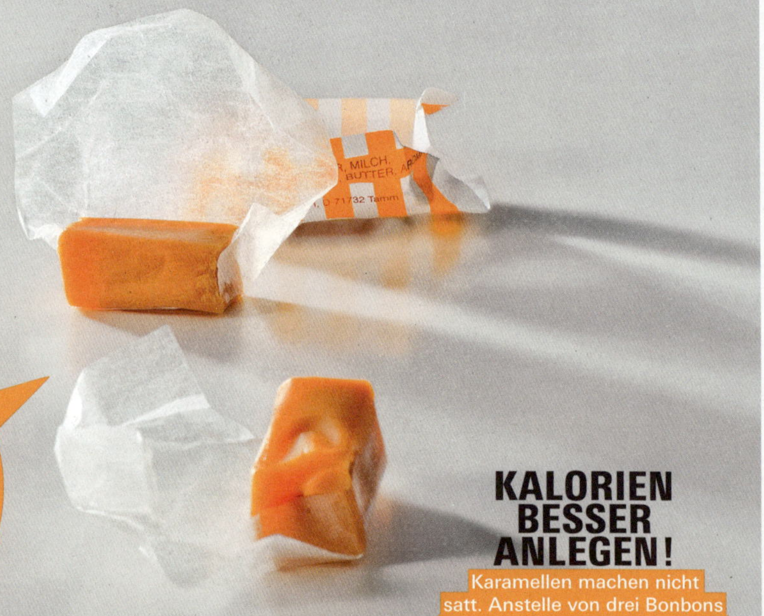

Top-quelle für GESÄTTIGTE FETTSÄUREN

Große Tüte, riesige Verlockung: Im Versandhandel werden **1-KILO-TÜTEN** mit über 150 Bonbons angeboten. Sonst übliche Größen: 225 bis 325 g. Wer ein halbes Pfund einer fetten Sorte verputzt, nimmt mehr als 1500 Kalorien zu sich.

KALORIEN BESSER ANLEGEN!

Karamellen machen nicht satt. Anstelle von drei Bonbons à 35 Kalorien eine Scheibe Vollkornbrot (50 g) essen.

DIE BELIEBTEN Süßigkeiten heißen Toffee, Fudge oder Sahnekaramellen. Sie werden aus Zucker, Butter, Milch oder Sahne und Aromen gekocht und zu harten, weichen und gefüllten Sorten weiterverarbeitet. Einige beinhalten Nüsse, andere Schokolade. Fettarme Karamellen liefern etwa 400 Kalorien, aber es gibt auch Bonbons mit einem Fettgehalt von fast 45 Prozent und über 600 Kalorien.

GUMMIBÄRCHEN!

DIE BUNTEN TIERE und ihre süßen Verwandten bilden eine kleine Zuflucht für Schleckermäuler auf Schlankheitskur.

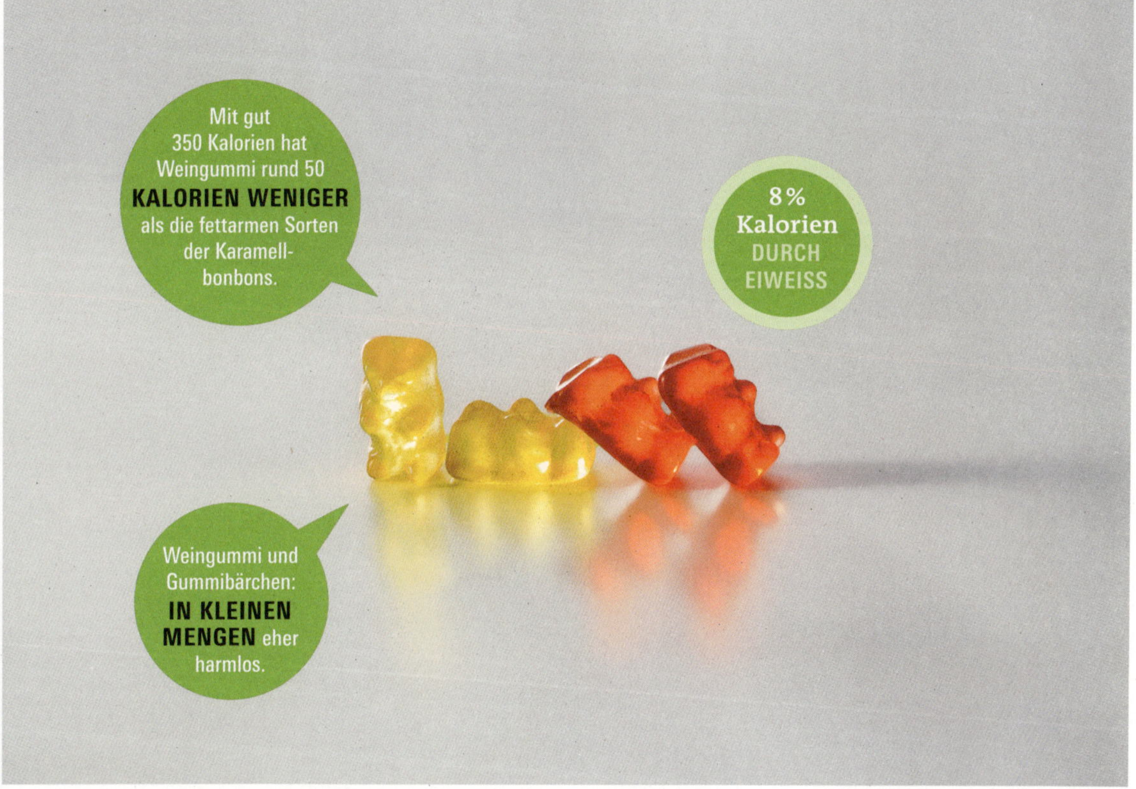
Mit gut 350 Kalorien hat Weingummi rund 50 KALORIEN WENIGER als die fettarmen Sorten der Karamell-bonbons.
8 % Kalorien DURCH EIWEISS
Weingummi und Gummibärchen: IN KLEINEN MENGEN eher harmlos.

WEINGUMMIS SIND IM VERGLEICH zu Karamellen eine Spur figurfreundlicher, weil sie so gut wie kein Fett enthalten. Durch die Gelatine, die den flüssigen Zucker, Säuerungs-, Farb- und Geschmacksstoffe zum Erstarren bringt, liefert der Marktführer sogar ein bisschen Eiweiß. Werden alternative Produkte mit Pektin oder Agar-Agar angedickt, sind auch kleine Mengen Ballaststoffe in den Bonbons.

RIESEN-EISCREME?

BEIM GIGANTEN UNTER DEM SPEISEEIS am Stiel spricht die Werbung vom uneingeschränkten Genuss. Aber auch die Fett- und Zuckerkalorien sind schier grenzenlos…

Nicht gut für Bauch und Hüften: Je nach Sorte und Hersteller 250 bis 320 Kalorien und über 50% **FETTKALORIEN**. Bis zu 75% vom Gesamtfett bestehen aus gesättigten Fettsäuren.

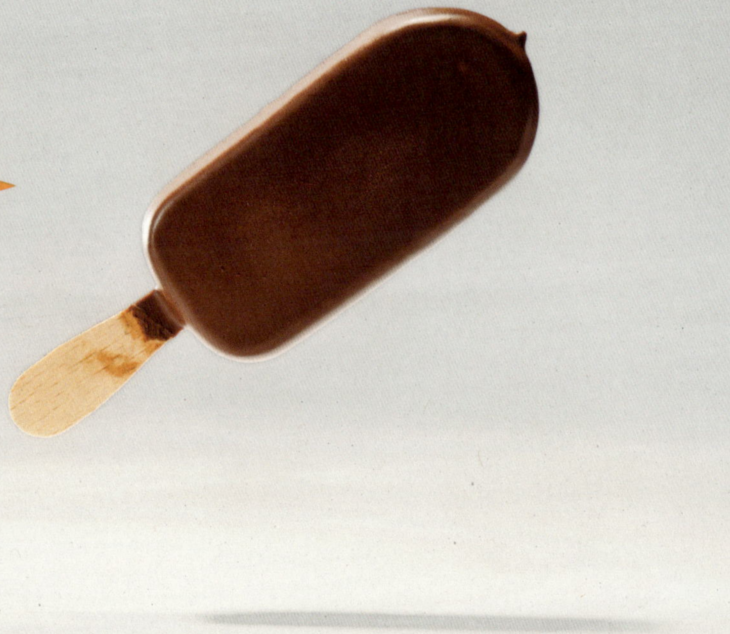

Früher wog ein handelsübliches Eis am Stiel etwa 50 g. Die **PORTIONEN SIND** seitdem **GEWACHSEN**: Heute hat solch ein Eis 80 bis 100 g.

„AUSSEN UNWIDERSTEHLICH, INNEN einfach köstlich“, meint der Hersteller und will mit seiner Kampagne sinnlich-erotische Gefühle wecken. Mit dem Hunger auf eine gesunde Mahlzeit hat das wenig gemeinsam. Das cremig-schokoladige Eis sei „die Versuchung, welcher man sich einfach hingeben muss“, heißt es. Wer seiner Figur etwas Gutes tun möchte, lässt besser die Finger davon.

FRUCHTEIS!

MIT EINEM KLEINEN ERDBEER- ODER ZITRONENEIS am Stiel zwischendurch macht das Abnehmen Freude.

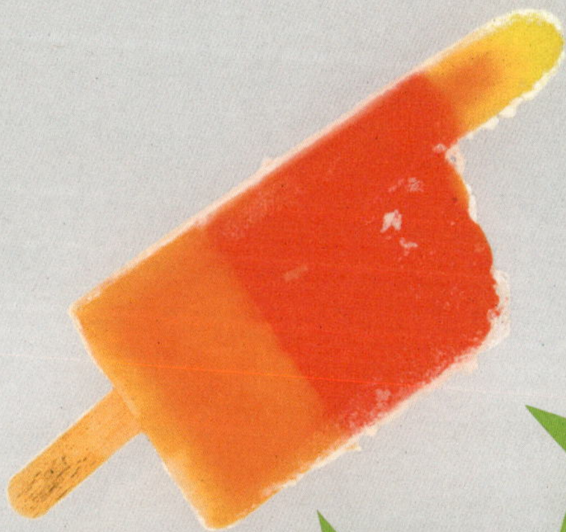

Fruchteis: Kaltes Vergnügen ganz **OHNE FETT**, mit nur 50 bis 60 Kalorien und ca. 12 g Zucker.

Von Kindern heiß geliebt ist **SELBSTGEMACHTES EIS** am Stiel: Joghurt mit pürierten Früchten mischen. In kleine Joghurtbecher füllen und einen Plastikstiel reinstecken. Ca. 5 Stunden gefrieren lassen. Vor dem Essen etwa 30 Minuten antauen lassen – so schmeckt es am besten.

200 KALORIEN SPAREN*

* pro Stück

KALORIENARM SIND FRUCHTEIS, SORBETS und viele Sorten auf Joghurtbasis. Fruchteis besteht vorwiegend aus Zucker und Wasser. Je nach Hersteller kommen 20 Prozent frisches Obst, Fruchtmark oder Obstsaft dazu. Sorbets müssen sogar zu 25 Prozent aus Früchten bestehen. Ausnahme: saure Zitrusfrüchte. Dann reichen 15 Prozent Frucht, der Zuckeranteil liegt entsprechend höher.

Die Getränke

Trink dich dünn oder trink dich dick, bei jedem Schluck haben wir die Wahl. Saft, Limonade oder Alkohol nehmen einen größeren Einfluss auf unser Körpergewicht, als wir wahrhaben wollen. Während wir scheinbar nur unseren Durst löschen, bringen Kalorienfluten manche Taille zum Verschwinden.

MYTHOS TRINKEN

MODETREND ODER NOTWENDIGKEIT?

Je mehr, desto besser, heißt es oft. Viel trinken mache schlank und schön, entgifte den Körper und beflügele den Geist. Flüssigkeit als Allheilmittel?

Soviel ist klar: Der Körper verliert ununterbrochen Wasser, beim Schwitzen über die Haut, über Nieren und Darm und durch den Atem. Dieser Schwund muss durch Getränke und den Flüssigkeitsgehalt von Nahrungsmitteln wieder ausgeglichen werden. Die Deutsche Gesellschaft für Ernährung empfiehlt deshalb zusätzlich zu der Flüssigkeit, die wir aus Nahrungsmitteln wie Obst, Gemüse, Salate, Milchprodukte beziehen (zirka 0,75 Liter), noch etwa ein bis zwei Liter zu trinken. Dabei sind Kaffee und Tee inklusive, nicht eingerechnet werden Säfte, gezuckerte Sprudel und Alkohol. Das sind Luxusgetränke, die vor allem reichlich Kalorien liefern und das Körpergewicht hochtreiben können.

Läuft im Sommer der Schweiß in Strömen, arbeitet man in überheizten Räumen oder strengt man sich beim Sport an, erfolgt eine Steigerung des Wasserbedarfs. Dann reichen ein bis zwei Liter eher nicht aus. Trinkt man zu wenig, erhöht sich das Risiko für Nierensteine, übergroße Mengen an Flüssigkeit belasten die Nieren – und wertvolle Mineralstoffe wie etwa Jod können ausgeschwemmt werden.

DER DURST REGELT DEN BEDARF

Auf die Frage nach der richtigen Trinkmenge gibt es keine allgemeingültige Antwort, die auf wissenschaftlichen Fakten beruht. Der Grund: Unser Körper regelt den Flüssigkeitsbedarf individuell. Ein ausgeklügeltes System von Sensoren überprüft den eigenen Wasserbedarf und funkt ihn ans Gehirn. Von dort kommt die Aufforderung zum Trinken in Form von Durst. Kein anderer Reiz ist so unwiderstehlich, nicht einmal Hunger. Für

Schlank trinken

Gesunde Kost enthält viele Ballaststoffe, die Wasser binden und doppelt gut sättigen, wenn man dazu etwas trinkt. Ideal ist Leitungswasser, dem Fachleute hier eine gute Qualität bescheinigen.

KAFFEE + TEE INKLUSIVE

Wer seine **Trinkmenge kalkuliert**, kann beide Getränke getrost einrechnen.

FRUCHTSAFTANTEIL

So viel Frucht muss in den Getränken mindestens enthalten sein. Die Anteile hängen auch von der Fruchtart ab. Achten Sie auf das Etikett.

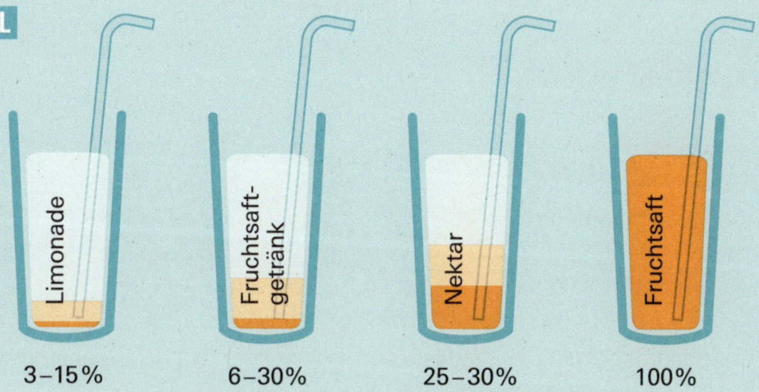

gesunde Menschen ist es selbstverständlich, zu trinken, wenn sie durstig sind. In Mitteleuropa haben gesundheitliche Schäden durch Flüssigkeitsmangel also Seltenheitswert. Ausnahme: sehr alte oder kranke Menschen. Sie benötigen ärztlichen Rat, manchmal müssen sie zum Trinken angehalten werden oder andererseits die Flüssigkeitszufuhr bewusst einschränken.

BEI HITZE UND ANSTRENGUNG

Wenn der Flüssigkeitsbedarf des Körpers auf das Drei- oder Vierfache steigt, sind Leitungswasser oder natriumarme Mineralwässer (unter 20 mg Natrium pro Liter) problematisch. Fehlt den Getränken das Kochsalz, das die Flüssigkeit im Körper festhält, schwemmen sie mit jedem zusätzlichen Schluck mehr Mineralien aus und erzeugen Kreislaufprobleme. Dann hilft es, zwischendurch ein gut gesalzenes Süppchen zu essen oder Salz aufs Brot streuen. Das tut dem Körper auch auf Reisen in heißen Ländern einen guten Dienst.

WENIG ESSEN? MEHR TRINKEN!

Die meisten festen Lebensmittel tragen zu unserem Flüssigkeitshaushalt bei. Wer weniger isst, um abzunehmen, sollte etwas mehr trinken, um die Lücke zu füllen. Sonst fehlt dem Körper das in der Nahrung enthaltene Wasser. Trinkmuffel müssen sich den regelmäßigen Griff zum Glas vielleicht erst angewöhnen. Dafür am besten an mehreren Stellen am Arbeitsplatz oder zu Hause kalorienfreie Getränke bereitstellen. So kann man immer, wenn der Blick darauf fällt, einen Schluck nehmen.

FRUCHTGETRÄNKE UND SÄFTE

Wer sein Gewicht reduzieren möchte, sollte sich Fruchtgetränke als Durstlöscher versagen. Wegen des hohen Zuckergehaltes gehören sie eher in die Gruppe der Genussmittel und sind von daher vorsichtig zu dosieren. Eine Ausnahme stellen Gemüsesäfte dar. Sie können eine figurfreundliche Ernährungsweise ein kleines bisschen unterstützen.

FRUCHTSAFT

Der Großteil der in Deutschland vertriebenen Säfte stammt aus Konzentrat. Hersteller im Ursprungsland pressen die Früchte, trennen Saft, Aroma und Fruchtfleisch voneinander, und der Saft wird konzentriert. Einheimische Anbieter verdünnen das Konzentrat dann wieder mit Wasser und geben die ursprünglichen oder ähnliche Aromen hinzu. Bei Direktsäften rinnt der Saft ohne Umwege in die Flaschen. Eine Qualitätsgarantie ist das nicht: Trotz höherer Preise sind sie oft nicht besser als Konzentratsäfte.

Kalorien: 45–70
Zucker: 9–15 g

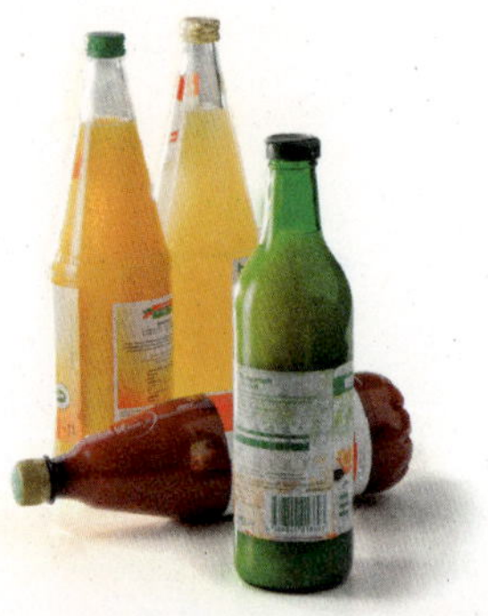

NEKTAR

Er muss nur 25 bis 50 Prozent Fruchtsaft enthalten und darf mit bis zu 20 Prozent Zucker oder Bienenhonig versetzt werden. Deshalb liefert er manchmal mehr Kalorien als Fruchtsaft. Aus Johannisbeeren, Blaubeeren oder Sauerkirschen hergestellt, können Nektare aber sehr gut sein. Spitzenware erkennt man am feinen Aroma und dem hohen Fruchtgehalt von 60 bis 70 Prozent Saft plus Mark – vorgeschrieben wären nur 35 bis 40 Prozent. Ein Blick auf das Etikett lohnt, der Fruchtgehalt muss angegeben sein.

Kalorien: 58–72
Zucker: 14–17 g

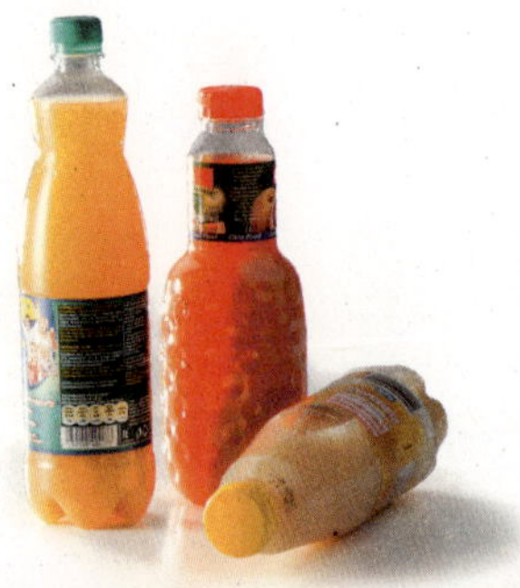

FRUCHTSAFTGETRÄNKE

Laut Gesetz reichen 30 Prozent Fruchtsaft bei Kernobst, 10 Prozent bei anderen Früchten und 6 Prozent bei Zitrusfrüchten. Als Zusätze sind Aromen, Wein- und Zitronensäure zugelassen. Die süßen Getränke schmecken zum Teil kaum noch nach der Fruchtsorte, die auf dem Etikett genannt ist. Auch der Gehalt an bioaktiven Substanzen ist im Vergleich zur frischen Frucht extrem niedrig. Trotz niedriger Preise zahlt sich der Kauf nicht aus, denn der Genuss ist klein. Üppig sind nur die unnötigen Kalorien.

Kalorien: 46–62
Zucker: 11–15 g

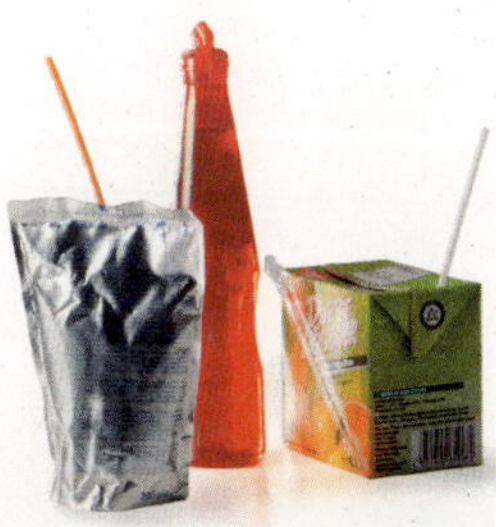

FRUCHTSCHORLE

Bei den fertigen Mixturen aus Saft und Wasser liegt das Mischungsverhältnis bei etwa eins zu eins, mitunter ist der Wasseranteil auch höher. Die als Durstlöscher beworbenen Getränke enthalten zwar mehr Wasser als reinen Saft, aber auch Zucker. Ihre Kalorienbilanz ist also nur wenig besser als die von Limonade oder Saft. Deshalb Mineralwasser und Fruchtsaft separat kaufen und die Mischung selbst dosieren. Das spart unnötige Kalorien und Geld.

Kalorien: 24–32
Zucker: 5–8 g

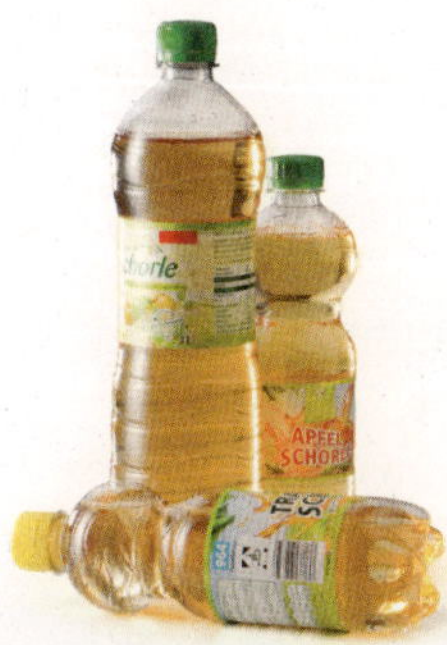

GEMÜSESAFT

Es ist natürlich die zweitbeste Lösung, den Saft zu trinken statt das Gemüse roh oder knapp gegart im Ganzen zu essen. Aber immerhin: Ein Cocktail aus dem Saft von Tomaten, Möhren, Roter Beete, Gurken, Sellerie, Sauerkraut, Zwiebeln oder Paprika kann die Nährstoffpalette durchaus bereichern. Freilich fehlt Säften der größte Teil der für die Sättigung wichtigsten Bestandteile: die Ballaststoffe.

Kalorien: 15–22
Zucker: bis ca. 2 g

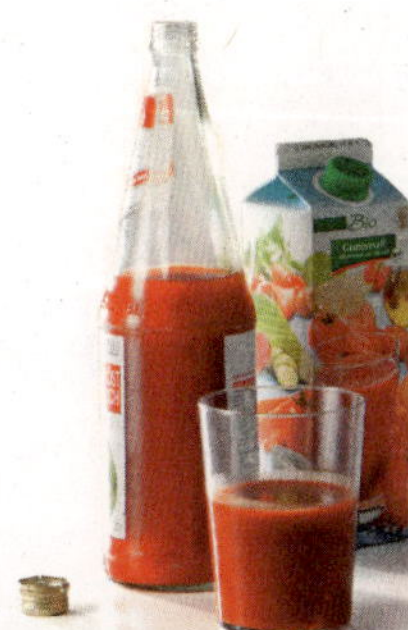

SMOOTHIES?

DAS GESCHMEIDIGE GANZFRUCHTGETRÄNK ist gut für Kaufaule, aber schlecht für Leute auf Diät.

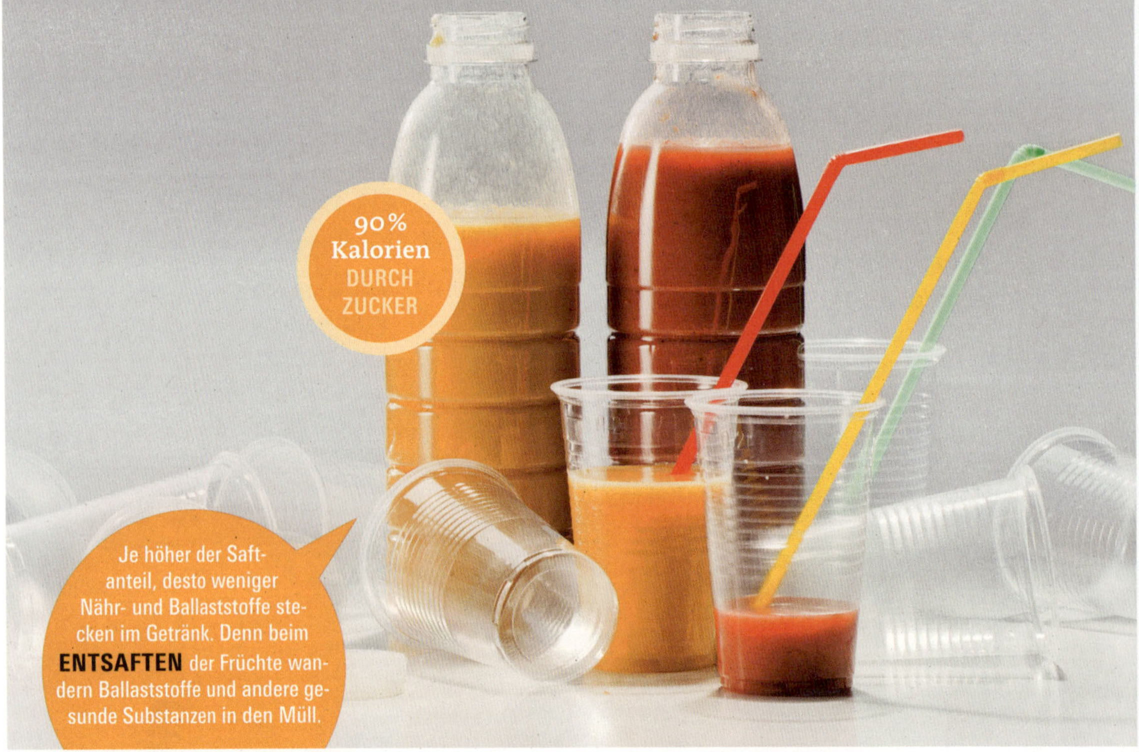

90 %
Kalorien
DURCH
ZUCKER
Je höher der Saftanteil, desto weniger Nähr- und Ballaststoffe stecken im Getränk. Denn beim ENTSAFTEN der Früchte wandern Ballaststoffe und andere gesunde Substanzen in den Müll.

EIN SMOOTHIE MACHT EHER hungrig als satt. Der Inhalt der kleinen Flaschen ist ebenso schnell heruntergeschluckt wie verdaut. Und die Mixturen aus pürierten Früchten und Säften enthalten – selbst wenn kein Zucker zugesetzt wird – erhebliche Mengen des süßen Kalorienträgers. Weil die Flüssigkeit den Magen schnell wieder verlässt, hält das Sättigungsgefühl nur kurz vor.

SELBSTGEMIXT!

WER AB UND ZU EINEN SMOOTHIE genießen will, sollte ihn selbst zubereiten und als Dessert am Ende einer Mahlzeit einplanen.

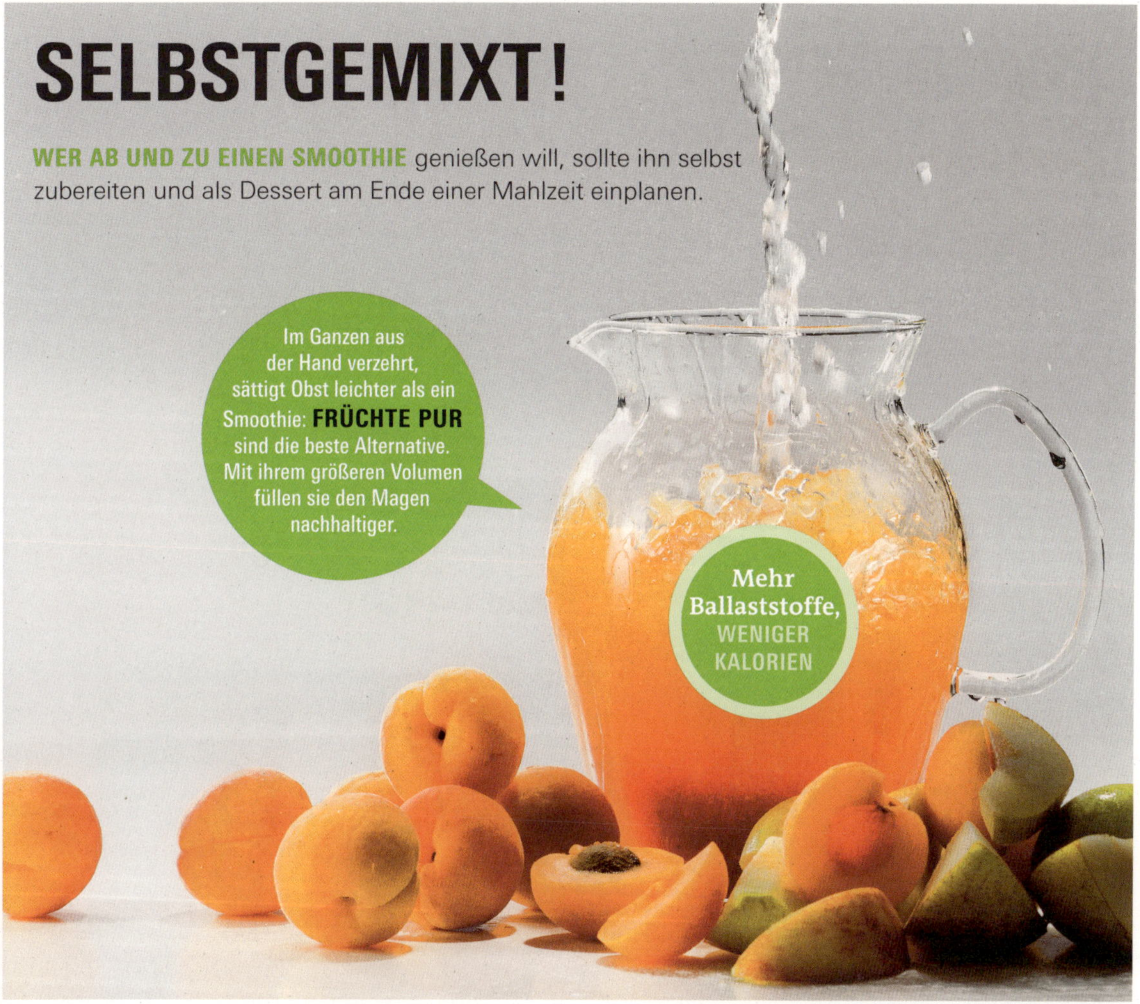

Im Ganzen aus der Hand verzehrt, sättigt Obst leichter als ein Smoothie: FRÜCHTE PUR sind die beste Alternative. Mit ihrem größeren Volumen füllen sie den Magen nachhaltiger.
Mehr Ballaststoffe, WENIGER KALORIEN

FRISCHE FRÜCHTE DER SAISON waschen, klein schneiden und ungeschält in den Mixer geben. So viel Wasser zugeben, dass eine trinkbare Mischung entsteht. Den Drink schnell verbrauchen. Wertvolle bioaktive Substanzen, Vitamine und Ballaststoffe bleiben so in vollem Umfang erhalten. Bei Smoothies aus dem Kühlregal geht durch die Verarbeitung immer ein Teil verloren.

LIMONADE?

VIEL ZUCKER – NULL SÄTTIGUNG: Brausen zählen zu den größten Dickmachern.

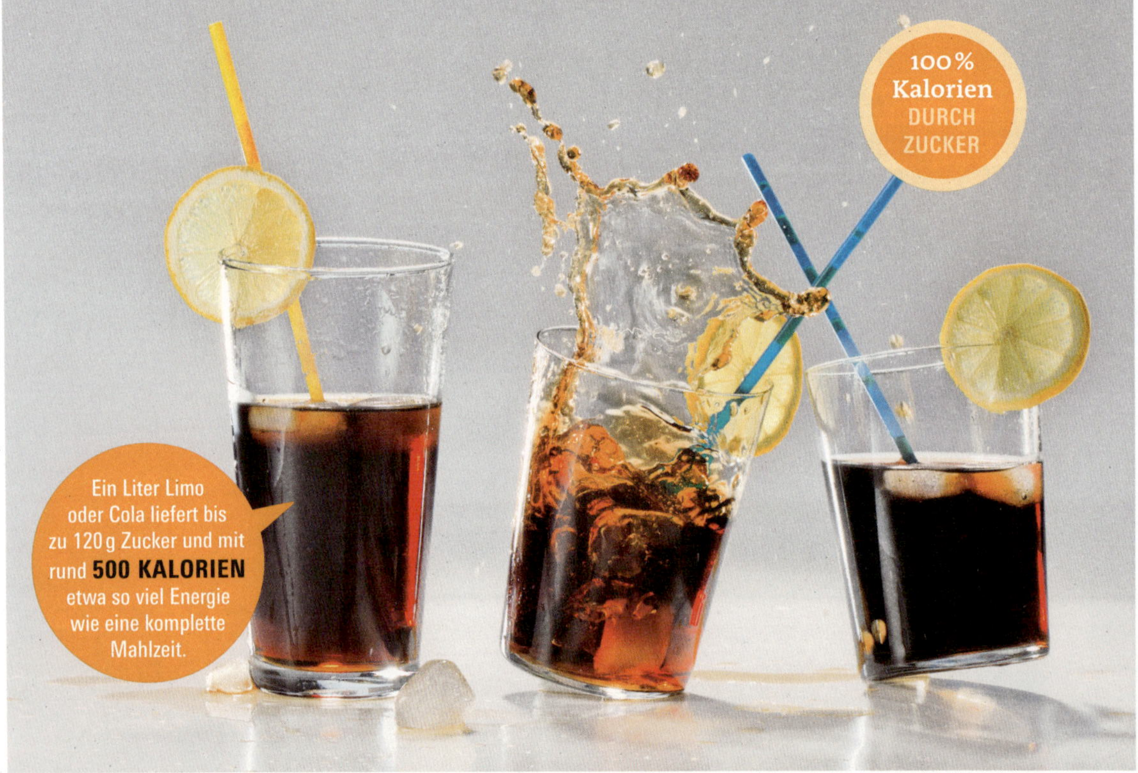
100 % Kalorien DURCH ZUCKER
Ein Liter Limo oder Cola liefert bis zu 120 g Zucker und mit rund **500 KALORIEN** etwa so viel Energie wie eine komplette Mahlzeit.

LIMOS, COLA ODER AUCH zuckersüße Eistees sind vor allem bei Kindern mitverantwortlich für Übergewicht. Statistisch gesehen, besteht jedes vierte Getränk, das ein Jugendlicher konsumiert, aus Limonade. Damit können diese Erfrischungsdrinks erheblich zur Energiezufuhr beitragen. Wer die zuckrigen Sprudelwasser literweise trinkt, verdrängt damit nährstoffreiche Lebensmittel.

FRUCHTSCHORLE!

DAS BESTE REZEPT FÜR einen Schlankheitsdrink: Ein Schuss Fruchtsaft und reichlich Wasser.

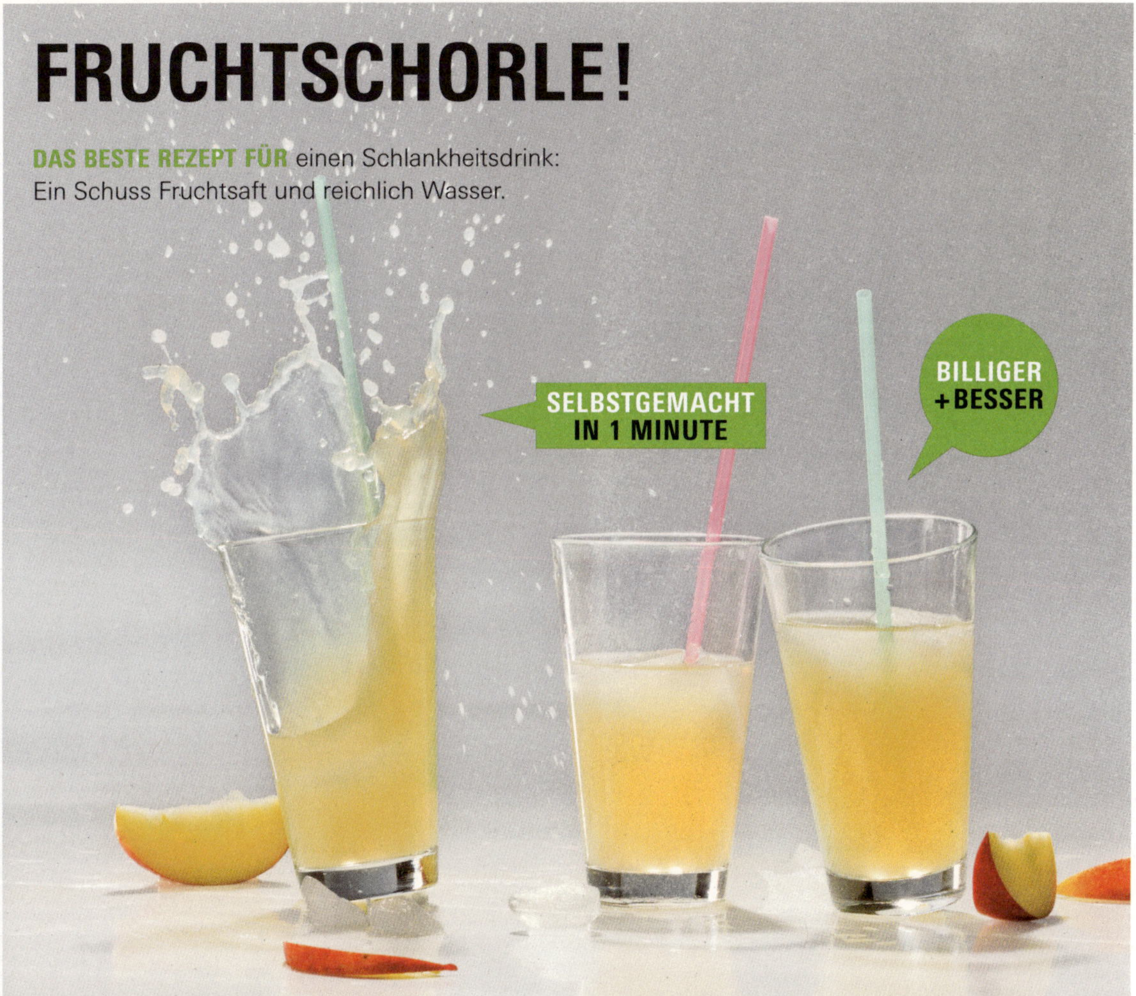

IN FERTIGPRODUKTEN AUS DEM Getränkemarkt stecken rund doppelt so viel Zucker und Kalorien wie in einer selbstgemixten Schorle aus einem Drittel Fruchtsaft und zwei Dritteln Mineralwasser. Wer sich an die geringere Süße seiner „Hausmarke" erst noch gewöhnen muss, beginnt mit einer 50:50-Mischung und reduziert den Saftanteil nach und nach.

ERFRISCHUNGSGETRÄNKE

SÜSSER LUXUS

Über 90 Liter Limonade trinken wir jährlich im Schnitt – Tendenz steigend. Die Getränkehersteller reagieren darauf, indem sie fast wöchentlich neue Produkte und Geschmacksrichtungen auf den Markt bringen. Vor allem kalorienarme Limos mit einem Gemisch aus unterschiedlichen Süßstoffen und Zuckeraustauschstoffen werden immer beliebter.

1 **BEIM KAUF AUF KALORIEN ACHTEN:** Je vielfältiger das Angebot, desto wichtiger ist der Blick aufs Etikett.

2 **BIO-LIMO MUSS NICHT FIGURFREUNDLICH SEIN:** Vor allem der Zuckergehalt bestimmt die Kalorienzahl.

3 **NICHT ALS DURSTLÖSCHER SEHEN:** Erst den Durst mit Wasser stillen, dann eine abgemessene Menge des Erfrischungsgetränks genießen – und die Kalorien einplanen.

LIMONADE

Über 350 bis 400 Kalorien pro Liter in zuckerreichen Sorten

Ursprünglich galt der Name einem Mix aus Zitronensaft, Zucker und Wasser. Heute sind oft auch andere Fruchtaromen damit gemeint. Vorgeschrieben ist ein Zuckergehalt von 7 Prozent.

BIO-LIMO

Oft etwas kalorienärmer als die klassische Limonade

Der Trendsetter wird – ähnlich wie Bier – durch Vergärung von Malz überwiegend aus Bio-Rohstoffen gewonnen. Am Schluss kommen Kohlensäure, Zucker, Säureregulatoren sowie Frucht- und Kräuteraromen hinzu.

BRAUSE

Etwa 100 bis 350 Kalorien pro Liter

Von Natur keine Spur: Diese kohlensäurehaltigen Getränke dürfen künstlich gesüßt, aromatisiert und gefärbt werden. Der Kaloriengehalt richtet sich nach der enthaltenen Zuckermenge. Wegen der Farbstoffe für Kinder nicht unbedingt zu empfehlen.

KOMBUCHA

Etwa 200 bis 350 Kalorien pro Liter

Für dieses Erfrischungsgetränk wird ein Aufguss aus unterschiedlichen Teesorten mit Zucker, Hefe und Milchsäurebakterien vergoren und beim Abfüllen erhitzt, um die Gärung zu stoppen. Die viel gepriesene positive Wirkung auf die Gesundheit ist nicht belegt.

FLÜSSIGER ZUCKER

Früher glaubte man, wer viel Zucker isst, wird leicht zuckerkrank und dick. Inzwischen zeichnet sich ein anderes Bild ab. Danach scheint ein mäßiger Verzehr von Zucker (Haushaltszucker/Saccharose) in festen Lebensmitteln und Speisen keine nachweisbar ungünstige Wirkung auf den Stoffwechsel zu haben und auch das Diabetesrisiko nicht zu erhöhen.

Dagegen machen neue wissenschaftliche Studien immer deutlicher, dass vor allem der Konsum von mit Zucker gesüßten Getränken mit einer Gewichtszunahme verbunden sein kann. Erfrischungsgetränke wie Coca-Cola, Limonade, Wellnessdrinks und Eistee stillen den Durst nicht gut und liefern zudem oft ebenso viele Kalorien wie eine komplette Mahlzeit. So entspricht der Kaloriengehalt einer Literflasche zuckersüßer Limonade etwa dem einer Pizza.

SÜSSE ANIMIERT ZUM TRINKEN

Leitungswasser oder ungesüßte Kräutertees stärken eine trockene Kehle. Ist Abhilfe geschaffen, will man meist nicht mehr davon trinken. Anders ist das bei gezuckerten Getränken. Ihr Konsum wird nicht direkt über das Durstsignal vom Gehirn gesteuert. Durch den süßen Geschmack und ihren Gehalt an schnellen Kohlenhydraten gehören sie nicht zu den Durstlöschern, sondern zu den Genussmitteln.

EIN RISIKO FÜR JEDEN DRITTEN

Steigt infolge „süßer" Trinkgewohnheiten das Körpergewicht, wächst auch das Risiko, an Diabetes zu erkranken. Betroffen sind vor allem Menschen mit einer ererbten Veranlagung für einen gestörten Zuckerstoffwechsel. Sie bilden hierzulande keine Minderheit. Immerhin ist ein knappes Drittel der Bevölkerung betroffen. Inwieweit der vermehrte Konsum von gezuckerten Getränken auch bei Menschen ohne eine ungünstige Stoffwechsel-Veranlagung das Risiko erhöht, wird derzeit von Ernährungswissenschaftlern untersucht.

ZUCKERWASSER MACHT DICK

Weil immer mehr Menschen mit ihrem Gewicht kämpfen, fordern Wissenschaftler, den Genuss zuckerhaltiger Getränke deutlich einzuschränken. Diese einfache präventive Maßnahme hat sich bei Kindern und Jugendlichen bereits gut bewährt. Erwachsene trinken zwar deutlich weniger süß, dennoch tragen Getränke erheblich zu einer ungünstigen Energiebilanz bei.

SÜSSSTOFFE

Seit mehr als 20 Jahren sind sie Gegenstand wissenschaftlicher Untersuchungen und fortgesetzter Überwachung. Trotzdem wird immer wieder die These diskutiert, dass die kalorienfreie Süße letztlich eher dick macht, weil sie angeblich den Appetit ankurbelt. Bestätigt wurde diese Annahme nie. Hier eine Auswahl.

ASPARTAM (E 951)

Das weiße Pulver schmeckt rein süß und etwa 200 Mal süßer als Zucker. Es wird in vielen Fertigprodukten eingesetzt und weltweit als Tafelsüßstoff verwendet. Obwohl Aspartam nach eingehenden Sicherheitsprüfungen bereits lange in vielen Ländern zugelassen ist, werden in der Öffentlichkeit immer wieder Bedenken geäußert. Um diese Sorgen auszuräumen, hat die Europäische Behörde für Lebensmittelsicherheit den Stoff immer wieder getestet und seine Unbedenklichkeit bestätigt. Wer jedoch an Phenylketonurie erkrankt ist, verträgt Aspartam nicht.

SACCHARIN (E 954)

Dieser älteste synthetische Süßstoff schmeckt 300 bis 700 Mal süßer als Zucker. Nimmt man zu viel, bekommt er einen metallischen Nachgeschmack. Deshalb wird Saccharin oft in einer Mischung mit dem Süßstoff Cyclamat verwendet. Beide, Saccharin und Cyclamat, bleiben beim Erhitzen stabil und lassen sich gut lagern. Tafelsüße enthält heute auch einen Mix aus Cyclamat, Saccharin und Thaumatin, einem natürlichen Süßstoff auf Proteinbasis, der 2000 bis 3000 Mal so süß schmeckt wie Zucker.

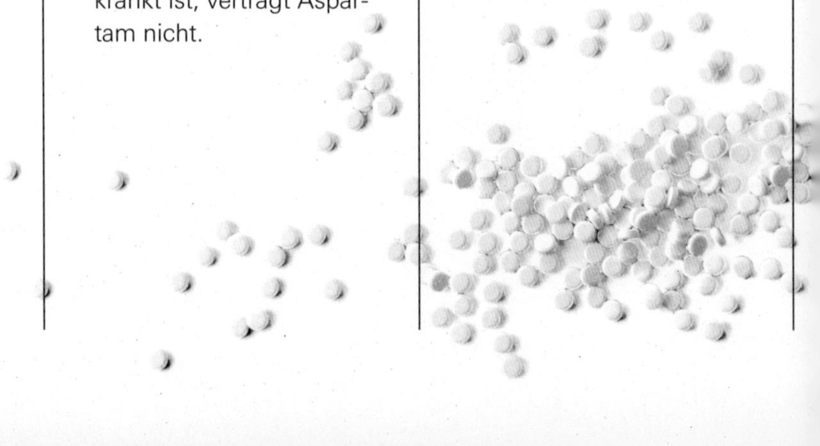

ACESULFAM (E 950)

Das Süßungsmittel ist nahezu kalorienfrei und etwa 200 Mal süßer als Zucker. Er wird vom Körper schnell aufgenommen und unverändert mit dem Urin wieder ausgeschieden. Seine Süße ist schnell wahrnehmbar, stabil und hitzebeständig. Deshalb kann der Stoff zum Backen verwendet werden. Acesulfam wird häufig mit anderen Süßstoffen gemischt verwendet.

SUCRALOSE (E 955)

Das kalorienfreie Süßungsmittel wirkt 600 Mal süßer als Zucker. Obwohl aus Zucker hergestellt, schmeckt es ein bisschen anders. Die Wahrnehmung der Süße setzt später ein und hält dafür etwas länger an. Mit Sucralose gesüßte Produkte haben deshalb einen süßen Nachgeschmack. Der Süßstoff ist seit etwa zehn Jahren auf dem Markt und oft in säurehaltigen Produkten wie Limonade mit Kohlensäure und in Fruchtgetränken enthalten.

STEVIA

Dieser natürliche Süßstoff stammt aus den Blättern der Stevia-Pflanze (Stevia rebaudiana Bertoni – Süßkraut) und schmeckt 40 bis 300 Mal süßer als Haushaltszucker. Die Europäische Behörde für Lebensmittelsicherheit hat die Ungefährlichkeit der süßen Inhaltsstoffe geprüft und die sogenannten Steviolglykoside für den Gebrauch in Lebensmitteln freigegeben. Es ist davon auszugehen, dass Stevia als Süßstoff bald auch in Deutschland zugelassen wird.

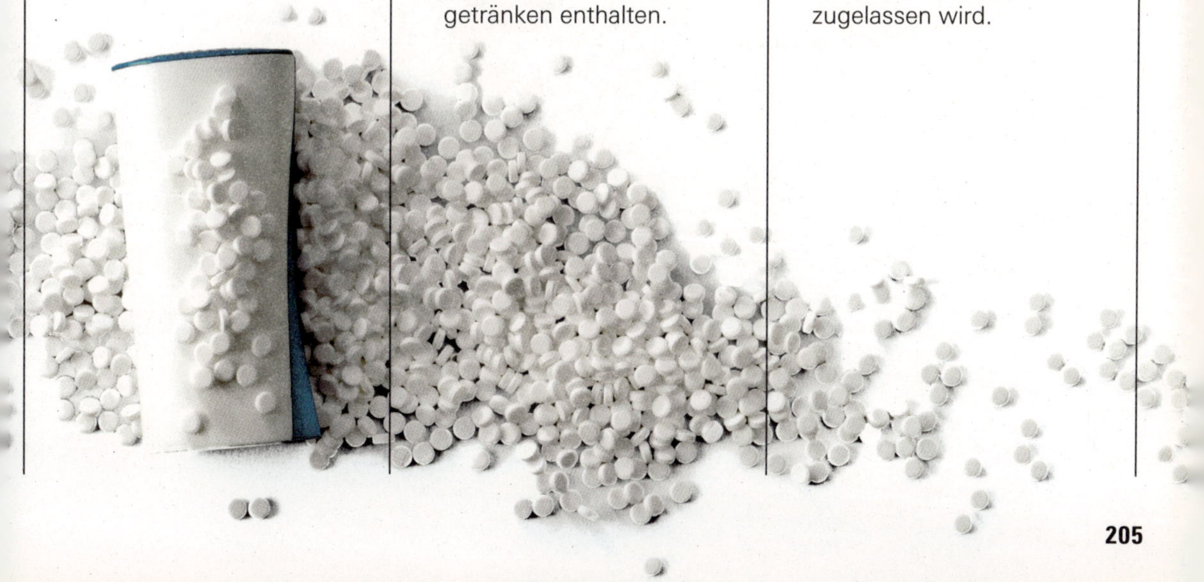

KRÄUTERTEES

WELLNESS-TEES BIETEN eine kalorienfreie Alternative zu Erfrischungsgetränken.

Basis der meisten **FRÜCHTETEES** bilden Hibiskusblüten, Hagebuttenschalen und Apfelstücke. Oft werden Aromen zugesetzt.

Ein Getränk für jeden Tag und jede Tageszeit ist der **HAUSTEE**. Meist enthält er einfache Zutaten wie Brombeer-, Haselnuss- und Pfefferminzblätter.

Top-quelle für BIOSTOFFE

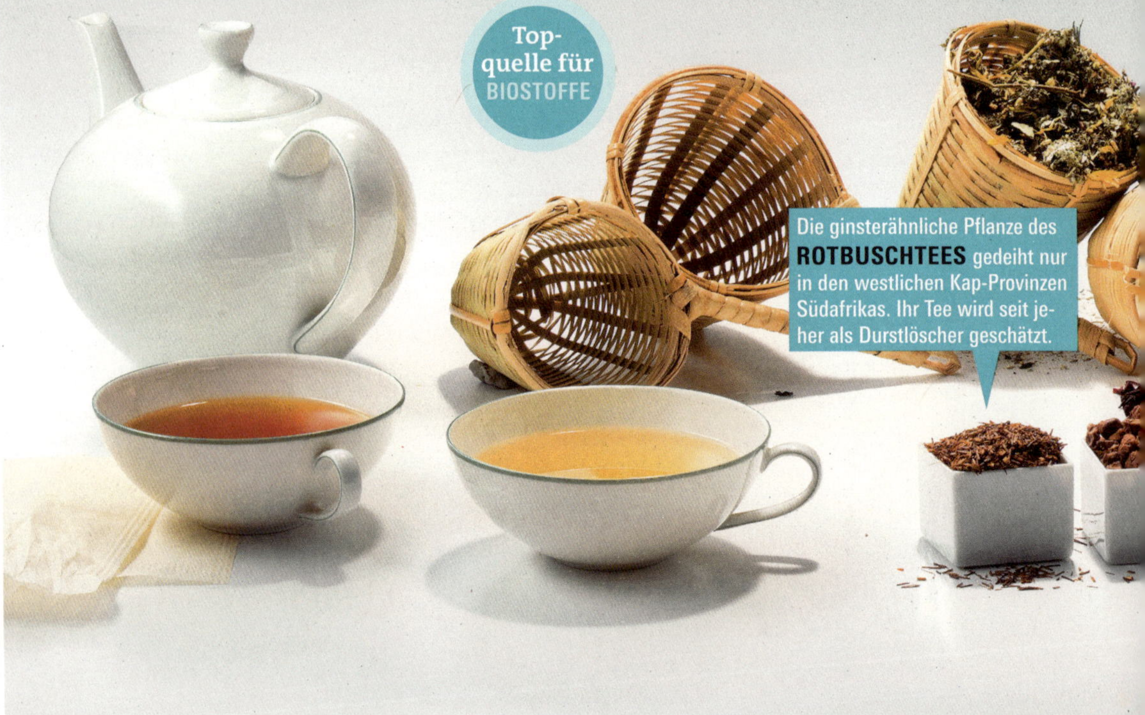

Die ginsterähnliche Pflanze des **ROTBUSCHTEES** gedeiht nur in den westlichen Kap-Provinzen Südafrikas. Ihr Tee wird seit jeher als Durstlöscher geschätzt.

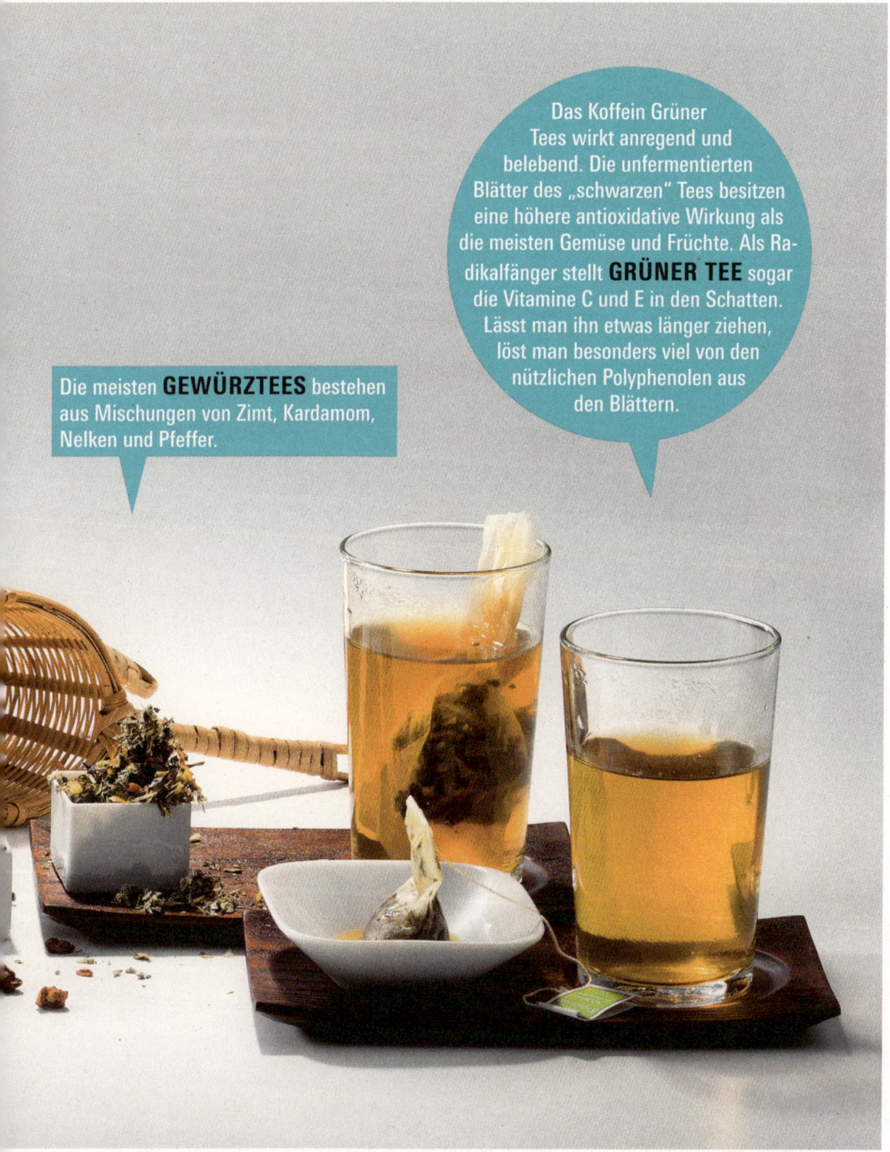
Das Koffein Grüner Tees wirkt anregend und belebend. Die unfermentierten Blätter des „schwarzen" Tees besitzen eine höhere antioxidative Wirkung als die meisten Gemüse und Früchte. Als Radikalfänger stellt **GRÜNER TEE** sogar die Vitamine C und E in den Schatten. Lässt man ihn etwas länger ziehen, löst man besonders viel von den nützlichen Polyphenolen aus den Blättern.
Die meisten **GEWÜRZTEES** bestehen aus Mischungen von Zimt, Kardamom, Nelken und Pfeffer.

WEIL KRÄUTERTEES WEDER

Kalorien und Zucker noch Koffein enthalten, dafür aber nützliche Pflanzenstoffe, helfen sie bei der gesunden Gewichtsabnahme. Bei wirkstofffreichen Heilkräutertees raten Apotheker zur Abwechslung. Ausgiebiger Dauerkonsum von Kamille, Wermut, Schafgarbe etc. könnte unerwünschte Nebenwirkungen erzeugen. Diese Tees sind keine geeigneten Durstlöscher. Dafür lieber Früchtetees oder einfache Haustees aufbrühen.

KALORIENFALLE ALKOHOL

Die meisten von uns hören es nicht gern: Alkohol zählt zu den größten Dickmachern überhaupt. Denn die flüssigen Kalorien decken oft einen wesentlichen Teil des täglichen Energiebedarfs. Darüber hinaus sorgen Bier, Wein und Schnaps dafür, dass körpereigenes Fett langsamer als sonst abgebaut wird. Denn zuerst wird der giftige Alkohol verbrannt, dafür wird die Energie aus dem Essen gelagert, und zwar direkt in den Fettzellen. Und noch ein weiteres Problem leitet sich daraus ab: Alkohol ersetzt keine Mahlzeit, sondern wird in der Regel zusätzlich getrunken. Der Bierbauch stammt also nicht vom Bier, sondern von den Kalorien, die einer insgesamt verzehrt. Immerhin deckt der bundesdeutsche Durchschnittsmann rund 10 Prozent seines täglichen Kalorienbedarfs über den Bierkonsum!

TRINKEN WECKT DEN APPETIT

Alkoholische Getränke, vor allem wenn sie süß sind, können die Sättigungsmechanismen des Körpers leicht hereinlegen. Trotz der vielen Kalorien vom Alkohol kommt dann oft im Kopf nicht an, wann es genug ist. Mancher, der tagsüber am Essen gespart hat, vergisst abends in weinseliger Stimmung die festesten Vorsätze und verspeist gleich ein extragroßes Schnitzel. Doch kleine Tricks helfen, Alkoholkalorien einzuschränken.

ALKOHOLFREIE TAGE

Entweder unter der Woche auf Alkohol verzichten und sich dafür am Wochenende einen Schluck genehmigen. Oder, falls im Beruf das ein oder andere Glas Sekt genossen wird, samstags davon fernhalten.

GEWOHNHEITEN ÄNDERN

Wer gern Rotwein trinkt und es mengenmäßig übertreibt, kann auf eine leichte Weinschorle umsteigen. Wichtig ist vor allem, mit den eigenen Gepflogenheiten zu brechen. Oft reduziert sich das Maß, wenn man zum Beispiel an bestimmten Orten oder bei bestimmten Gelegenheiten, etwa vor dem Fernseher, nicht mehr trinkt.

ABSTINENZ ÜBEN

Auf Alkohol reagiert jeder Mensch ein bisschen anders. Viele, vor allem Männer, nehmen schon kräftig ab, wenn sie einfach nur den Alkohol weglassen, aber wie bisher weiter essen. Prüfen Sie nach vier Wochen, ob die Enthaltsamkeit auf der Waage Ergebnisse zeitigt.

HITLISTE

Alkohol führt häufig zu Übergewicht. Je regelmäßiger der Konsum, desto größer das Risiko.

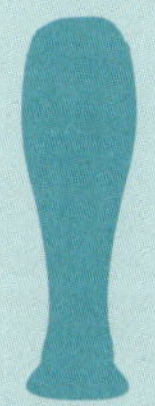

0,5 L WEIZENBIER
215 Kalorien
147 Alkoholkalorien

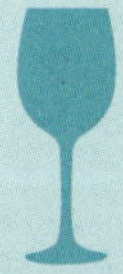

0,2 L ROT- ODER WEISSWEIN
160 Kalorien
140 Alkoholkalorien

0,1 L SEKT ODER PROSECCO
80 Kalorien
63 Alkoholkalorien

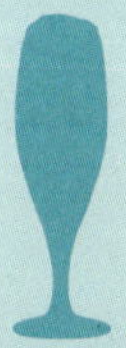

0,3 L PILSNER BIER
126 Kalorien
84 Alkoholkalorien

5 CL SHERRY
58 Kalorien
56 Alkoholkalorien

5 CL CREMELIKÖR
121 Kalorien
63 Alkoholkalorien

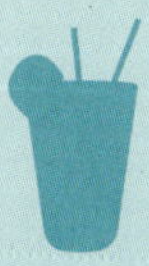

0,2 L COLA-RUM
190 Kalorien
94 Alkoholkalorien

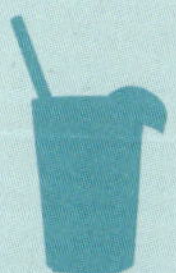

0,2 L CAIPIRINHA
230 Kalorien
116 Alkoholkalorien

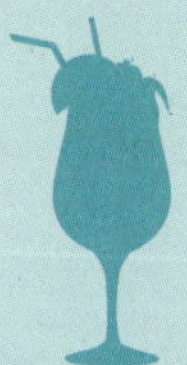

0,3 L PIÑA COLADA
304 Kalorien
168 Alkoholkalorien

STARKES BIER?

ES GILT MASSZUHALTEN: Kräftige Sorten schlagen leicht auf die Hüften.

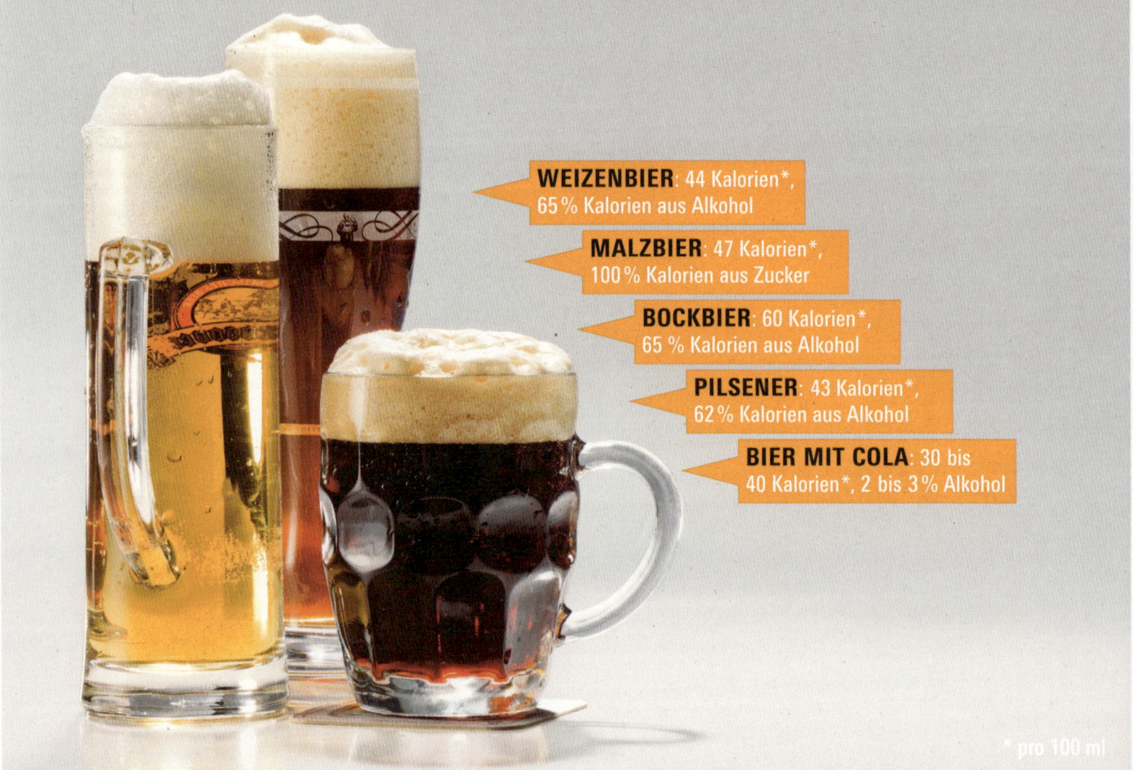
WEIZENBIER: 44 Kalorien*, 65 % Kalorien aus Alkohol
MALZBIER: 47 Kalorien*, 100 % Kalorien aus Zucker
BOCKBIER: 60 Kalorien*, 65 % Kalorien aus Alkohol
PILSENER: 43 Kalorien*, 62 % Kalorien aus Alkohol
BIER MIT COLA: 30 bis 40 Kalorien*, 2 bis 3 % Alkohol
* pro 100 ml

DIE FAUSTFORMEL LAUTET: Je höher der Gehalt an Alkohol und an unvergorenem Zucker, desto mehr Kalorien sind im Bier. Und umgekehrt: Je gründlicher ein Bier vergoren ist, desto weniger Kalorien enthält es. Tendenziell haben Weißbiere mehr Kalorien als Pilsner und Kölsch. Diätbier ist zwar arm an Zucker, aber ungefähr so alkohol- und kalorienreich wie normales Pilsner oder Weizenbier.

LEICHTES BIER!

WER DEN ALKOHOL WEGLÄSST, kann die Hälfte der Kalorien einsparen.

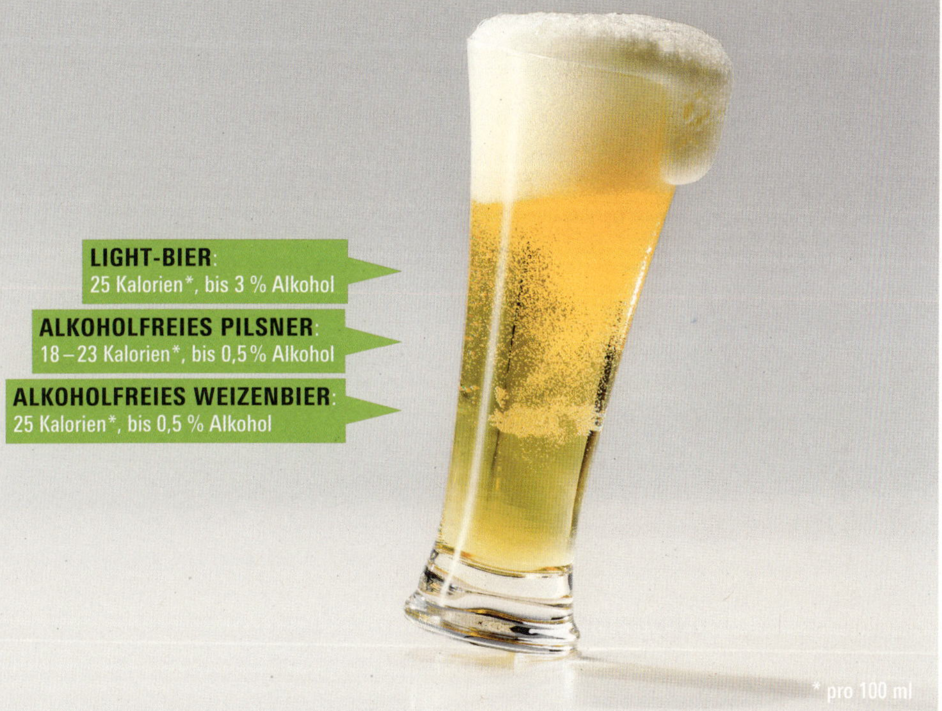
LIGHT-BIER:
25 Kalorien*, bis 3 % Alkohol
ALKOHOLFREIES PILSNER:
18 – 23 Kalorien*, bis 0,5 % Alkohol
ALKOHOLFREIES WEIZENBIER:
25 Kalorien*, bis 0,5 % Alkohol
* pro 100 ml

AUCH ALKOHOLFREIE BIERE werden nach dem Reinheitsgebot gebraut: aus Wasser, Gerste, Hefe und Hopfen. Um den natürlichen Alkoholgehalt zu reduzieren, haben die Brauer zwei Verfahren zur Wahl. Entweder wird während der Gärung die Bildung von Alkohol eingedämmt, oder dem fertigen Bier wird der Alkohol am Schluss des Brauvorgangs schonend wieder entzogen.

INSTANTKAFFEE-MIX?

PREIS DER BEQUEMLICHKEIT bei Cappuccino und Co.: Viel Zucker, gehärtetes Fett und zugesetzte Aromen.

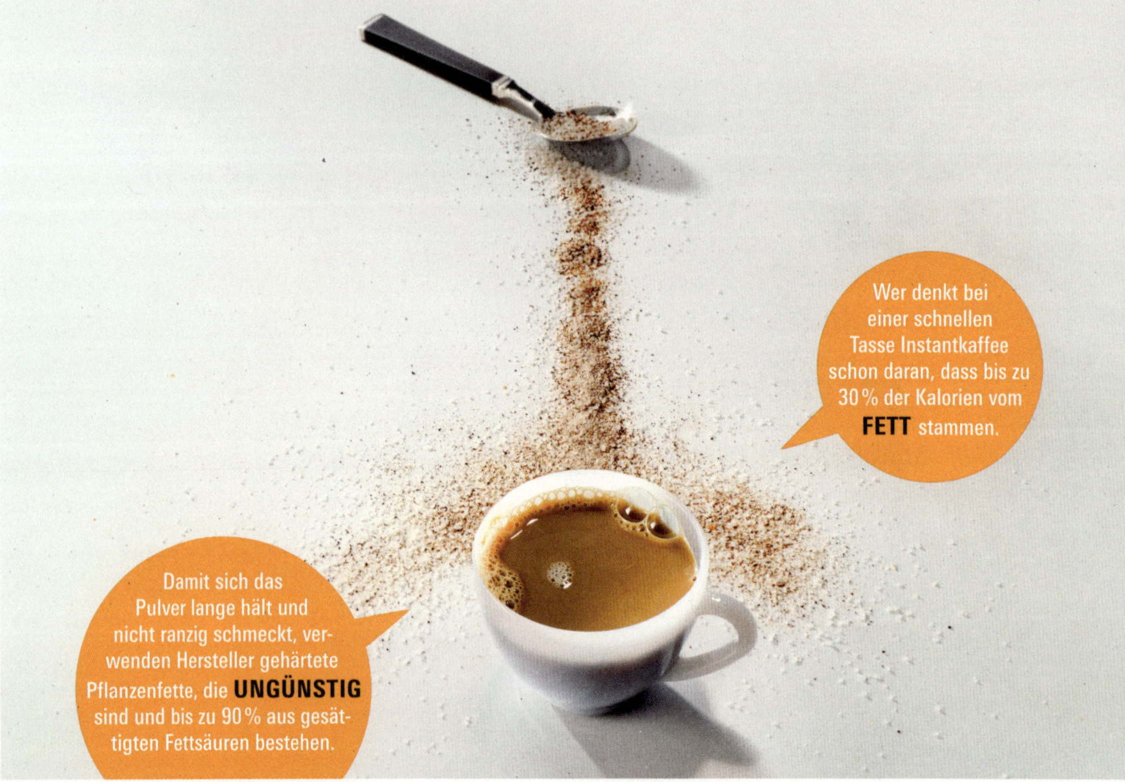
Wer denkt bei einer schnellen Tasse Instantkaffee schon daran, dass bis zu 30 % der Kalorien vom **FETT** stammen.
Damit sich das Pulver lange hält und nicht ranzig schmeckt, verwenden Hersteller gehärtete Pflanzenfette, die **UNGÜNSTIG** sind und bis zu 90 % aus gesättigten Fettsäuren bestehen.

SPEZIELLE DICKMACHER VERBERGEN sich hinter Kaffeepulvern mit Schokostückchen: 90 Kalorien pro Tasse… Ob mit oder ohne Schokolade: Alle Fabrikate enthalten verblüffend wenig löslichen Kaffee, aber umso mehr gehärtete Fette, Salz und Zucker. Oft ist Zucker die Hauptzutat. Und: Manche Sorte ist so salzhaltig, dass zwei Tassen davon 10 Prozent vom Tagesbedarf für Kochsalz decken.

ECHTER KAFFEE!

PUR IST EINFACH BESSER: Mehr Genuss, mehr positive Biostoffe und intensives natürliches Aroma.

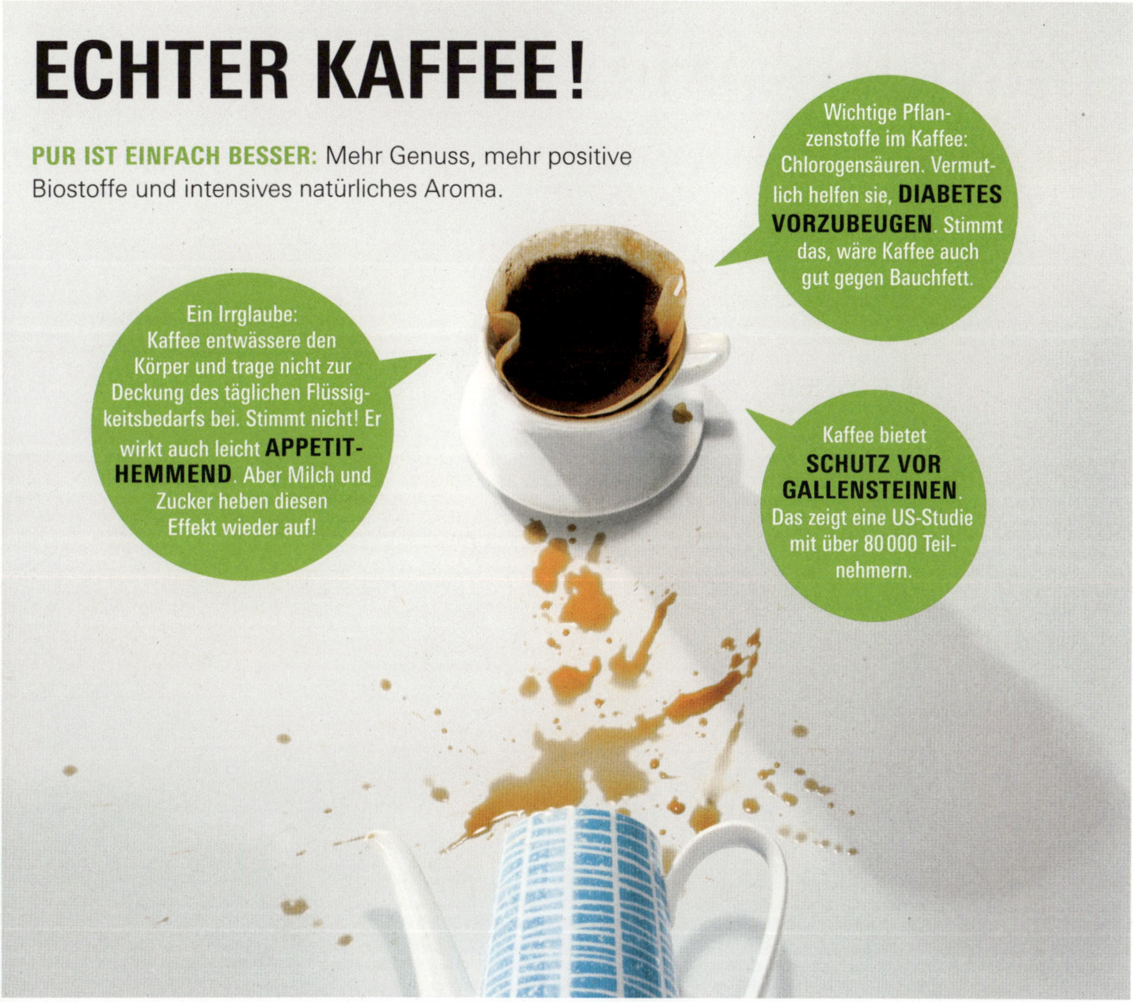

Wichtige Pflanzenstoffe im Kaffee: Chlorogensäuren. Vermutlich helfen sie, **DIABETES VORZUBEUGEN**. Stimmt das, wäre Kaffee auch gut gegen Bauchfett.
Ein Irrglaube: Kaffee entwässere den Körper und trage nicht zur Deckung des täglichen Flüssigkeitsbedarfs bei. Stimmt nicht! Er wirkt auch leicht **APPETITHEMMEND**. Aber Milch und Zucker heben diesen Effekt wieder auf!
Kaffee bietet **SCHUTZ VOR GALLENSTEINEN**. Das zeigt eine US-Studie mit über 80 000 Teilnehmern.

WER GUTEN KAFFEE LIEBT, hat keinen Grund zur Sorge. US-Forscher aus Harvard begleiteten über 18 Jahre lang 130 000 Testpersonen, um herauszufinden, ob Kaffee ihnen schadet. Ergebnis: Sie fanden keine Gesundheitsrisiken – selbst nicht bei bis zu sechs Tassen am Tag. Schwangere allerdings sollten den Konsum einschränken, sonst könnte das Kind im Mutterleib nervös werden.

TRINKSCHOKOLADE?

DAS KLINGT NACH flüssigen Kakaobohnen, liefert aber meist viele leere Kalorien.

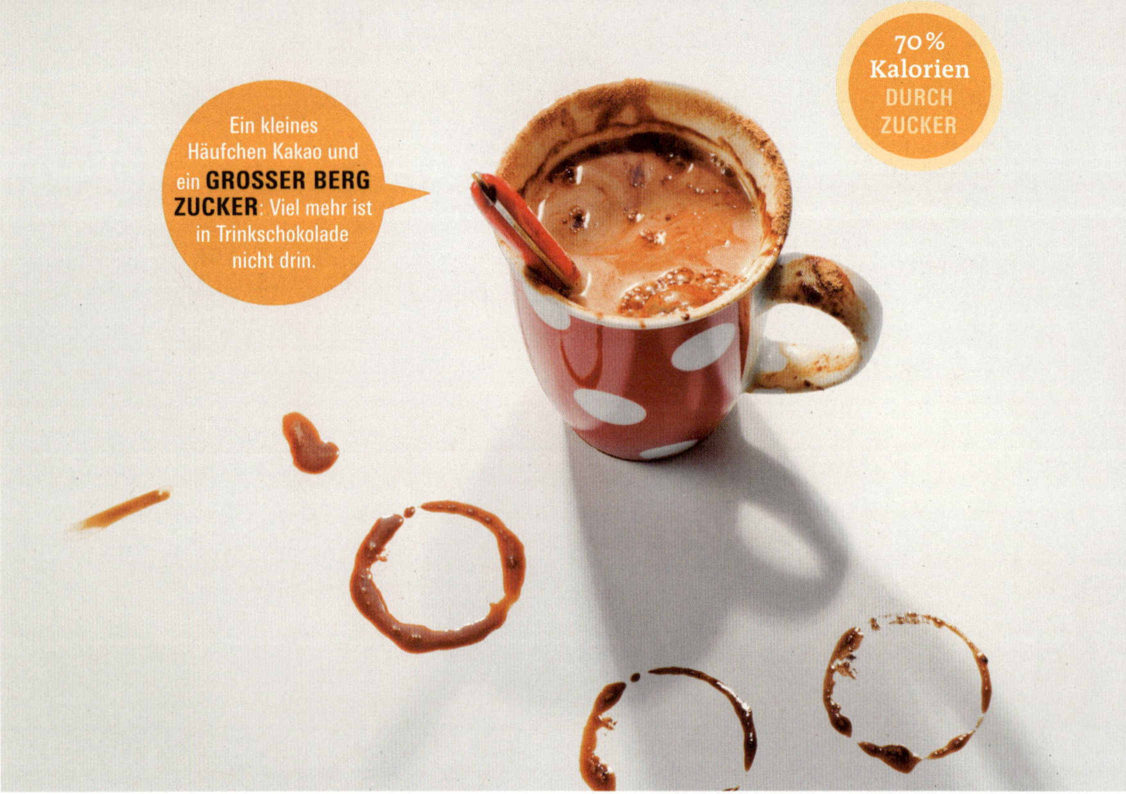
Ein kleines Häufchen Kakao und ein **GROSSER BERG ZUCKER**: Viel mehr ist in Trinkschokolade nicht drin.
70 % Kalorien DURCH ZUCKER

WAS UNTERSCHEIDET Trinkschokolade von Kakao? Der hohe Zuckergehalt! Kakaohaltige Getränkepulver, so die offizielle Bezeichnung der noch süßeren Klassiker für Kinder, können bis zu 80 Prozent aus Zucker bestehen und nur zu 20 Prozent aus dem aromatischen Kakao. Trinkschokolade muss 5 Prozent mehr davon enthalten. Aber auch hier beinhaltet der Rest des Pulvers allein Zucker und Zusätze.

EIGENER KAKAOMIX!

KÖSTLICHER UND KALORIENÄRMER: Die praktische hausgemachte Pulvermischung.

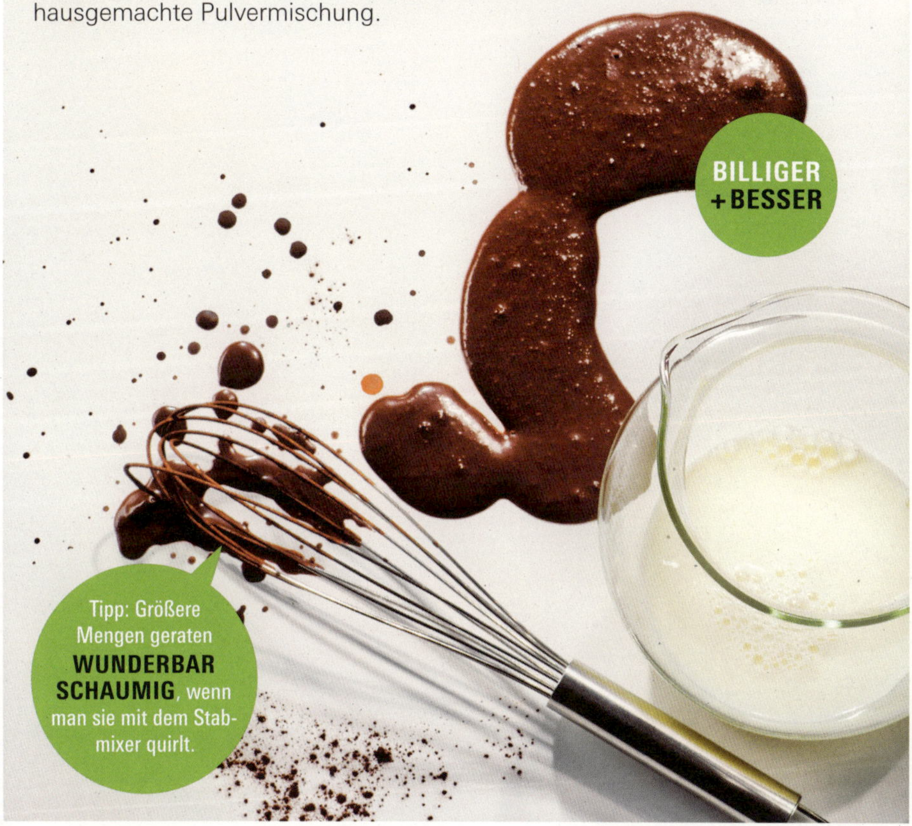

BILLIGER
+BESSER
Tipp: Größere Mengen geraten WUNDERBAR SCHAUMIG, wenn man sie mit dem Stabmixer quirlt.

KAKAO FÜR DIE VORRATSDOSE

Für 100 g Pulver:

50 g Kakao (schwach entölt) mit 30 g Puderzucker, etwas gemahlener Vanille, 5 g Bio-Guarkernmehl und 15 g fettarmem Sojamehl in eine Schüssel geben. Vermischen, bis alle Klümpchen verschwunden sind, und durch ein feines Sieb geben.

Zum Servieren etwa 1 TL Pulver in eine Tasse geben, mit 150 ml heißer Milch (1,5 %) aufgießen.

Gründlich umrühren, eventuell mit Süßstoff abschmecken.

(Eine Tasse enthält ca. 85 Kalorien)

FETT	12,5 G
KOHLENHYDRATE	35,7 G
BALLASTSTOFFE	24,5 G
KALORIEN	326

SCHOKOLADE SEI GESUND, heißt es. Dabei sind es die Flavanole im Kakao, denen Experten einen positiven Effekt auf Herz und Gefäße nachsagen. Wer diese Vorzüge beim Abnehmen nutzen möchte, gönnt sich den cremigen Drink hin und wieder als Zwischenmahlzeit. Er enthält wenig Zucker und liegt unter 100 Kalorien, punktet aber mit sättigenden Ballaststoffen und viel Geschmack.

MILCHMIX?

SCHON PURE MILCH IST UNGEEIGNET gegen Durst, Schoko-, Vanille- oder Erdbeermilch mit hohem Zuckergehalt sind es umso mehr.

Schoko- und Bananenmilch wird oft im Halbliterbecher angeboten – das sind über **400 KALORIEN** und ca. 60 g Zucker. Weil die Verpackung nicht wiederverschließbar ist, landet oft der gesamte Inhalt im Magen.

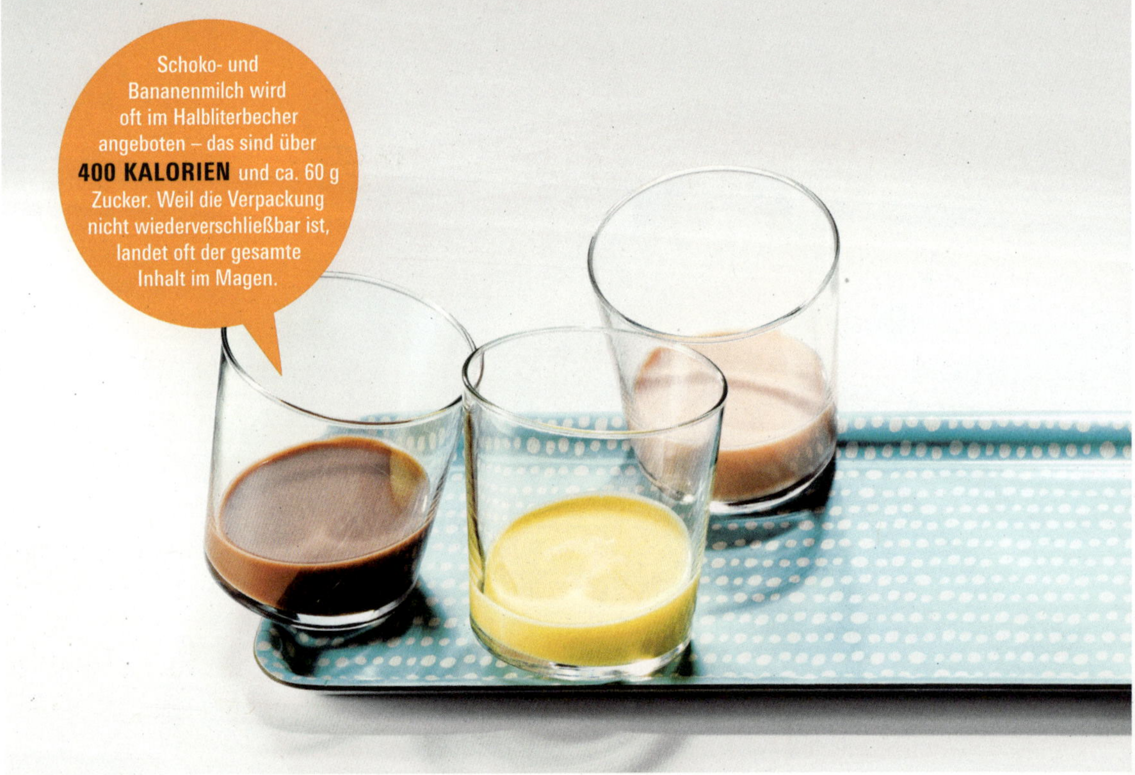

AUF FLASCHEN UND BECHERN LOCKEN bunte Bilder, die Zugabe künstlicher Vitamine soll das gesunde Image verstärken. Aber natürlich gilt für die süßen Milchmixgetränke aus dem Kühlregal das Gleiche wie für Instantprodukte zum Anrühren: Sie sind kaum so gut wie frische magere oder fettarme Milch, die mit knackigen Erdbeeren, Bananen oder Orangen selbst aufgemixt wird.

MOLKEMIX!

DIE ERFRISCHENDEN VORZÜGE: Wenig Kalorien und Fett, viel hochwertiges Protein.

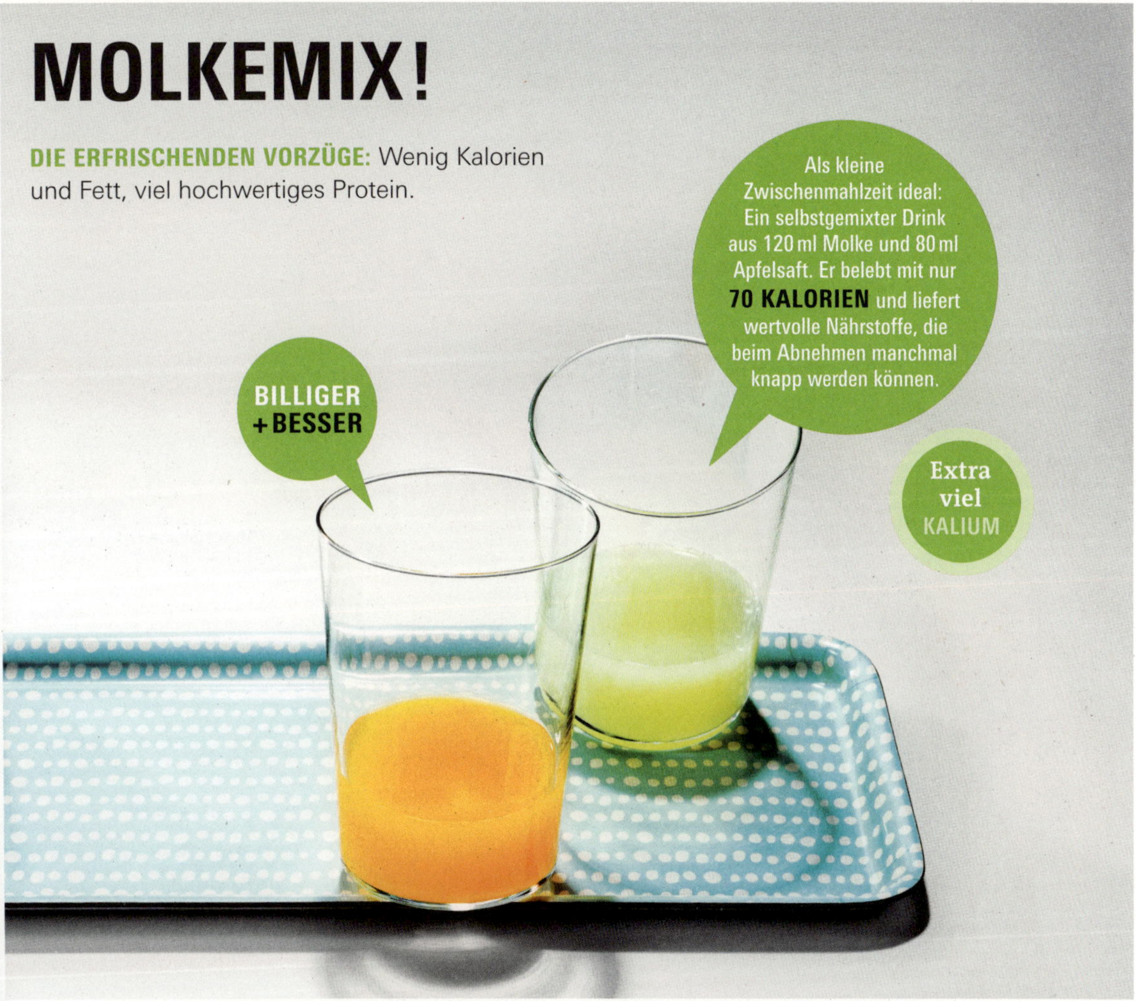

Als kleine Zwischenmahlzeit ideal: Ein selbstgemixter Drink aus 120 ml Molke und 80 ml Apfelsaft. Er belebt mit nur 70 KALORIEN und liefert wertvolle Nährstoffe, die beim Abnehmen manchmal knapp werden können.
BILLIGER + BESSER
Extra viel KALIUM

MOLKE ENTSTEHT, WENN aus der Milch Käse oder Quark hergestellt wird. Die Flüssigkeit enthält kaum Fett, aber wertvolle Milchproteine, Mineralstoffe und Milchzucker, der dabei hilft, den reichlich enthaltenen Mineralstoff Kalzium in den Körper aufzunehmen. Weil Molke pur nicht jedem schmeckt, werden Fertig-Drinks häufig mit Aromen und Süßungsmittel versetzt.

BEI DURST ESSEN?

WER ISST, STATT zu trinken, macht es sich beim Abnehmen besonders schwer!

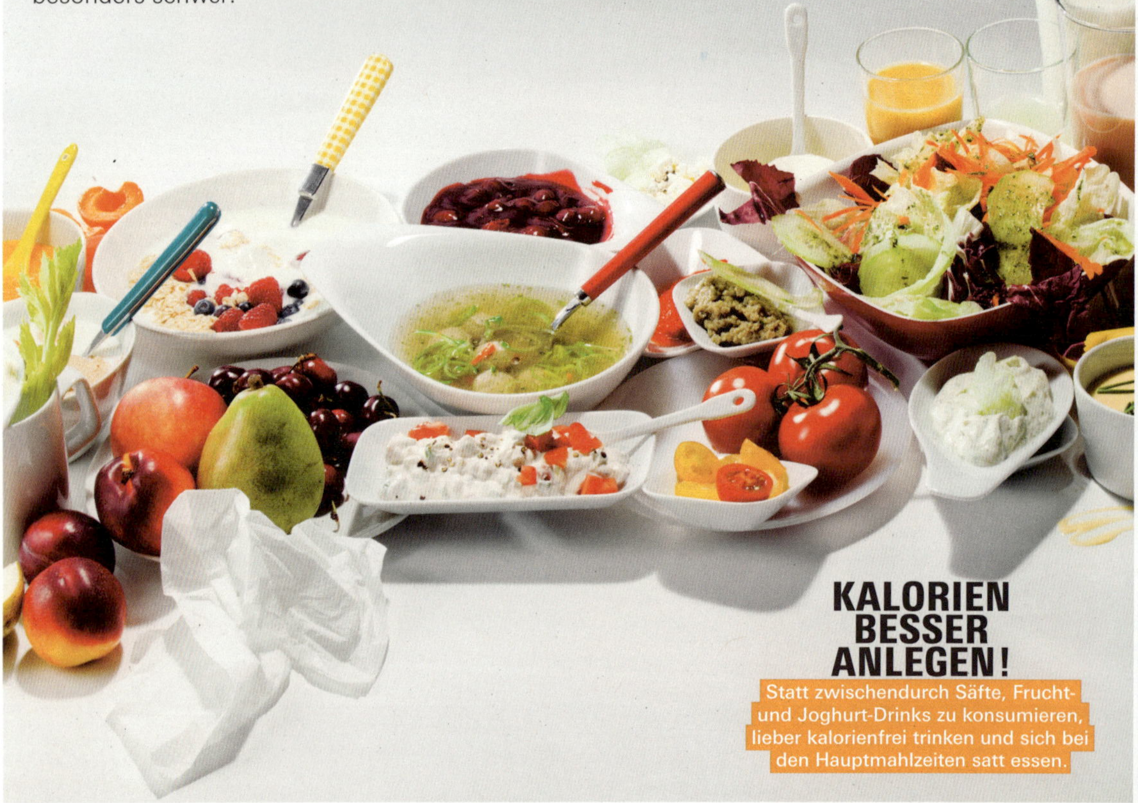

KALORIEN BESSER ANLEGEN!

Statt zwischendurch Säfte, Frucht- und Joghurt-Drinks zu konsumieren, lieber kalorienfrei trinken und sich bei den Hauptmahlzeiten satt essen.

NICHT HUNGRIG, SONDERN DURSTIG! Für einige Menschen sind Hunger und Durst, diese beiden existenziellen Bedürfnisse des Körpers, kaum auseinanderzuhalten. Die Folge: Sie entwickeln Appetit auf Saftiges und essen oft Suppen, Milchprodukte, Desserts, Früchte oder Salate. Dabei würde es einfach reichen, ein großes Glas Wasser zu trinken oder sich einen Tee zu kochen.

KLARES WASSER!

ES SPART UNZÄHLIGE KALORIEN, bewusst zu trinken.

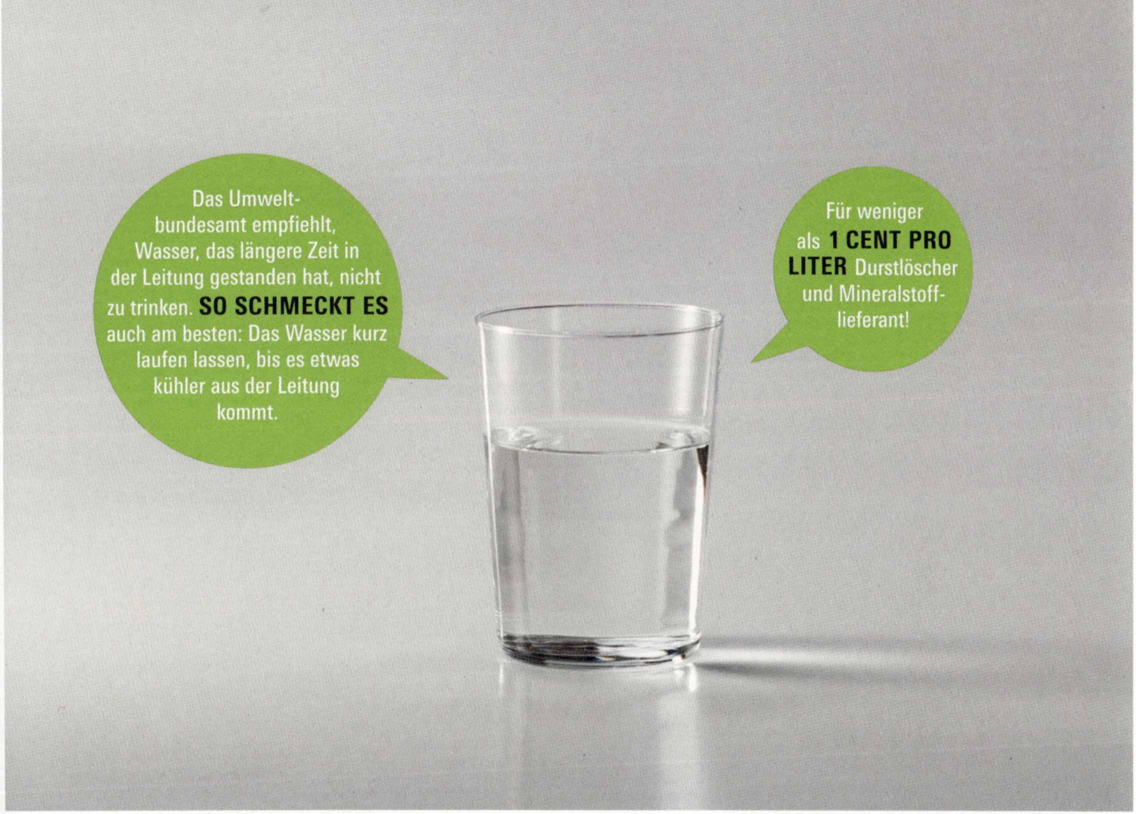
Das Umweltbundesamt empfiehlt, Wasser, das längere Zeit in der Leitung gestanden hat, nicht zu trinken. SO SCHMECKT ES auch am besten: Das Wasser kurz laufen lassen, bis es etwas kühler aus der Leitung kommt.
Für weniger als 1 CENT PRO LITER Durstlöscher und Mineralstofflieferant!

LEITUNGSWASSER IST PRAKTISCH, keiner muss schwere Kästen tragen, es kommt direkt aus der Wand. 75 Prozent der Deutschen schmeckt es – frisch aus dem Hahn – auch richtig gut. Ist das eigene Leitungswasser„hart", liegt das am Kalk. Der ist gesund und liefert sogar einen kleinen Beitrag zur Versorgung mit den Mineralstoffen Kalzium und Magnesium.

REGISTER

IMPRESSUM

Stiftung Warentest
Lützowplatz 11–13
10785 Berlin
Tel. 0 30/26 31–0
Fax 0 30/26 31–25 25
www.test.de

Vorstand: Dr. jur. Werner Brinkmann
Weiteres Mitglied der Geschäftsleitung:
Hubertus Primus (Publikationen)

Die Nährwertberechnungen erfolgten mit dem Prodi Ernährungs- und Diätberatungsprogramm, Version 5.7, Wissenschaftliche Verlagsgesellschaft, Stuttgart 2010.

Programmleitung: Niclas Dewitz

Konzeption und Idee:
Florian Brendel, Niclas Dewitz, Elisabeth Lange
Projektleitung: Niclas Dewitz
Lektorat: Eleni Pavlidou
Korrektor: Hartmut Schönfuß
Fachliche Beratung:
Prof. Dr. Helmut F. Erbersdobler, Nicole Merbach
Nährwertberechnungen: Astrid Büscher
Titel, Art Direktion, Layout, Satz:
Büro Brendel, Berlin
Fotografie: Knut Koops, Berlin
Foodstyling: Frauke Koops, Geesthacht
Bildnachweis: istockphoto (BebEtter),164
fotolia (lvdesign, philipus), 9, 161

Produktion: Vera Göring
Verlagsherstellung: Rita Brosius (Ltg.), Susanne Beeh
Litho: tiff.any GmbH, Berlin
Druck: Kösel, Krugzell

Einzelbestellung:
Stiftung Warentest
Tel. 0 180 5/00 24 67
Fax 0 180 5/00 24 68
(je 14 Cent pro Minute aus dem Festnetz, maximal 42 Cent pro Minute aus dem Mobilfunknetz)
www.test.de/shop

ISBN: 978-3-86851-024-9